U0926323

乳腺疾病影像征象分析思路

主　编　丁莹莹

副主编　李卓琳　吴建萍　谢　瑜

编　者（以姓氏笔画为序）

丁莹莹　云南省肿瘤医院
王金昌　昆明市第一人民医院
代碧芬　云南省精神病院
白苗苗　云南省肿瘤医院
刘子润　云南省曲靖医学高等专科学校
李　俊　昆明医科大学第一附属医院
李　蕊　云南经济管理学院
李卓琳　云南省肿瘤医院
李美地　云南省肿瘤医院
李振辉　云南省肿瘤医院
杨浩澜　云南省肿瘤医院
吴仕浩　云南省老年病医院
吴建萍　云南省肿瘤医院
张　元　云南省肿瘤医院
张　明　昆明医科大学海源学院
张冬雪　云南省肿瘤医院
张晓英　云南省肿瘤医院
陈川梅　玉溪市人民医院
周　静　云南省曲靖医专
郑　蕊　云南省肿瘤医院
柳晓龙　普洱市人民医院
郭　莺　普洱市人民医院
涂　艳　云南省肿瘤医院
谢　瑜　云南省肿瘤医院
詹　东　昆明医科大学
薛　珂　云南省肿瘤医院

人民卫生出版社
·北　京·

图书在版编目（CIP）数据

乳腺疾病影像征象分析思路 / 丁莹莹主编．-- 北京：人民卫生出版社，2025. 2. -- ISBN 978-7-117-37692-1

Ⅰ. R655. 804

中国国家版本馆 CIP 数据核字第 2025PD6037 号

人卫智网	www.ipmph.com	医学教育、学术、考试、健康，购书智慧智能综合服务平台
人卫官网	www.pmph.com	人卫官方资讯发布平台

乳腺疾病影像征象分析思路
Ruxian Jibing Yingxiang Zhengxiang Fenxi Silu

主　　编：丁莹莹
出版发行：人民卫生出版社（中继线 010-59780011）
地　　址：北京市朝阳区潘家园南里 19 号
邮　　编：100021
E - mail：pmph @ pmph.com
购书热线：010-59787592　010-59787584　010-65264830
印　　刷：天津市光明印务有限公司
经　　销：新华书店
开　　本：787×1092　1/16　　印张：13
字　　数：324 千字
版　　次：2025 年 2 月第 1 版
印　　次：2025 年 4 月第 1 次印刷
标准书号：ISBN 978-7-117-37692-1
定　　价：98.00 元

打击盗版举报电话：010-59787491　E-mail：WQ @ pmph.com
质量问题联系电话：010-59787234　E-mail：zhiliang @ pmph.com
数字融合服务电话：4001118166　E-mail：zengzhi @ pmph.com

主编简介

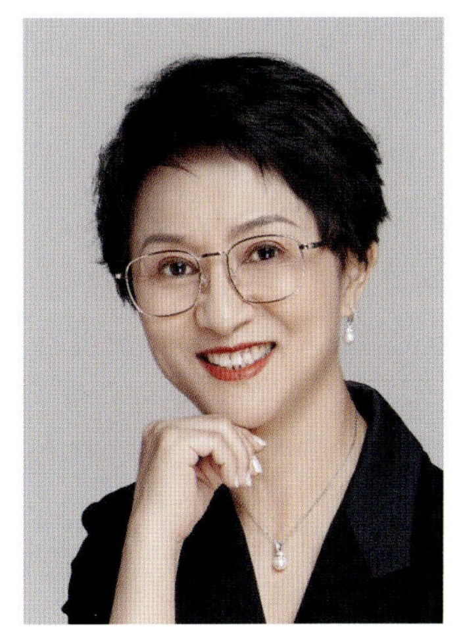

丁莹莹

主任医师，现任云南省肿瘤医院放射科行政主任，昆明医科大学医学影像系副主任、临床肿瘤学院影像教研室主任、云南省放射专业住院医师规范化培训基地主任，云南省“万人计划”名医专项获得者，国家重点研发计划“重大慢性非传染性疾病防控研究”重点专项项目组织实施分中心负责人，从事医教研工作37年。现任中华医学会影像技术分会常务委员、中华医学会影像技术分会乳腺学组组长、中国抗癌协会肿瘤影像专业委员会常务委员、云南省抗癌协会肿瘤影像专业委员会主任委员、云南省医学会放射学分会副主任委员、云南省放射影像质控中心副主任委员。迄今在国内外权威期刊及核心期刊发表学术论文60余篇，参编著作8部、教材3部（包括“十三五”及“十四五”规划教材2部），主译书籍1部。开展新技术6项。主持云南省科技厅、昆明医科大学基础研究联合专项课题2项；参与国家自然科学基金项目1项，云南省科技厅及教育厅课题各3项；先后获云南省科技厅科技进步奖3项，并承担昆明医科大学教育教学改革研究项目2项。

副主编简介

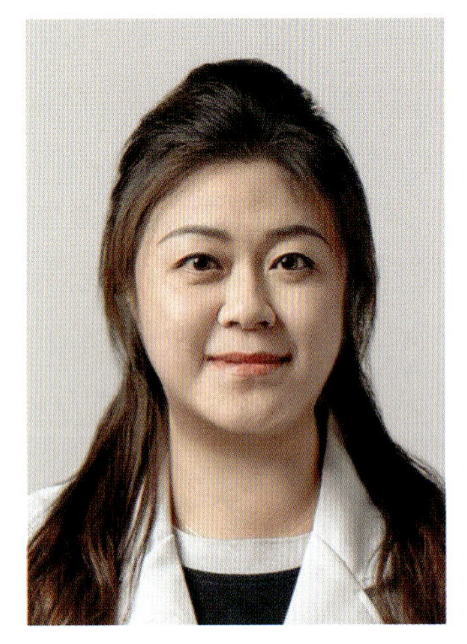

李卓琳

副教授，昆明医科大学硕士研究生导师，2019 年云南省高层次卫生健康技术人才后备人才。现任中华放射学影像技术学分会青年委员、中国抗癌协会肿瘤影像专业委员会乳腺学组委员、中国研究型医院学会肿瘤影像学分会乳腺学组委员、云南省医学会放射学分会乳腺学组副组长、云南省预防医学会乳腺癌专业委员会委员、云南省抗癌协会第二届乳腺癌专业委员会委员。主要从事头颈及乳腺疾病影像诊断工作，熟悉 MRI 新技术的临床应用。研究方向主要为 MRI 功能成像以及乳腺疾病影像诊断及疗效评估的临床应用。迄今以第一作者及通信作者在 SCI 及核心期刊发表论文 20 余篇，参编著作 3 部。主持省级及厅级科研课题项目 5 项，参与国家自然科学基金项目及省级课题项目 10 余项，获云南省科学技术进步奖三等奖 1 项，卫生科技成果奖三等奖 4 项。

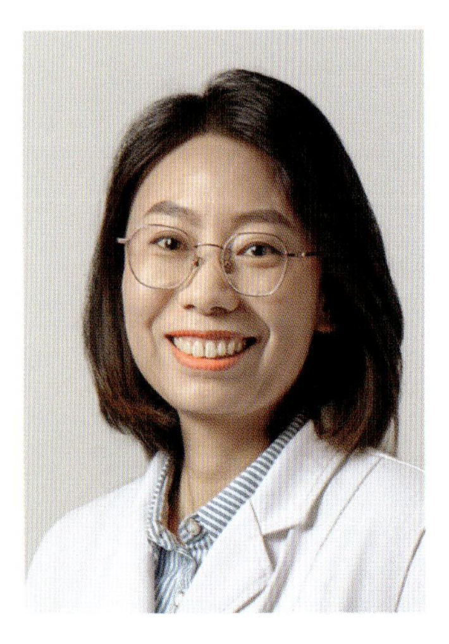

吴建萍

硕士研究生，副主任医师。云南省肿瘤医院放射科诊断医师，从事乳腺疾病影像诊断 10 余年，熟悉乳腺常见病、多发病的影像诊断，掌握乳腺介入操作技术。主持省级及厅级课题 2 项，参与省级及厅级课题 9 项。在中文核心期刊及 SCI 发表论文 10 余篇。中国抗癌协会第四届肿瘤影像专业委员会委员，云南省医学会第十二、十三届放射学分会乳腺学组委员，云南省预防医学会乳腺癌专业委员会委员，云南省抗癌协会乳腺癌专业委员会委员。

副主编简介

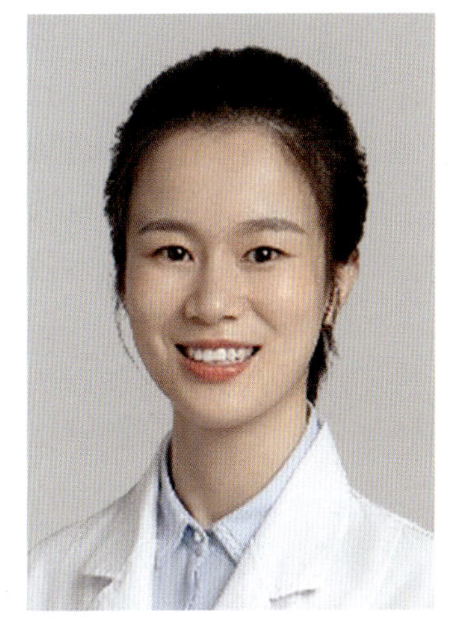

谢　瑜

硕士研究生，主治医师。云南省肿瘤医院放射科诊断医师，从事乳腺疾病影像诊断10余年，熟悉乳腺常见病、多发病的影像诊断，掌握乳腺介入诊断操作。主持省级及厅级科研课题3项，参与国家自然科学基金项目及省级课题项目10余项。以第一作者及通信作者发表文章10余篇。

序　言

乳腺癌是女性最常见的恶性肿瘤，对女性身心健康构成了严重威胁。早诊早治是提高乳腺癌患者的生存率和生活质量的关键，影像学检查在乳腺癌早诊早治中扮演着重要角色。

近年来，随着影像学技术的飞速发展，为乳腺疾病的诊断及鉴别诊断提供了更多有价值的信息。这就要求乳腺影像诊断医生必须紧跟时代发展，不但要具备扎实的基础理论、基本知识和基本技能，还要运用基本功对常见病、少见病及不典型病例的各种影像学表现进行系统分析和综合判断，从而作出精准诊断。

本书顺应时代发展，参考国内外先进技术，结合编者多年的临床经验，从理论到实践编著了这部乳腺影像专业书籍，旨在帮助读者全面掌握乳腺 X 线、MRI 的检查技术和诊断规范。本书的特色是以乳腺常见影像征象为出发点，深入探讨"同影异病"的征象在临床实践中的诊断及鉴别诊断，理顺临床诊断思维。此外，本书还关注同种疾病出现不同征象时的相关病理表现，即"同病异影"时的影像变化，从而拓宽影像医生的诊断思路。值得一提的是，本书结合临床表现及综合影像，绘制了实际工作中疾病诊断的思维导图，为乳腺影像诊断医生提供了观察、诊断分析、综合判断的思路，有助于提高乳腺癌诊断的准确性。此外，本书还涵盖了一些国内外新技术以及研究新进展。

本书参编团队均是临床一线从事乳腺影像诊断的专科医生，具有丰富临床实践经验和深厚的学术造诣，确保内容贴近临床。在各章节中深入剖析相关理论知识，并通过具体病例，示范常见乳腺癌征象的观察与分析，诊断和鉴别诊断，有助于培养读者特别是医学生及专科医生的乳腺疾病影像诊断思维。

本书内容翔实全面、资料图片丰富，尤其注重疾病的诊断和鉴别诊断。书中所展示的影像图片均具有一定代表性。本书旨在体现乳腺诊断的循证性和科学性，力求向读者介绍最新的医学知识。本书的出版将为我国乳腺影像诊断领域带来新技术、新视角。我愿将此书推荐给国内致力于乳腺疾病影像诊断的同行们，并对本书的出版致以热烈的祝贺。

罗娅红

2024 年 7 月 18 日

前　言

《乳腺疾病影像征象分析思路》一书详尽地介绍了乳腺常用的影像学检查方法、乳腺疾病影像诊断常用的术语以及基本征象的影像表现。同时深入地阐述了在临床实践中，面对“异病同影”与“同病异影”时的分析策略，既科学实用又贴合临床，可为乳腺影像诊断医生提供指导。

随着乳腺影像检查技术的飞速发展，乳腺影像诊断方面的知识也在不断更新。为了紧跟这些变化，也为了将更新、更好的知识呈献现给读者，本书的参编团队倾注了大量时间和精力，针对乳腺影像诊断医生普遍关心的问题，进行了认真细致的总结，并附上了思维导图，期望读者能在本书中找到所需答案，获得满意的解答。

本书内容丰富，涵盖众多病例，图像精彩，它从检查方法和基本征象两个维度揭示了乳腺影像诊断过程中的难点与思路，读者可以通过简洁的文字和相关的图像直观地理解内容，从而达到“一看就懂、一学就会”的良好效果。

丁莹莹

2024 年 7 月 18 日

目　录

第一章　乳腺常用影像学检查方法

近年来，乳腺疾病的发病率呈上升、年轻化趋势，严重影响女性身心健康。乳腺影像学检查在乳腺疾病的检出和诊断上具有重要价值，尤其在乳腺癌防治工作中起着不可或缺的作用。乳腺常用的影像学检查方法有：乳腺 X 射线摄影、超声检查、MRI 等。

乳腺 X 射线摄影具有高空间分辨率及良好的对比度，操作简单、经济、方便，对钙化灶有高度的敏感性，能够发现无临床症状、触诊阴性的乳腺癌，是目前唯一被证实可以降低乳腺癌死亡率的筛查方法。但乳腺 X 射线摄影对致密型乳腺病变敏感性低，对乳腺深部病灶显示不佳，且存在辐射损伤。

超声检查简便易行，具有安全、无创、无辐射、费用低、患者易接受等优点，广泛应用于乳腺疾病的筛查、评估和引导下穿刺等方面。但乳腺超声对钙化不敏感，对较小病变不易显示，并且对设备及检查医师的依赖性较高。乳腺超声检查被推荐作为乳腺 X 射线摄影的有效补充，二者联合常作为乳腺疾病首选的筛查和诊断“黄金”组合。

MRI 具有多平面、多参数成像、软组织分辨率好、敏感性高等优点，不仅能显示病变的形态学、信号强度、血流灌注等特点，还能进行各种功能成像，在乳腺检查中发挥着至关重要的作用。但 MRI 检查时间长、需要注射对比剂、费用较高等局限性限制了它的普遍应用。

第一节　乳腺 X 射线摄影技术

一、检查前准备

检查前准备最重要的是与受检者的沟通交流。第一次来检查的受检者往往会带有很多疑虑（如病情是否严重，检查是否疼痛等），存在害羞或戒备心理，不能很好地放松身体配合医生操作，从而影响摄片质量，甚至导致误诊或漏诊。为获得优质的乳腺 X 射线影像，摄片医生需从以下几个方面进行乳腺 X 射线摄影的检查前准备：

1. 告知

（1）告知受检者辐射风险：乳腺 X 射线摄影是管电压在 40kV 以下产生的软 X 射线摄影技术，会产生电离辐射，辐射剂量在安全范围内。除非因为怀疑恶性钙化等特殊情形，且不能采用其他检查方式替代，否则孕妇通常不进行乳腺 X 射线检查。6 个月内准备妊娠的女性也不宜行此检查。

（2）告知受检者压迫的必要性：压迫乳腺的目的是减少乳腺厚度，使乳腺密度均匀化，有利于 X 线束穿透乳腺组织，同时减少乳腺平均腺体剂量及散射线，提高对比度；使乳腺内结构分离，降低病变模糊带来的假阴性或正常组织重叠导致的假阳性；固定乳腺，减少运动模糊；减少乳腺与探测器之间距离，降低几何模糊，提高空间分辨率。

（3）告知受检者检查过程：向受检者说明检查过程和注意事项，减轻其紧张感，取得受检者的理解和配合。

2. **询问**　询问受检者月经情况、检查目的、病史及手术史，有无起搏器、假体植入物，是否怀孕或备孕。如有心脏起搏器、化疗泵等，摄片时需注意，避免挤压损坏。

3. **视诊**　观察受检者乳腺情况，如乳房是否对称，乳头有无凹陷，皮肤有无瘢痕、赘生物等。避免不必要的误诊。

4. **触诊**　对受检者乳腺进行触诊，了解病变的位置、大小、活动度、质地、有无明显压痛及乳头溢液等。

5. **记录**　将所问、所看、所触得到的信息全部记录在受检者检查单上，以便诊断医生获得受检者更全面、更真实的辅助诊断资料。

二、常规投照体位及影像显示标准

常规投照体位主要包括内外斜位（mediolateral oblique position，MLO position）和头尾位（craniocaudal position，CC position）。

1. **MLO 位**　该投照位置是最有可能显示整个乳腺组织（包括所有外侧及大部分内侧乳腺组织、腋尾部组织、副乳、胸大肌）的最佳体位，能大致确定局限性病变的上下空间位置。

（1）射线方向：由内上至外下。

（2）操作方法：①调整摄影平台角度与胸大肌外侧缘平行［美国放射学院（American College of Radiology，ACR）推荐：中等身高体重者 40°～50°，高瘦者 50°～60°，矮胖者 30°～40°］；②将外侧的可移动性组织充分托起向前上方拉出，包括乳腺下缘的腹壁组织；③压迫完成后向下牵拉腹壁皮肤以消除褶皱。

（3）影像显示标准（图 1-1-1）：①双侧乳腺图像配对放置时，对称显示，呈菱形；②乳腺被推向前上，乳腺实质充分展开，乳后脂肪间隙和绝大部分乳腺实质显示在图像中；③乳头轮廓显现，位于切线位；④胸大肌显示充分，延伸到或低于乳头后线（posterior nipple line，PNL）；⑤部分腹壁包含在影像中，乳房下褶皱打开；⑥腺体组织清晰显示，没有明显运动模糊及皮肤褶皱。

2. **CC 位**　MLO 位的补充，能确定局限性病变的内外空间位置。要求显示所有内侧组织，同时应尽可能多地包含外侧组织。

（1）射线方向：由上到下。

（2）操作方法：①受检者面向摄影平台，面部转向受检侧对侧；②调整摄影平台高度至乳房下褶皱缘水平；③将被检侧乳腺（包括后外侧缘）置于摄影平台上，乳头置于中心；④压迫板沿乳后间隙逐渐加压至乳腺压迫充分。

（3）影像显示标准（图 1-1-2）：①乳腺位于影像中央，同侧乳腺内外对称；②双侧乳腺配对放置时，对称显示呈球形；③显示所有内侧组织，尽可能多地显示外侧组织；④CC 位与标准的 MLO 位乳头后线差值≤1cm；⑤乳头轮廓显现，位于切线位；⑥腺体组织清晰显示，没有明显运动模糊及皮肤皱褶。

三、乳腺 X 射线特殊体位摄影

对于常规摄影中感兴趣区不确定；仅有一个体位观察到异常；尽管两个体位都能观察到病变，但需进一步了解病变结构或提高准确度等情况，可以追加特殊体位的摄影以满足诊断需求。常用特殊体位如下：侧位［内外侧位（mediolateral，ML）、外内侧

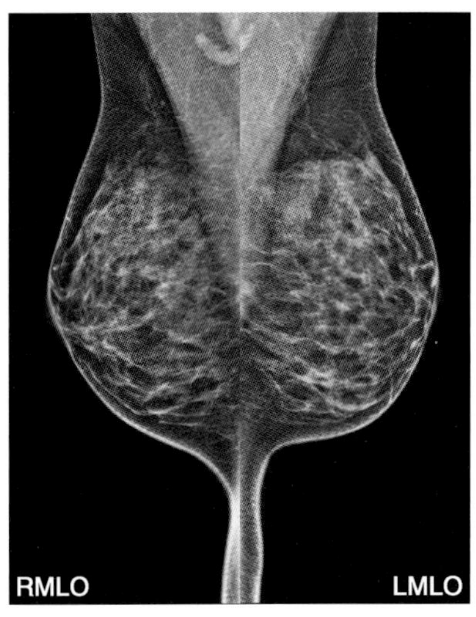

图 1-1-1 MLO 位标准影像显示

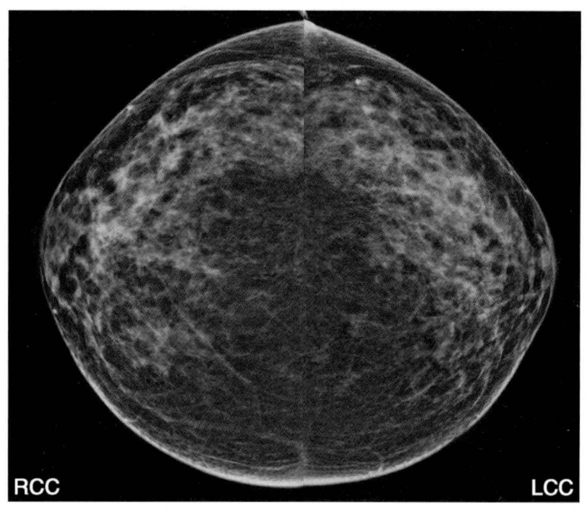

图 1-1-2 CC 位标准影像显示

位(lateralmedio, LM)]、点压乳腺摄影(spot compression mammography, S)、点压放大乳腺摄影(spot compression and magnification mammography, M)、夸大头尾位[内侧夸大头尾位(exaggerated craniocaudal position medial, XCCM)、外侧夸大头尾位(exaggerated craniocaudal position lateral, XCCL)]、腋尾位(axillary tail position, AT)、乳沟位(cleavage position, CV)、切线位(tangential position, TAN)、旋转位[内旋位(rotary medial, RM)、外旋位(rotary lateral, RL)、上旋位(rotary superior, RS)、下旋位(rotary inferior, RI)]、外内斜位(lateralmedio oblique, LMO)、上外-下内斜位(superolateral to inferomedial oblique projection, SIO)、尾头位(from below projection, FB)、植入物推移乳腺 X 射线摄影(implant displaced mammography, ID)。

1. **侧位(ML/LM)** 90° 侧位也称直侧位，是最常用的特殊摄影体位，与常规体位结合来进行乳房病变的定位(图 1-1-3)。

(1)应用：适用于观察乳腺(外侧/内侧)病变；术前定位穿刺针定位(结合 CC 位确定从皮肤到病变的最短距离)；单一常规体位上看到病变，另一体位上不能肯定时。侧位的局限性在于腋前胸大肌区域显示不足。

(2)摄影平台角度：90°。

(3)射线方向：①内外侧位(ML)：射线从内侧到外侧。②外内侧位(LM)：射线从外侧到内侧。

2. **点压乳腺摄影(S)** 定点压迫能使感兴趣区乳房组织进一步分离，提高对比度和分辨率(图 1-1-4)。

(1)应用：适用于乳腺结节或肿块，病变位置较深，常规摄影显示不佳或难以显示；腺体致密，

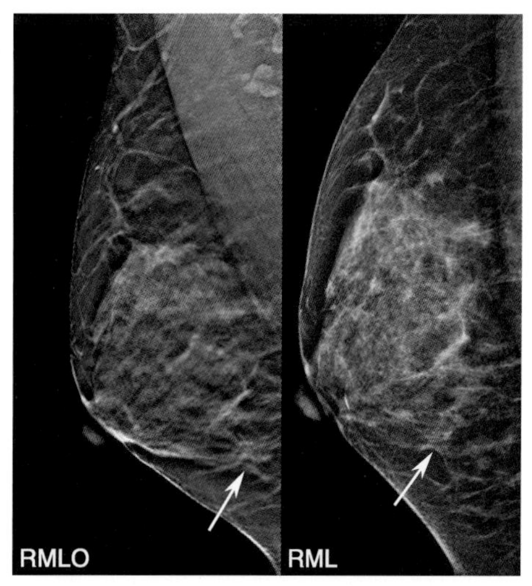

图 1-1-3 乳腺 MLO 位和 ML 位摄影对比
患者女性，48 岁，乳腺增生来查。MLO 位示右乳下份结构扭曲(箭头)，加摄 ML 位，结构扭曲消失。

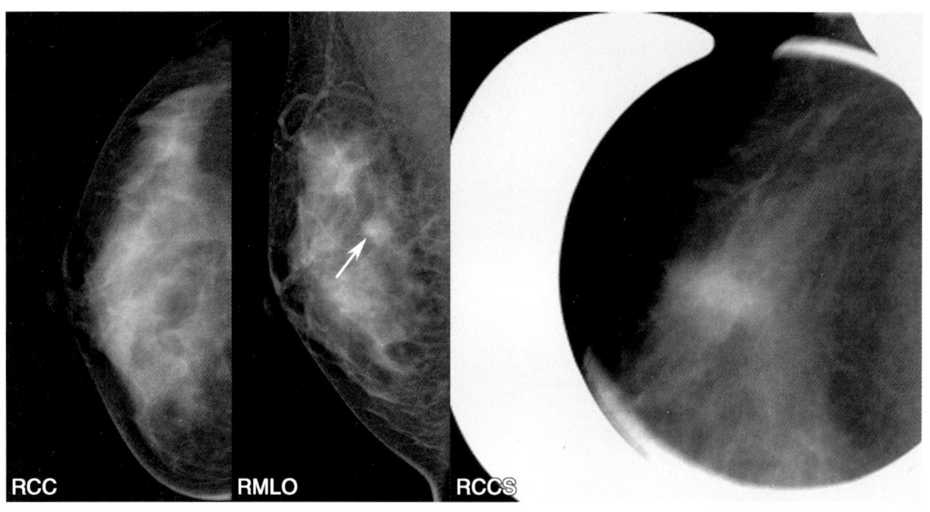

图 1-1-4　点压乳腺摄影

患者，女性，35 岁，临床触及右乳外份肿块。CC 位未见肿块显示，MLO 位肿块确切显示（箭头），根据触及的肿块在 CC 位进行局部点压，明确肿块位于右乳外上象限。病理结果：腺病伴纤维瘤形成。

病灶显示不理想；判断病灶是否真实存在（单一体位显示，局限性密度增高影、结构扭曲等）。

（2）点压乳腺摄影可与各种体位灵活组合，使用局部压迫板进行小范围摄影。

3. 点压放大乳腺摄影（M）

（1）应用：为了评价在常规乳腺摄影中显示出的一些局灶性微小改变，可进一步行点压放大乳腺摄影（图 1-1-5）。有助于对病灶密度或团块的边缘和其他结构特征进行更精确的评估，有利于对良恶性病变的区分。点压放大乳腺摄影还对乳腺钙化点的数量、分布和形态具有更好的显示。此技术还可用于在常规体位中不易发现的病变。由于点压放大乳腺摄影采用空气间隙和微焦点技术，会导致曝光时间延长，增加患者辐射剂量。

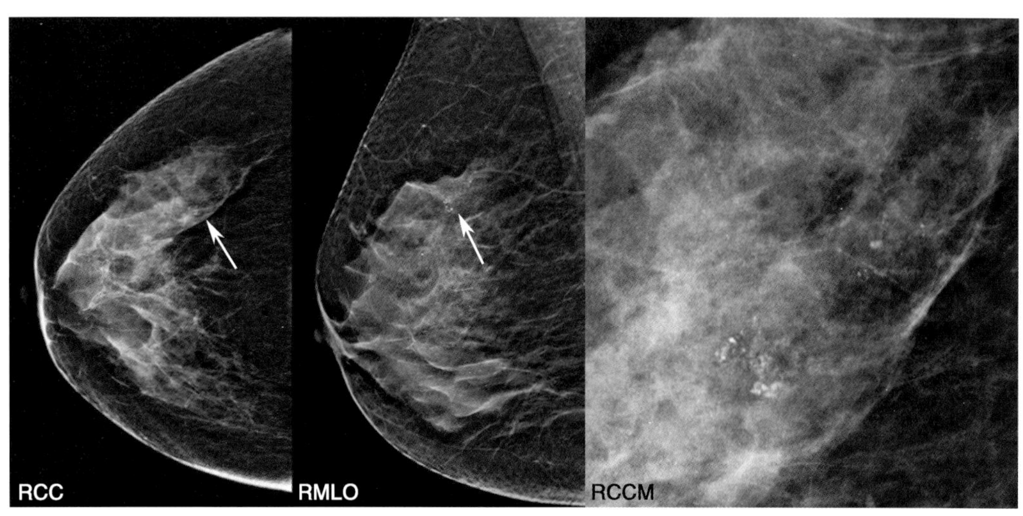

图 1-1-5　点压放大乳腺摄影

患者，女性，50 岁。CC 位和 MLO 位显示右乳外上象限无定形钙化（箭头），性质不能鉴别，经 CC 位右乳外侧钙化区域点压放大乳腺摄影后钙化形态显示清楚，诊断为良性病变。后患者行手术切除，病检结果：腺病伴不典型增生。

（2）投照方位一般取内外斜位和头尾位，也可视情况使用其他任意角度投照。阳极靶面焦点一般使用 0.1mm 的小焦点，以便清晰显示病灶细节。放大率：1.5～2.0（需使用放大平台）。通常结合定点压迫摄影来提高乳房细节的分辨率。

4. **夸大头尾位（XCCM/XCCL）**

（1）应用：常规头尾位不能完全将乳腺内份或外份投射入影像内，根据需要可以加做内侧夸大头尾位或外侧夸大头尾位，分别显示乳腺内侧份或乳腺外侧份的结构及病变（图 1-1-6）。

（2）摄影平台角度：0°。患者起始体位如同常规的 CC 位，在提升完乳房下部皱褶后，协助患者转动直至乳房的外侧或内侧位于探测器上。如果肩部稍微挡住压迫器，可以使球管向外侧旋转 5°，以保证压迫器越过胸骨头。不要向下牵拉肩部，肩部下垂会使乳房的外侧缘扭曲显示，要保证双肩位于同一水平上。

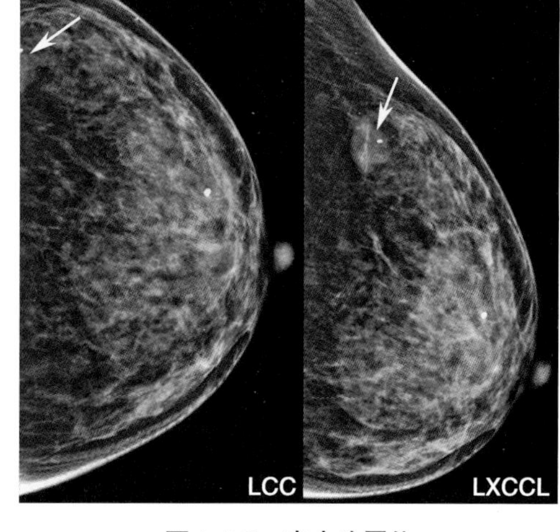

图 1-1-6　夸大头尾位

患者，女性，38 岁。左乳外侧肿块 CC 位投照后左乳外侧肿块未完全显示，追加外侧夸大头尾位摄影，肿块充分显示（箭头）。

5. **腋尾位（AT）**

（1）应用：乳腺实质组织可延伸至腋前下区域，该处可有副乳或腋前组淋巴结，为了使 X 线中心线接近该区域，更好地显示腋前下区域，可采用专门的小压迫板拍摄腋尾位（图 1-1-7）。

（2）摄影平台角度：投照时摄影平台转角与内外斜位相似，重点显示腋尾区。

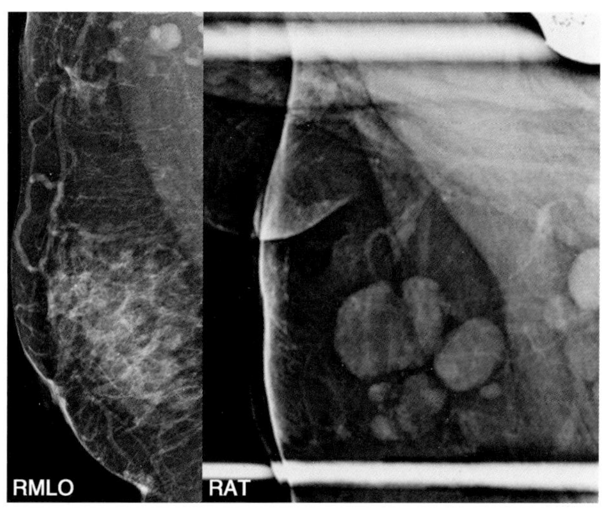

图 1-1-7　腋尾位

患者，女性，45 岁，右侧腋窝多发肿块。常规 MLO 位腋窝淋巴结显示不充分，追加 AT 位显示腋窝淋巴结。

6. **乳沟位（CV）**

（1）应用：如果乳腺局限性病变极端靠近乳腺内侧份深面，且受检者乳腺较大，其双侧乳腺内侧缘距离较近，形成明显乳沟，可作乳沟区投照，用于增加乳腺内侧深部病变的显示（图 1-1-8）。

（2）摄影平台角度：0°。患者头转向健侧，技师可以站在患者背后，弯曲双臂环绕患者，双手触及患者双侧乳腺，也可以站在患者被检乳腺内侧的前方。确保提升乳房下褶皱，将双侧乳腺放在探测器上。向前牵拉双侧乳房的所有内侧组织，以便于乳沟成像。

7. 尾头位（FB）

（1）应用：当怀疑为乳腺上份病变时，为了避免物片距过长，图像失真模糊，或避免常规头尾位压迫板下降过程中乳腺上部病变滑脱，可以采用尾头位（图 1-1-9）。对胸椎后凸畸形的患者也可以使用尾头位来代替头尾位摄影。

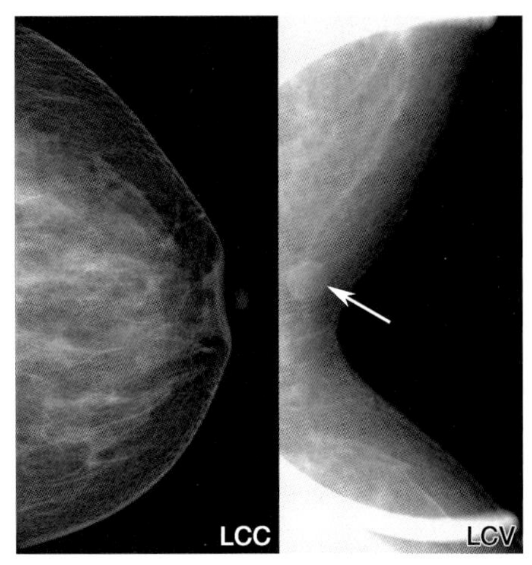

图 1-1-8　乳沟位

患者，女性，53 岁，左乳近乳沟处结节。CC 位摄影未见结节显示，追加 CV 摄影，结节充分显示。

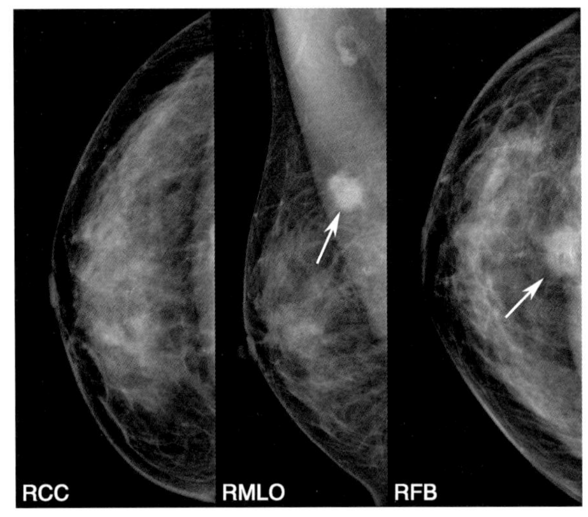

图 1-1-9　尾头位

右乳上份触及肿块，活动度差，常规 CC 位难以显示，加摄 FB 位可充分显示。

（2）与头尾位相反，尾头位投照机架旋转角度为 180°，X 线自下方投射向上方。

8. 切线位（TAN）

（1）应用：显示乳腺内病灶与皮肤的关系；对于致密型乳腺，切线位可提高对可触及肿块的检出率及进一步评价；对于曾行肿瘤切除术和放射治疗的患者，可将皮肤的改变与其下面的术后改变分开；部分乳腺皮肤或皮下组织的钙化、肿块等病变可投影于乳腺内，造成误诊，可采用切线位鉴别（图 1-1-10）。

（2）切线位投照摄影平台旋转角度可以灵活掌握，把兴趣区投影到靠近皮肤表面的脂肪组织内。

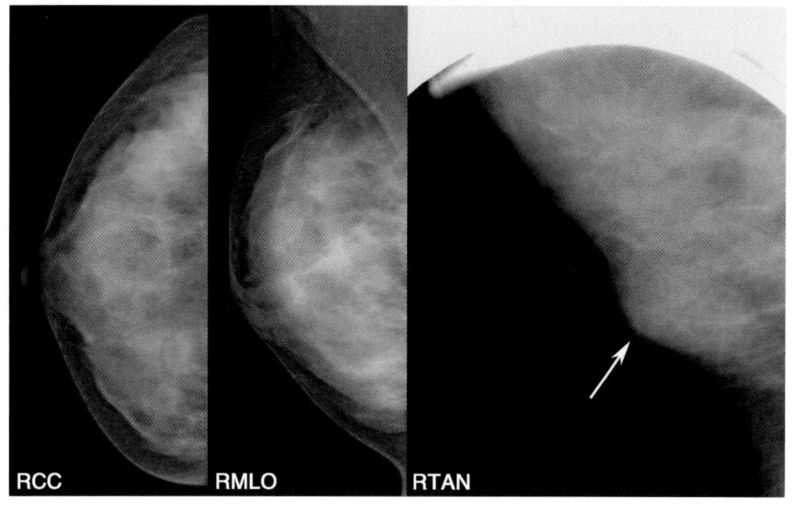

图 1-1-10　切线位

患者，女性，24 岁，临床触及右乳内下象限肿块。该患者腺体致密，肿块在 CC 位及 MLO 位上无法辨别，触摸肿块加摄切线位，肿块明显显示（箭头）。

9. **旋转位投照（RL、RM、RS、RI）**

（1）应用：常规摄影后，需要排除投射路径上致密乳腺组织重叠掩盖病变时，可加摄旋转头尾位或旋转内外斜位，即顺时针或逆时针旋转乳房，改变乳房内部乳腺组织的投射角度，保持旋转状态进行压迫后摄影。旋转位可以减少乳腺组织的重叠，改善病变的显示情况。

（2）投照时旋转方向应标记在图像上。

10. **上外-下内斜位（SIO）**

（1）应用：用于标准体位很难显示出的乳腺内侧以及位于内侧上部的肿块。

（2）射线方向：自外上向内下投射。

11. **外内斜位（LMO）**

（1）应用：由于减小了物-片距，可改善乳腺内侧组织的显示。对于胸部凹陷、近期做过心脏外科手术或装有起搏器的患者，它可显示较多的乳腺组织。

（2）射线方向：与内外斜位相反，X 线自外下向内上投射。

12. **植入物推移乳腺 X 射线摄影（ID）**

常规采取头尾位和内外斜位。常规的 CC 位及 MLO 位需要手动设置曝光参数，压迫力度受制于植入物的可压迫性。除常规投照头尾位和内外斜位外，还需采用 Eklund 方法——植入物推移乳腺 X 射线摄影，将假体尽量向胸壁方向挤推，同时向外牵拉乳腺，使乳腺实质组织尽量充分显示于曝光野内，有利于显示其中的病灶（图 1-1-11、图 1-1-12）。如 90° 侧位 ID 位可显示出更多的乳腺组织，则可用 90° 侧位 ID 位代替 MLO-ID 位。

四、乳腺 X 线特殊检查

1. 乳腺导管造影

乳腺导管造影是经乳头上的输乳管开口向输乳管内注入对比剂并进行摄影，以显示部分输乳管的形态及邻近组织结构的一种 X 线检查方法。用于诊断病理性乳头溢液，了解溢

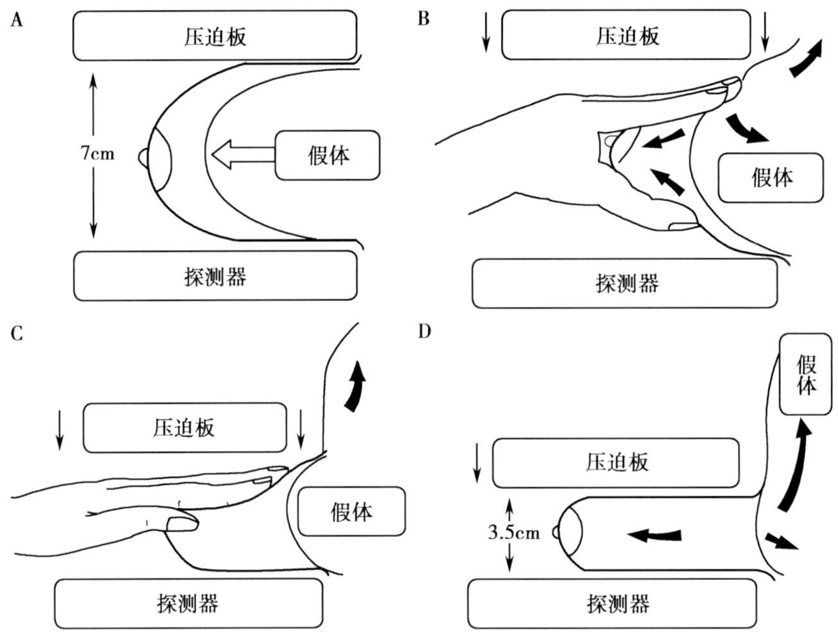

图 1-1-11　CC 位植入物推移乳腺 X 射线摄影手法

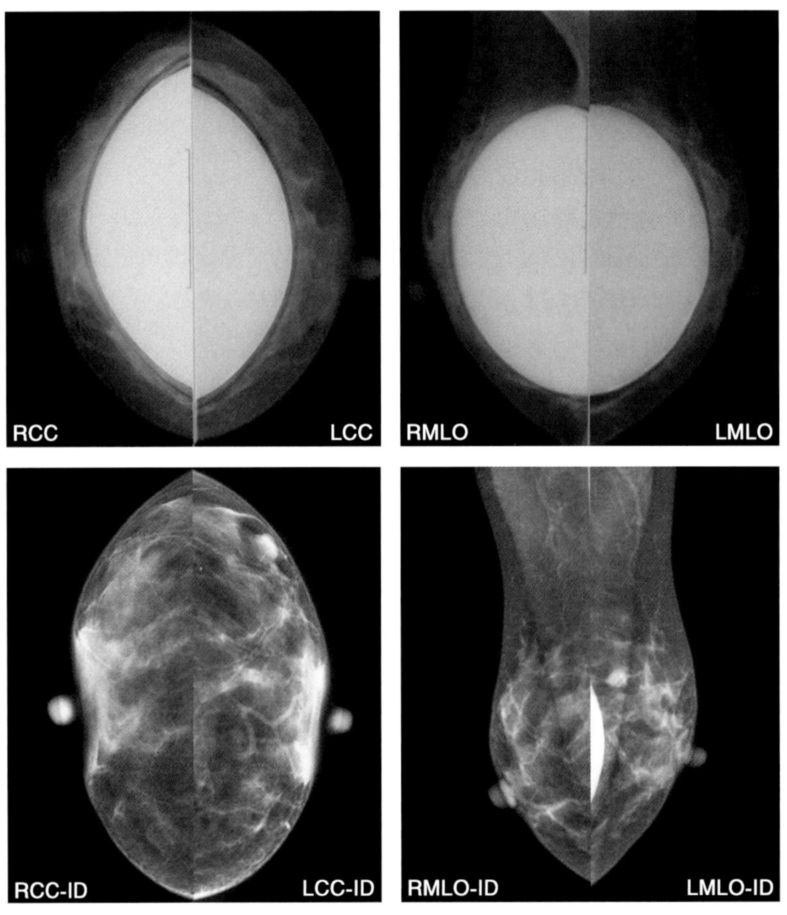

图 1-1-12　双侧乳腺植入物推移乳腺 X 射线摄影

液导管管径、腔内占位及管壁破损侵蚀情况，帮助确定导管病变及其位置、范围等。

（1）适应证：①任何有乳头溢液（包括血性、浆液性、黄色和清水样溢液等）；②单侧乳腺逐渐增大；③了解乳腺肿块与乳导管的关系；④用于鉴别乳头状瘤和乳腺癌。

（2）禁忌证：①妊娠期及哺乳期女性；②碘对比剂过敏者；③乳头、乳晕明显感染者；④乳头严重回缩者。

（3）检查前准备：①检查前要保持乳头清洁，患者不要挤压排出溢液，以免影响寻找病变的导管；②告知患者检查流程，避免因为受检者过于紧张导致检查失败；③造影器具：4 或 5 号钝头针，2ml 无菌注射器等。对比剂：为 350～370mg/ml 非离子型对比剂。

（4）造影步骤：①患侧乳腺消毒，注射器抽取 1～2ml 碘对比剂备用；②挤压患侧乳腺，寻找溢液导管口；③轻提乳头，针头插入导管，抽出残留溢液及气体后注入造影剂；④注射完成后拍摄 CC 位和 MLO 位片，必要时需追加侧位。曝光条件要稍高于乳腺 X 射线摄影。可以采用点压放大乳腺摄影，使用小焦点放大 1.5～2 倍，利于小分支导管病变的显示。

2. 乳腺 X 线引导下定位

（1）适应证：乳腺影像报告数据系统（Breast Imaging-Reporting and Data System，BI-RADS）4～5 类，且临床不能触及的可疑病灶。

（2）禁忌证：①乳腺 X 射线摄影未见显示的病灶；②有出血倾向、凝血机制障碍者；③不能耐受穿刺检查的危重患者；④乳腺假体患者；⑤月经期、妊娠期、哺乳期女性不建议行此项检查。

（3）检查前准备：①向患者及家属交代检查过程及风险，签署知情同意书；②依据进针距离最短原则选择合适的体位并测量进针长度；③准备定位针，校准定位设备；④术前对检查室及检查设备进行消毒，将操作室温度调至适宜。

（4）定位步骤：①协助患者处于预先设计好的体位，将病变区域置于压迫板中心进行压迫；②分别拍摄 0°、±15° 图像，根据图像选取定位点；③根据系统计算的进针坐标及深度，放置定位针，再次拍摄 ±15° 图像；④确定针尖进入病灶后释放导丝并拍摄检测图像；⑤病灶切除后对标本（连带导丝）进行摄片，以确认病灶是否切除。

3. 乳腺 X 线引导下穿刺

（1）适应证：①BI-RADS：4～5 类，且临床不能触及的可疑病灶；②乳腺癌治疗前需要明确病理诊断。

（2）禁忌证：①乳腺 X 线摄影未见显示的病灶；②有出血倾向、凝血机制障碍者；③不能耐受穿刺检查的危重患者；④乳腺假体患者；⑤月经期、妊娠期、哺乳期女性不建议行此项检查。

（3）检查前准备：①向患者及家属交代检查过程及风险，签署知情同意书；②依据进针距离最短原则选择合适的体位并测量进针长度；③准备穿刺针、穿刺枪、固定液、标本盒、局部麻醉药并校准定位设备；④术前对检查室及检查设备进行消毒，将操作室温度调至适宜。

（4）穿刺步骤：①协助患者处于预先设计好的体位，将病变区域置于压迫板中心进行压迫；②分别拍摄 0°，±15° 图像，选取穿刺点；③对穿刺点进行局部麻醉后用穿刺针进到系统计算的深度取材；④将取出的标本送至病理科病检。若对钙化病灶行穿刺应摄片后再送病检。

4. 数字乳腺体层合成（digital breast tomosynthesis，DBT）

（1）成像原理：DBT 是一种三维成像技术，是指在摄影平台和乳腺保持固定的情况下，

X 线球管在一定的角度范围内匀速移动进行多次、低剂量的曝光，获得多幅不同角度的二维乳腺影像，然后将这些独立的影像重建成一系列平行于探测器、高分辨率的断层影像，重建后的薄层影像可以单独显示或以连续播放的形式显示（图 1-1-13）。

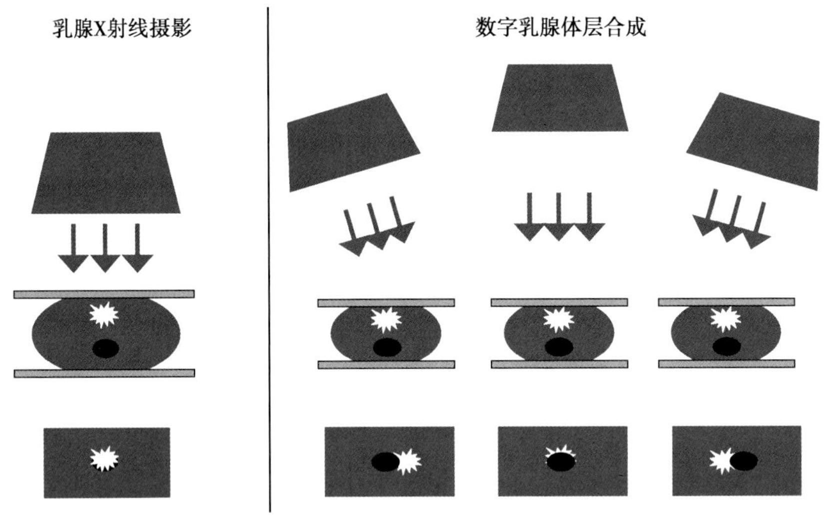

图 1-1-13　数字乳腺体层合成显著减少或消除组织的重叠

（2）适应证与禁忌证：DBT 适用于筛查性人群和诊断性患者，与乳腺 X 射线摄影的适应证与禁忌证相同。

（3）优势：相对于传统的二维乳腺摄影技术，重建后的三维断层影像减少了组织重叠和结构噪声的影响，具有更高的灵敏度和特异度。研究显示 DBT 可以增加乳腺癌的检出率，可额外检出乳腺癌 1.2～2.7/ 千人，降低 15%～37% 的召回率。

DBT 对于病变的检出率超过全数字化乳腺 X 射线摄影（full-field digital mammography，FFDM），尤其是极度致密型及不均匀致密型乳腺；DBT 能清晰地显示乳腺肿块的轮廓和边缘，为良、恶性的鉴别提供有利的依据；在评估肿瘤体积、病灶边缘、范围及分期方面，DBT 均优于 FFDM；DBT 断层图像测得肿块的大小更为可信；对于临床可触及的肿物，在 FFDM 图像中由于周围致密的腺体组织重叠的影响，很难辨别肿物的边界和形态；而在 DBT 图像中，可以清晰地显示肿块的位置。研究发现，多数 FFDM 图像仍需要重复检查，可使肿块的检出率达到或超过 DBT 一次对肿块的检出。DBT 的断层图像可以有效地降低正常腺体组织的重叠，利于肿物边缘形态，尤其毛刺的显示，边缘是否浸润、周围腺体组织有无结构扭曲等重要征象的观察，为良恶性的鉴别提供有利依据（图 1-1-14）。

（4）局限性：①剂量增加，限制其在随访及年轻女性检查中的作用；②压迫时间延长，运动性模糊出现的概率增加，影响钙化细节观察；③由于压迫时间增加，部分患者无法耐受此项检查；④乳腺深部及高位病变仍是乳腺断层检查易漏诊区域；⑤采集图像增多，诊断医生阅片时间及工作量增加，容易产生疲劳；⑥对于钙化分布形式的显示不如 2D，诊断需结合 2D 图像；⑦乳腺断层合成图像的密度投影与正常组织结构可能出现位置上的偏移。一些微小钙化点没有实质性的意义，但大的钙化点可能被夸大而造成误诊。

5. **对比增强能谱乳腺摄影**（contrast enhancement spectral mammography，CESM）

（1）成像原理：CESM 是将数字乳腺 X 线摄影与对比增强相结合，利用非离子碘对比

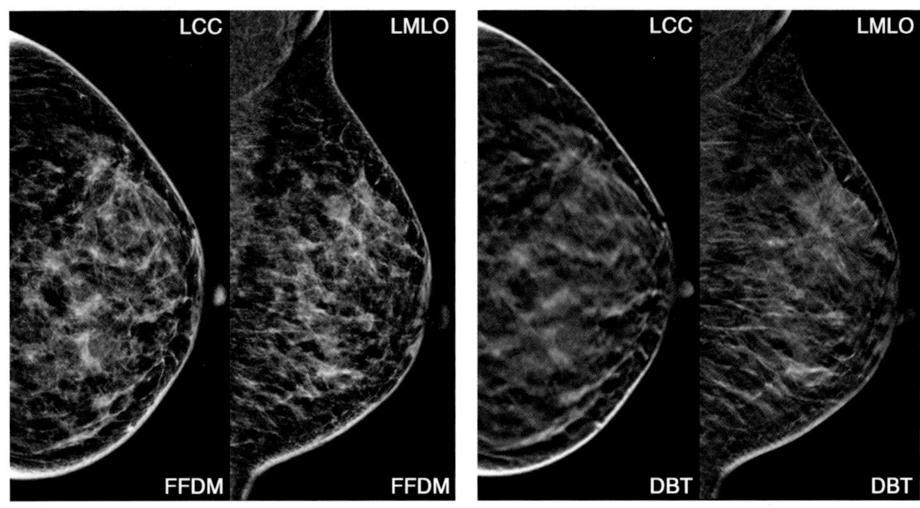

图 1-1-14　数字乳腺体层合成

FFDM 图像上左乳外上象限乳腺组织结构扭曲不明显，而 DBT 图像上乳腺组织结构扭曲明显。

剂在 33.2keV 时因边缘效应而出现显著 X 线吸收衰减现象的一种技术。患者静脉注射碘对比剂后，于峰值电压为 26～31kVp 及 45～49kVp 时，进行低能量及高能量曝光，获得低能图像和高能图像，注入的碘对比剂在低能量摄影时不能被检测到，但在高能量摄影时能被检测到，然后利用计算机后处理系统对图像进行减影，消除正常腺体组织的干扰，最终生成仅保留异常强化区域的减影图像。

（2）适应证：CESM 适用于早期乳腺癌的筛查；乳腺疾病的发现，以及良、恶性鉴别诊断；保乳手术的术前评估；辅助化疗的效果评价；乳腺手术后的定期随访；不适合做乳腺 MRI 检查的患者。

（3）禁忌证：除了常规乳腺 X 射线摄影禁忌证外，CESM 也不能用于有碘对比剂禁忌证的患者，不适用于假体植入患者。

（4）优势：CESM 可在一定程度上反映乳腺病灶摄取碘对比剂的能力，间接反映其血供情况，而且减影图像可去除周围正常重叠腺体，使病灶显示更加清晰，提高了诊断的灵敏度、特异度和准确度。该技术结合了数字化乳腺摄影与对比剂使用的优点，可实现对肿块以及微钙化的显示。研究表明，CESM 的诊断效能明显优于传统的乳腺 X 射线摄影，与 MRI 相比有相似的诊断效能，且检查时间更短，噪声更低，可作为有 MRI 禁忌证患者的替代检查方法。

（5）检查方法：检查前将 1.5ml/kg 的含碘造影剂以 3.0ml/s 的注射速率通过上臂静脉注射，注射完成 2 分钟后开始摄片。拍摄体位为 CC 位和 MLO 位，先行可疑患侧检查，后行健侧检查（在注射完对比剂后 7 分钟内完成摄片）。摄片时每个体位都需给予高能（45～49kVp）、低能（26～31kVp）图像采集，从而得到传统的乳腺 X 射线图像，以及高能和低能图像进行后处理而得到的类似减影的图像。

第二节　乳腺磁共振成像检查技术

磁共振成像（magnetic resonance imaging，MRI）具有良好的软组织分辨力，可从多层面、多角度、多参数获取图像，且没有辐射，对乳腺检查具有独到的优势，在某些方面能够弥补乳腺 X 线和超声检查的局限性。随着乳腺专用线圈、对比剂及快速成像序列等的应用，乳腺 MRI 图像质量及诊断水平有了极大的提高，乳腺 MRI 检查现已成为临床常用乳腺疾病检查方式之一，在某些方面起着不可代替的作用。

一、适用范围

1. 适应证

（1）诊断与术前评估：①对乳腺 X 线或超声探查困难，以及难以定性的病变，MRI 可为检出病变和定性诊断提供有价值的依据，包括检出病变和定性诊断，避免漏诊和不必要的活检。②腋窝淋巴结转移而原发灶不明者，MRI 有助于发现乳腺内原发肿瘤。有 0.3%～0.8% 的乳腺癌仅表现为腋下淋巴结肿大，而临床和 X 线检查阴性。对于腋窝转移性淋巴结，临床检查、X 线摄影及超声检查都未能明确原发病灶时，乳腺 MRI 有助于发现乳房内隐匿的病灶，确定位置和范围，以便进一步治疗。③评估病理性乳头溢液。④确定乳腺病变大小。⑤排查多发病灶。⑥评价乳腺癌侵犯范围及术前分期。MRI 对乳腺癌检出具有较高敏感性。对于已诊断乳腺癌的患者，准确确定病变范围和明确有无多发病灶或多中心性癌对于外科医生选择合适的治疗方案至关重要，MRI 有助于发现其他影像学检查不能发现的多发病灶和多中心性肿瘤，有助于显示和评价肿瘤对皮肤、胸肌筋膜、胸大肌及胸壁的浸润情况，为临床能否行保乳手术提供可靠依据。

（2）治疗评价与随访：①乳腺癌术后随访及保乳术后复发的监测。保乳手术前 MRI 的应用可以更为精准地确定病灶范围；乳腺癌术后随访，MRI 较常规影像技术更有利于鉴别肿瘤复发和术后瘢痕。②新辅助化疗疗效的评估。对于确诊乳腺癌需进行新辅助治疗的患者，在治疗前、治疗中和治疗结束时行 MRI 检查有助于对病变治疗反应性进行评估，对治疗后残余病变范围的判断也较常规影像学检查技术更精准。③假体植入术后评价及乳房成形术后随访。对于乳房假体植入术后者，MRI 有助于评价植入假体的完整性和判断是否发生乳腺癌。④良性病变的随访。

（3）乳腺癌高危人群的筛查：乳腺 MRI 筛查主要被推荐用于，经基因检测或遗传学评估为高危人群的筛查，作为乳腺 X 线筛查的补充手段。

（4）MRI 引导下穿刺定位或活检：MRI 引导的穿刺活检适用于仅在 MRI 图像上发现的病灶，并对此靶病灶行超声检查和 X 线检查确认仍不能发现异常者。

2. 禁忌证

（1）体内有起搏器、外科金属夹子等铁磁性物质，以及其他不得接近强磁场者。

（2）幽闭恐惧症者。

（3）具有对任何钆螯合物过敏史者。

（4）严重肝、肾功能不全，危重、昏迷及其他不适宜较长时间检查者，或需要使用生命监护设备的重症患者。

（5）妊娠期妇女性慎用（MRI 对比剂是否对胎儿有影响尚无定论）。

3. 最佳检查时间　由于正常乳腺组织强化在月经周期的分泌期最为显著，因而对绝经前女性推荐乳腺 MRI 检查尽量安排在月经周期第 2 周（第 7～14 天）进行。此期间（增强早期）背景强化不明显，与病变的对比更好，更容易检出病变，对于已确诊乳腺癌的患者可不做此要求。

二、检查前准备

1. **临床病史**　基本临床信息应包括症状、体征、家族史、高危因素、乳腺活检或手术史，是否已取得组织学诊断及 MRI 检查目的等。注明月经状态及月经周期，有无激素替代治疗或抗激素治疗史，有无胸部放射治疗史。询问受检者有无此前 MRI 检查影像及其他相关检查（包括乳腺 X 射线摄影和乳腺超声检查）。

2. **注意事项**　做好乳腺 MRI 检查注意事项的宣教、解释，消除受检者的恐惧心理，以取得最好配合。进入 MRI 检查室前再次确认有无 MRI 检查禁忌证，确认受检者身份，去除影响检查的随身物品，特别是金属物品，嘱咐受检者换上宽大的检查服。

三、MRI 扫描技术

由于各医疗机构所用设备及磁场强度不同，乳腺 MRI 检查方法亦不尽相同，难以制订统一的方法，但在乳腺 MRI 检查中应遵循以下主要原则：①乳腺 MRI 检查应在磁场非常均匀的高场设备上进行；②必须采用乳腺专用线圈；③除常规平扫检查外须采用对比剂行动态增强检查；④采用三维快速梯度回波序列成像技术尽可能平衡高空间分辨率和高时间分辨率两方面的要求（空间分辨率高以准确描述病变的形态学表现，时间分辨率高以评价病变动态增强后的时间-信号强度变化）；⑤应用 MRI 设备的后处理功能进行多平面重建和容积重建。

1. **磁场和线圈**　推荐采用高场 1.5T 及以上的 MRI 扫描仪，以获得较好的信噪比和脂肪抑制效果。采用乳腺专用线圈，推荐使用相控阵线圈及并行采集技术，双侧乳腺同时成像，以获得较好的时间分辨率和空间分辨率。如果需行 MRI 引导的介入操作，推荐采用开放式专用线圈，有利于在侧方进行操作。

2. **扫描体位**　受检者呈俯卧位，裸露乳房，使双侧乳房自然悬垂于乳腺线圈中央，双侧乳头位于线圈中心并在同一水平线上。摆位时，受检者额头或下颌垫于软垫上，佩戴耳机，两臂上举支撑于软垫上，力求体位舒适，以保证长时间检查过程中无移动。对于呼吸幅度较大的受检者可在其背部放置一小沙袋，以减轻呼吸运动的影响。保证全部乳腺组织位于线圈内，皮肤与乳腺无褶皱，双侧乳腺对称，乳头与地面垂直，胸骨中线位于线圈中线上。定位线对准线圈中心。

乳腺 MRI 检查时间较长，检查过程中受检者的移动会引起运动伪影，降低图像质量，还可能影响动态增强时间-信号强度曲线（time-signal intensity curve，TIC）的准确性，从而影响诊断结果，因此协助受检者处于相对舒适的体位很重要，可以利用头托、海绵垫、沙袋等提高受检者的舒适性，注意叮嘱受检者在检查过程中保持不动。不恰当的体位可能会影响脂肪抑制和增强强化效果，降低图像质量，给诊断带来困难。因此在摆体位的过程中需注意使双侧乳房伸展，自然下垂置于线圈中，避免因局部贴近线圈内壁或未放入线圈而出现褶皱、凹陷等导致乳房形态不规则的情况出现；对于乳腺较小、双侧乳腺不对称的受检者，可在线圈中放置海绵、米袋等进行填充，以保证局部磁场均匀性。

3. **成像方位**　一般先行三平面定位像扫描，利用获得的三平面定位像进行乳腺横断面、矢状面或冠状面成像（图 1-2-1），每次检查至少包括两个成像方位（推荐以横断面扫描为基础，适当增加矢状面扫描，矢状位可以更好地显示乳房悬韧带、乳腺导管走行和腋窝淋巴结等），注意包全双侧乳腺和腋窝。

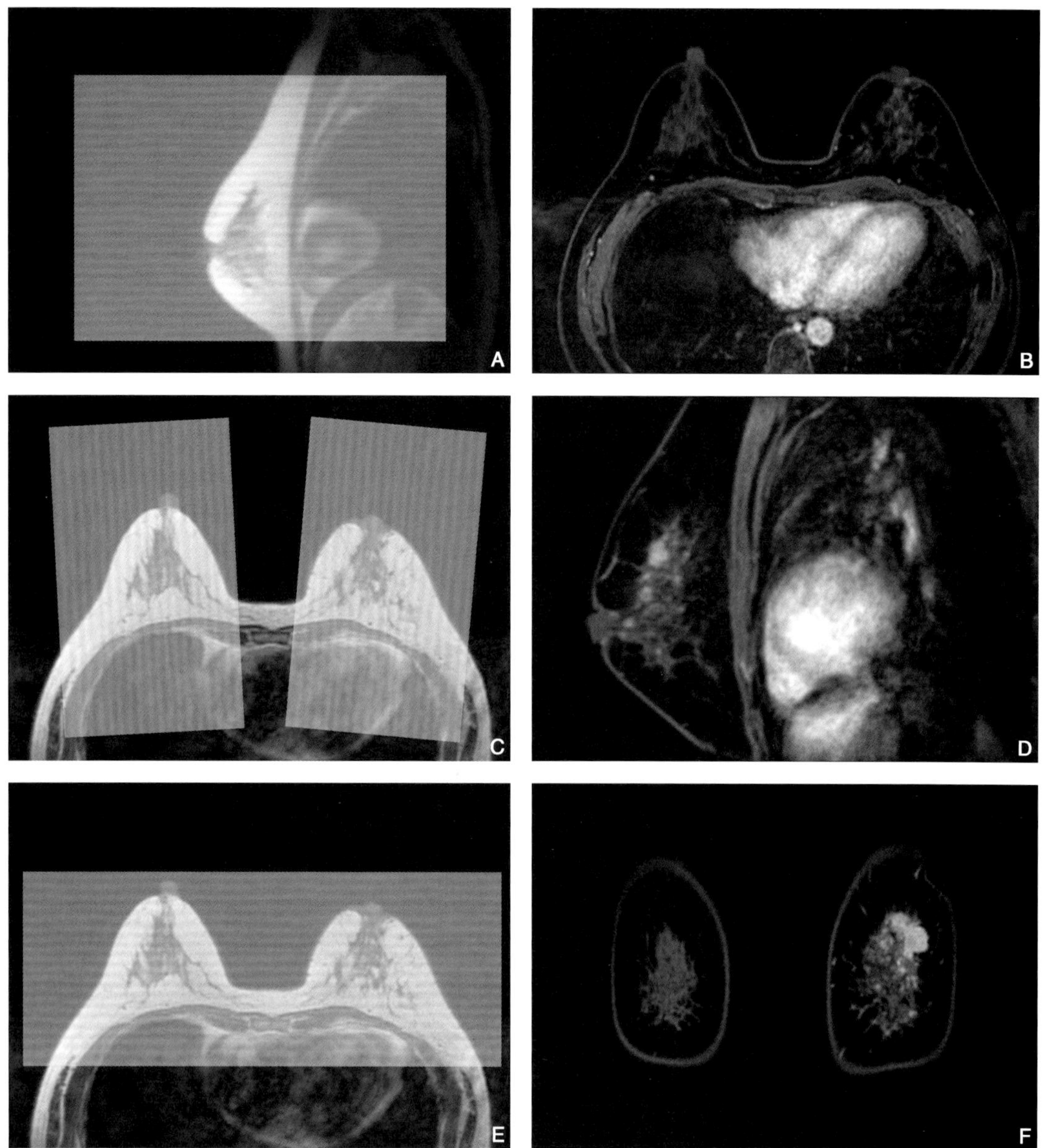

图 1-2-1 三方位扫描定位

A. 横断面扫描定位；B. 横断面 T_1WI-FS 增强像；C. 矢状面扫描定位，平行乳头到胸壁连线；D. 矢状面 T_1WI-FS 增强像；E. 冠状面扫描定位；F. 冠状面 T_1WI-FS 增强像。

4. 扫描序列及参数

（1）扫描序列：除了只进行假体植入物的评估外，乳腺 MRI 检查均需要进行增强扫描。推荐 T_1WI 非脂肪抑制序列、T_2WI 脂肪抑制序列、动态增强 T_1WI 脂肪抑制序列。有条件可加做弥散加权成像（diffusion weighted imaging，DWI），建议 b 值取 800～1 000s/mm^2，能较好地满足乳腺疾病诊断与鉴别诊断的需要。

1）T_1WI 非脂肪抑制序列有利于观察乳腺脂肪和腺体的解剖分布，对乳腺癌浸润造成的脂肪信号的降低、中断或消失，炎性病变引起的脂肪信号模糊等显示较好；与脂肪抑制序列对比可以区分病灶是否含脂质成分。

2）T_2WI 脂肪抑制序列在诊断囊肿或纤维腺瘤方面很有价值。

3）DWI 能从分子水平反映活体组织中水分子扩散运动，能检测出与组织含水量变化有关的形态学和生理学的早期改变，间接反映其组织结构特点，辅助鉴别病灶良恶性。研究表明，b 值取 800～1 000mm²/s 时，以表观弥散系数（apparent diffusion coeffecient，ADC）$1.20\times10^{-3}mm^2/s$ 为阈值，判断水分子是否扩散受限，ADC 值越低恶性可能越大，据此评价乳腺肿瘤的性质，准确率 88%～97%。应用 DWI 评价乳腺病变性质的阴性预测值高达 93% 以上，因此 DWI 在乳腺良性肿瘤的影像学评价方面价值更大；对乳腺恶性病变而言，评价其性质仍应以病灶形态学表现为主，DWI 作为功能成像方法，可降低动态增强扫描（dynamic enhanced scan，DCE）中表现不典型的病变的漏诊率。

（2）成像参数：扫描层厚应≤3mm，层面内的分辨率应＜1.5mm，单次扫描时间＜2 分钟。

（3）增强扫描：一般使用三维容积内插快速扰相梯度回波序列行双侧乳腺横断位脂肪抑制动态增强扫描，需要有增强前的蒙片，注入造影剂后连续扫描数次，时间分辨率 60 秒左右（视各厂家的设备性能而定），增强后总扫描时间不低于 5 分钟，推荐 7 分钟，建议行等体素无间隔横断位增强扫描（可行多平面重建），最后可行双侧乳腺矢状位高分辨扫描。增强对比剂选用 Gd-DTPA 团注，标准剂量为 0.1～0.2mmol/kg，采用高压注射器以 2～3ml/s 的速率经肘静脉注入，注射完对比剂后以相同速率注入 15ml 生理盐水冲管。建议通过调整 K 空间填充顺序及注射延迟时间以保证注射对比剂后的第 1 期或第 2 期图像的填充 K 空间中心时相，刚好位于开始注射对比剂后的 90 秒左右。动态增强扫描可显示病灶为单发或多发，以及大小、形态边缘是否光整，有无毛刺及分叶，是否增强等，还能反映病灶的血供或血管生成情况、病灶周围组织的变化、腋窝淋巴结转移，同时评估形态学及血流动力学参数。多数研究结果认为大多数乳腺癌在动态增强 MRI 中具有早期、快速、明显的强化特点。

（4）脂肪抑制技术：乳腺富含脂肪组织，脂肪在 T_1WI 和 T_2WI 上呈高信号，会干扰对病灶的观察，因此乳腺 MRI 多采用脂肪抑制技术。乳腺 MRI 检查中常用的脂肪抑制技术是频率选择饱和法和短反转时间反转恢复序列（short TI inversion recovery sequence，STIR sequence）。频率选择饱和法信号抑制特异性高，可用于各种序列，但对场强依赖性大，对磁场均匀性要求高，进行大视野（filed of view，FOV）扫描时视野周边脂肪抑制较差。STIR 技术对场强依赖性低，对磁场均匀度要求较低，大 FOV 扫描也能取得较好的脂肪抑制效果，但扫描时间较长，信号抑制选择性较低，且与脂肪 T_1 值相近的组织（如血肿等）信号会被一同抑制，不能应用于增强。研究结果表明 STIR 可区分不同肿块的信号特征，尤其浸润性导管癌（invasive ductal carcinoma，IDC）、纤维腺瘤（fibroadenoma，FA）、乳腺囊肿和乳腺炎性肿块间信号均匀度有显著差异。IDC 肿块多数呈不均匀中、低信号团块，中央常见斑点状高信号及斑片状低信号区；FA 多数为均质高信号肿块；乳腺囊肿为形态规则、边缘光滑的均匀高信号囊腔；乳腺炎性肿块为范围更加广泛的高信号区，内部可见更高信号的液化区和低信号脂肪组织，周边信号渐进减低，并可与皮肤和胸肌筋膜粘连形成局限性增厚水肿。

四、图像后处理

平扫 T_1WI 非脂肪抑制序列、T_2WI 脂肪抑制序列图像不需后处理。动态增强扫描图像需后处理。

1. 时间-信号强度曲线（time-intensity curve，TIC）　时间-信号强度曲线是增强后的组织信号强度随时间改变，由设定的感兴趣区（region of interest，ROI）来测定并标记而获得的曲线。是反应药代动力学的曲线，同时也是反映病理生理的客观曲线，不因扫描参数变化而变化。

具体方法为将动态多期扫描数据（包括蒙片）导入相应的后处理软件，在图像上寻找病灶显示最大、增强最显著部分设置感兴趣区（region of interest，ROI），ROI 应小于病灶强化范围，>5 个体素，并避开肉眼可见的出血、液化、坏死及囊变区，可在对侧正常乳腺组织内选取相同大小的 ROI 作为对照，绘制 TIC。选择 ROI 时可将病灶放大，以便选择实质性显著强化区域。勾画 ROI 时，还可参考剪影及弥散加权成像图像。MRI 敏感度高，在图像上找到一处病灶时，需继续寻找下个病灶；当患者一侧病灶已明确，需仔细观察对侧是否存在病灶，这样才能提高多发病灶、多中心性病灶的检出率。

TIC 曲线判读分两部分，即早期强化和延迟强化。早期强化指注入对比剂后最初 2 分钟或曲线开始变化前的强化率，分为缓慢强化（强化率<50%）、中等强化（50%～100%）和快速强化（>100%）。曲线后面部分为延迟强化，分为三型，分别是Ⅰ型：持续型，也叫流入型，指信号强度随时间延长持续上升，且大于早期强化最高点的 10%。Ⅱ型：平台型，指注射对比剂后约 2 分钟内信号强度达最高值后，随时间延长曲线呈平台改变，可有轻度升高或流出，其变化在早期强化最高点上下 10% 范围之内。Ⅲ型：流出型也叫廓清型，早期快速明显强化，在 2 分钟内达到增强最高峰后信号强度明显下降，下降范围大于峰值 10% 以上。大多数恶性病变常表现为流出型曲线，平台型曲线既可为良性病变，也可为恶性病变，持续型曲线多见于良性病变，少见于恶性病变。研究结果显示 TIC 灵敏度为 91%，特异度为 83%，动态增强对乳腺癌灵敏度较高但特异度欠佳，对良恶性病变的鉴别有一定帮助（图 1-2-2）。

2. **减影**　将增强后的图像减去增强前扫描的蒙片，即可获得减影的图像。由于无明显强化结构的影像均被减去，便可获得显示富血供病灶及周围血管的影像，提高了病灶显示的对比度。

3. **多平面重组（multiplanar reformation，MPR）**　多平面重组可以从不同角度显示病灶，利于病灶的多角度观察。特别是对于非肿块强化，如线样或段样强化的诊断有重要意义（图 1-2-3）。

4. **最大信号投影（maximum intensity projection，MIP）**　选取合适时相的增强扫描图像进行最大信号投影重建出 MIP 三维图像，可以比较直观地显示乳腺内病灶的空间位置，同时显示双侧乳腺内的血管分布情况及病灶的供血血管，对诊断病灶性质有一定的鉴别诊断价值，还可为后续手术治疗提供参考。

五、推荐诊断技术

1. **体素内不相干运动（intravoxel incoherent motion，IVIM）**　IVIM 是用于描述体素微观运动的一种成像方法。生物体内微观运动包括水分子的扩散和血液的微循环，血液的微循环反映组织的灌注情况。传统 DWI 通过分析水分子扩散受限程度来区分良、恶性肿瘤，其采用的单指数模型测量的 ADC 值实际上反映的是水分子扩散和微循环灌注的综合效应。IVIM 成像可通过定量参数分别评价其中的扩散运动成分和血流灌注成分，能够更加准确、真实地显示水分子的扩散运动，并量化这一过程，较普通单指数模型更好拟合 DWI 上影像信号衰减，揭示组织异质性，反映组织病理生理学的微观变化。

IVIM 需要较高的磁场稳定性及良好的制动。在 IVIM 双指数模型中，主要量化三个参数：D* 值，又叫快扩散系数（ADC fast）、灌注系数，为血液微循环产生的假扩散系数，代表

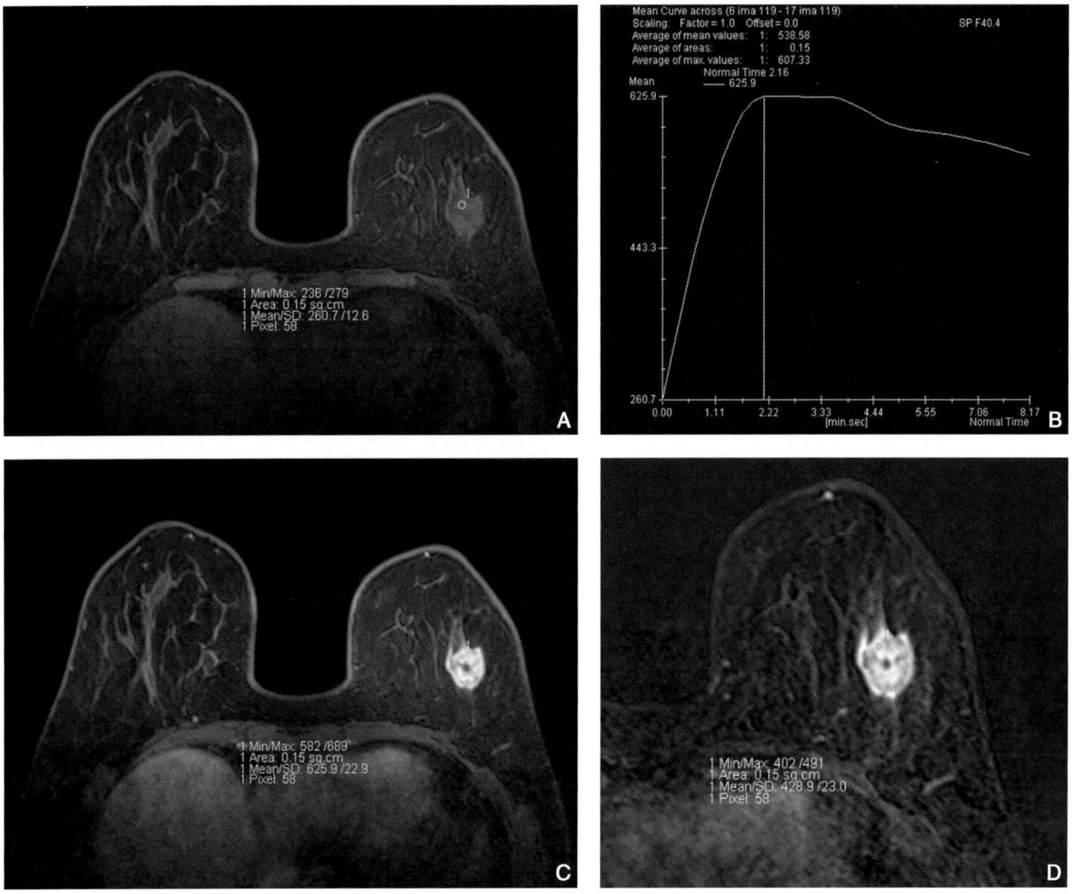

图 1-2-2 乳腺动态增强时间 - 信号强度曲线

A. T_1WI 蒙片；B. TIC 呈快速流入 - 流出型；C. T_1WI 动态增强第一期图像；D. T_1WI 动态增强第一期减影图像。

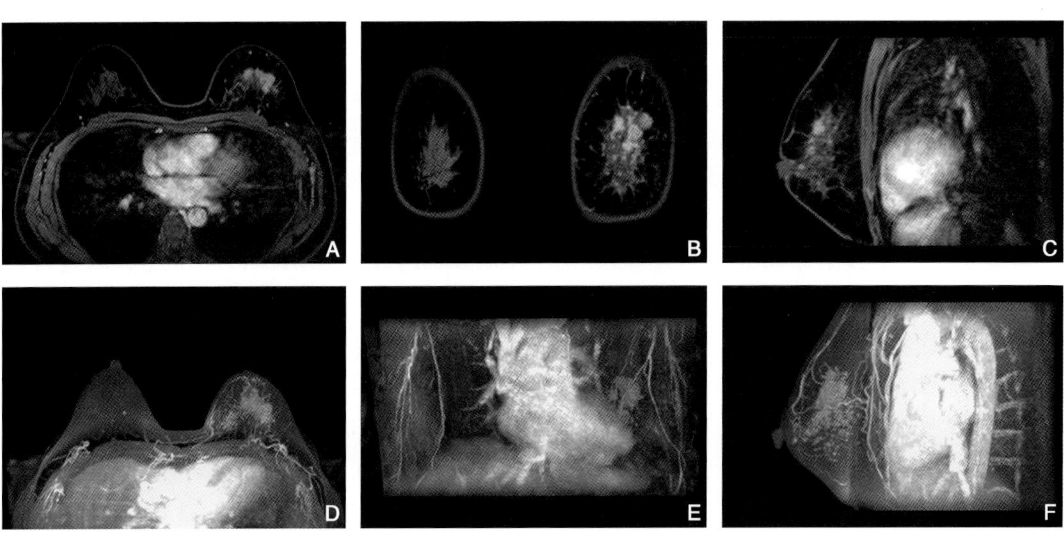

图 1-2-3 多平面重组图像

A～C 为乳腺等体素 T_1WI 增强扫描多平面重组图像；D～F 为重建的 MIP 图像。

体素内微循环的不相干运动（灌注相关的扩散运动或快速的扩散运动成分），反映的是灌注信息。D 值，又叫慢弥散系数（ADC slow）、实际弥散系数，为纯扩散系数，代表纯的水分子扩散运动（缓慢的扩散运动成分），反映的是真实的弥散信息。F（perfusion fraction）值，为灌注分数（%），代表感兴趣区内局部微循环所致的灌注效应占总体的扩散效应的容积比率，大小一般为 0～1 之间。理论上，至少应用 4 个不同加权的 *b* 值（包括 b=0s/mm²）就可以算出 IVIM 所需要的 D*、D 及 F。为了使结果更准确可靠，目前大部分情况下，都会设置多个 *b* 值（>6 个）。低 *b* 值（<200s/mm²）范围内扩散加权信号的快速衰减主要是由微血管渗透性引起的，而高 *b* 值范围内则是由真实的扩散运动引起的。一般建议高 *b* 值的设置的密一点（步级小一点），高 *b* 值的可以稍微设置宽一点，如设置 10 个 *b* 值，可设置为：0、10、20、50、100、150、200、500、800、1 000。

研究结果显示乳腺恶性肿瘤的 D 值低于良性肿瘤。多数恶性肿瘤具有高细胞密度和高灌注的特点，IVIM 模型中的 D 值剔除了微循环灌注效应，反映水分子真实的扩散特征，能更准确地反映组织内的细胞密度，因而诊断价值较常规 DWI 更高。

2. 磁共振波谱成像（magnetic resonance spectroscopy，MRS） MRS 是目前唯一能无创性观察活体组织代谢及生化变化的技术。用 ^{1}H-MRS 观察乳腺癌的特征性代谢物胆碱。乳腺中的胆碱及其代谢产物的含量主要取决于乳腺上皮细胞的代谢水平，发生恶变的人类乳腺上皮细胞的胆碱磷脂代谢发生改变。癌细胞的胆碱含量可较正常细胞高出 10 余倍。

对于乳腺病变，建议采用单体素 ^{1}H-MRS 扫描，定位方法采用激励回波探测技术（STEAM），为保证足够的信噪比，体素不宜过小，至少为 1cm^3。将扫描数据传输至工作站进行 MRS 后处理分析，测量各个代谢物峰下面积。主要代谢物峰包括脂峰（Lip）、胆碱峰（Cho）和水峰（water），以水峰为参照，计算胆碱峰与其比值（Cho/water）（图 1-2-4）。

乳腺 MRS 检查的干扰因素多，如活检后出血可造成局部磁场不均匀；受检者身体移动可造成病灶取样误差，易受到周围脂肪组织影响；病灶体积较小，不能产生可探测到的胆碱峰等。这些因素容易造成检测失败或检测误差增大，且 MRS 检测结果的设备依赖性强，故目前研究结果差异性较大。但多数研究发现，恶性肿瘤中位于 3.2ppm 处的胆碱峰升高。临床病例研究的结果显示 ^{1}H-MRS 在鉴别乳腺良、恶性肿瘤方面的灵敏度可达 83%，特异度可达 85%，在排除检查技术的影响因素之后，其诊断价值可高达 92%，因此，认为 MRS 有助于鉴别乳腺肿瘤的良恶性。但乳腺 MRS 提供的代谢信息受到病变大小的影响，对 MRS 的结果的判读必须结合常规 T_1WI、T_2WI 及增强检查的信息，进行综合分析。

3. 乳腺磁共振动态增强扫描（dynamic contrast-enhanced magnetic resonance scan，DCE-MRI）定量分析 DCE-MRI 定量分析可获取血流动力学模型及肿瘤的供血情况，将动态多期扫描原始数据导入特定后处理软件，选择病灶最大层面为 ROI，尽可能选取包含病灶强化最明显的区域，排除坏死区，能够得到容量转运常数（K^{trans}）、速率常数（K_{ep}）、血管外细胞外间隙容积分数（Ve）、血管内容积占比（Vp）等参数，从而定量评估肿瘤的微循环特性。乳腺肿瘤组织由于新生血管增多，血管通透性显著上升，乳腺 DCE-MRI 定量分析有望在乳腺良、恶性病变鉴别方面发挥优势。

利用乳腺 DCE-MRI 定量分析对乳腺癌进行诊断和鉴别诊断尚处于研究阶段。目前，大多数研究者认为乳腺癌 K^{trans} 及 K_{ep} 值明显高于良性肿瘤，两者间差异有统计学意义，且诊断灵敏度和特异度均较高，而 Ve 值是否有助于鉴别乳腺良恶性病变仍存在争议。研究表明，乳腺正常实质、良性病变及恶性病变的 K^{trans} 及 K_{ep} 值依次升高，且差异有统计学意义；

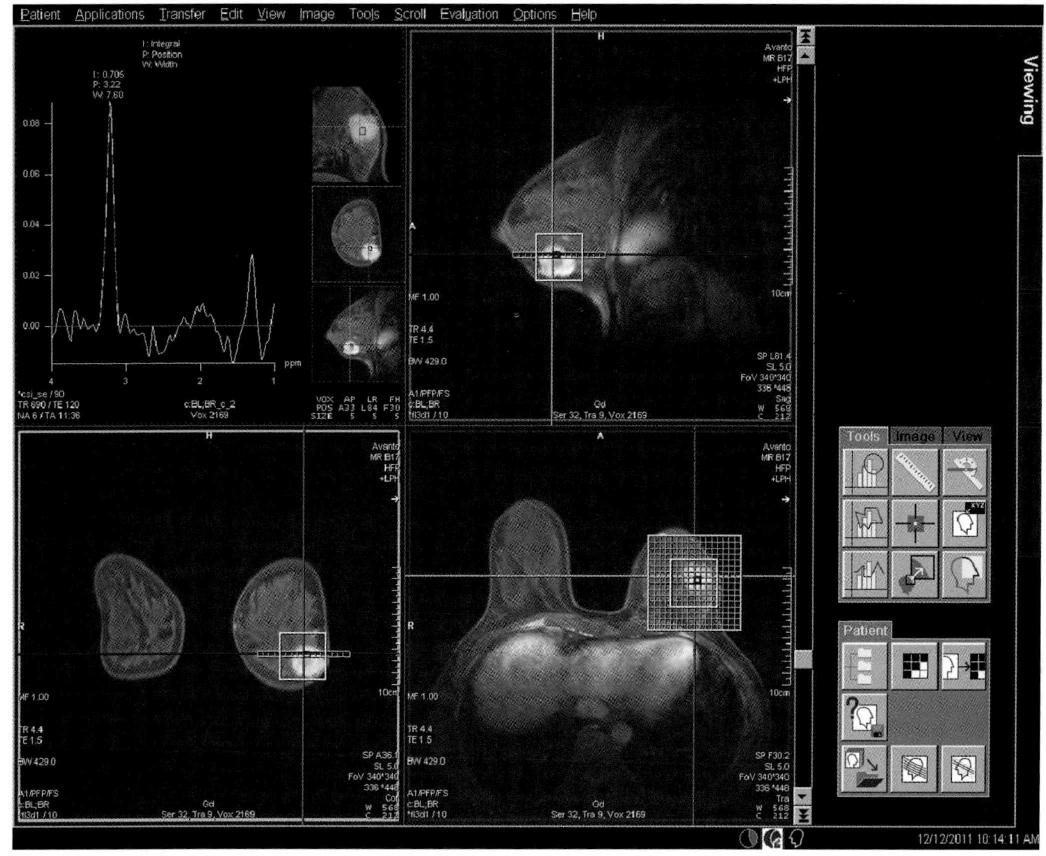

图 1-2-4　乳腺 MRS 图像

而良性病变与恶性病变间 Ve 差异无统计学意义；浸润性癌与导管原位癌（ductal carcinoma in situ，DICS）间 K^{trans}、K_{ep}、Ve 差异均无统计学意义。因此，K^{trans} 及 K_{ep} 可用于乳腺良恶性病变的鉴别诊断，且诊断效能较高，但对浸润性癌与 DCIS 鉴别效能较低。通过乳腺 DCE-MRI 定量分析对新辅助化疗的疗效进行监测，大部分学者认为新辅助化疗有效的肿瘤内 K^{trans}、K_{ep} 及 Ve 随着化疗周期增加而不断减低，在治疗后明显下降，并与肿瘤内微血管密度（micro vessel density，MVD）呈正相关，因此 K^{trans}、Ve 能反映抗肿瘤血管生成药物的疗效。K^{trans}、Ve 可早期预测新辅助化疗的最终疗效，其中 K^{trans} 是预测新辅助化疗病理无缓解的最佳指标。但目前各研究没有统一的药代动力学模型，研究者采用的方法也不同，扫描成像参数存在差异，因此在乳腺良恶性病变的 K^{trans}、K_{ep} 值，以及诊断良恶性病灶的界值、诊断灵敏度及特异度方面存在一定差异。

4. **合成 MRI 技术**（synthetic MRI）　合成 MRI 技术是一种新的 MRI 扫描技术，一次扫描可以同时获得包括 T_1、T_2 和质子密度（proton density，PD）在内的定量物理性质的图谱，是一种简洁、无创、全面且具有较高时效性的定量测量方法。

相比常规 MRI 扫描序列分别获取不同序列对比图像，合成 MRI 技术明显缩短了检查时间，并消除了不同检查序列间的空间配准问题。通过特定的后处理软件，选择适当的回波时间（echo time，TE）和重复时间（repetition time，TR）能够生成 T_1WI、T_2WI 和 PDWI 图像，调整反转时间（inversion time，TI）可生成反转恢复图像，还可以生成 T_1、T_2 和 PD 定量弛豫图像，可直接用于组织定量分析，为临床提供更多有价值的诊断信息，最大化地满足临床诊断需求（图 1-2-5）。

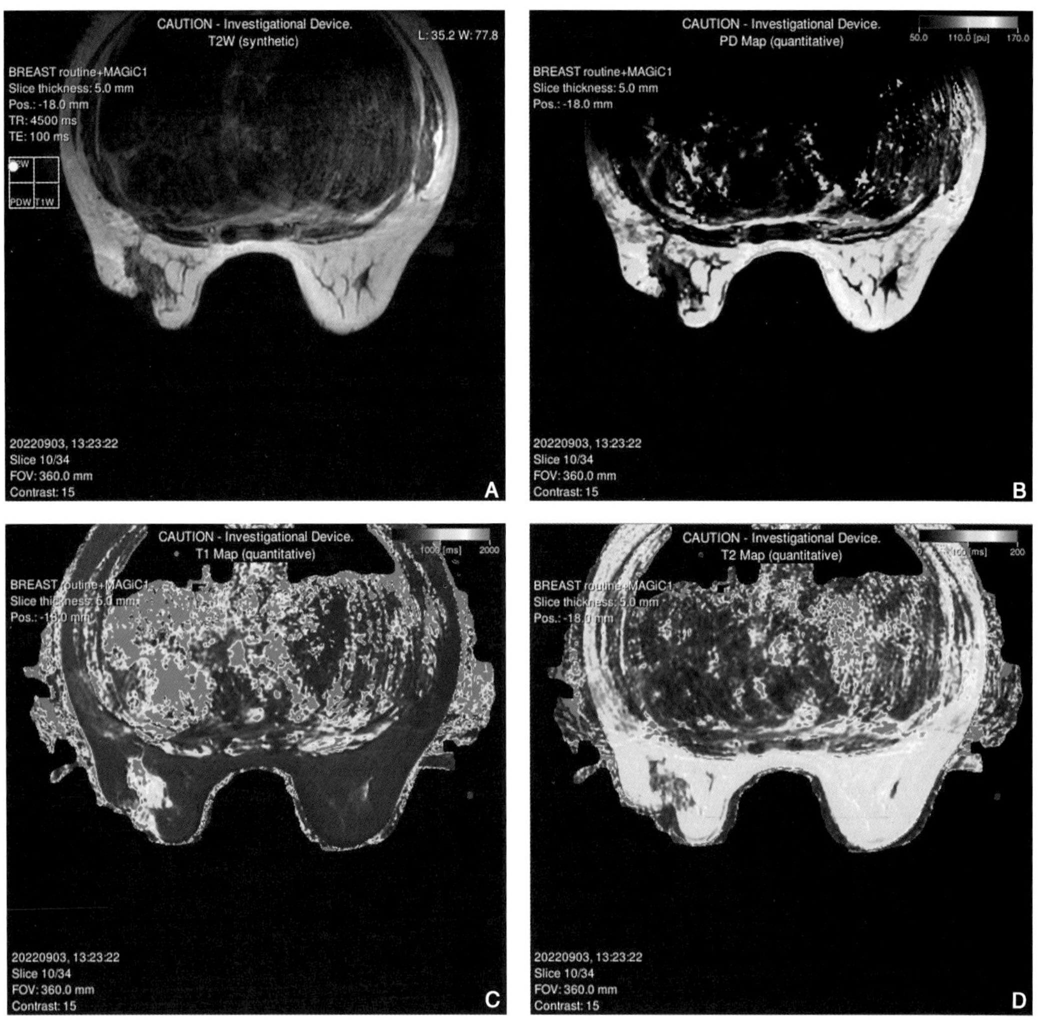

图 1-2-5 乳腺多对比度定量图谱磁共振成像(magnetic resonance imaging compilation，MAGIC)序列后处理图像

A. T_2WI 图像；B. PD Map；C. T_1 Map；D. T_2 Map。

目前合成 MRI 技术多使用二维(two dimension，2D)成像方法，空间分辨率较低，受检者在扫描期间可能由于检查时间较长不能完全制动，导致图像质量下降。有研究对比了合成图像和常规 MRI 图像的整体图像质量、解剖清晰度、组织间对比度、图像均匀性和伪影等，发现合成 T_1 和 T_2 加权图像的图像质量与常规图像相似，可用于临床诊断，而合成 T_2 加权脂肪抑制和 STIR 图像的质量不如常规图像，脂肪抑制效果较差。乳腺的合成 MRI 图像具有提供有效图像诊断的潜力，但目前相关研究还较少，并不能完全代替乳腺 MRI 常规平扫序列。得到的组织 T_1、T_2 和 PD 定量图，剔除了其他信号的干扰，分别反映不同组织的 T_1、T_2 及氢质子含量的差别。T_1-mapping 能较好地显示组织的水肿、炎症和纤维化等情况，T_2-mapping 能显示组织的含水量变化情况，PD-mapping 则能显示组织中的游离水的含量。研究结果显示合成 MRI 技术与常规多回波自旋回波(multiple echo spin echo，MESE)两种方法测量乳腺癌 T_2 定量值具有很好一致性。良恶性病变的 T_2 值和 PD 值差异具有统计学意义($P<0.05$)，以 T_2 值=90.5ms、PD 值=84.8pu 为界值，鉴别乳腺良、恶性病变的受试者操

作特征曲线（receiver operator characteristic curve，ROC curve）下面积分别为 0.87、0.75，准确度分别为 80.6%、78.5%，合成 MRI 技术能够应用于乳腺病变的检查，并有望成为乳腺良恶性病变鉴别诊断的有效辅助方法。

5. **超快速** MRI（ultrafast MRI）　乳腺 MRI 相比其他影像学检查敏感性更高，但特异性有限，乳腺良、恶性病变在形态学上有重叠的表现，早期流入血流动力学能更好地预测乳腺癌。对于乳腺 MRI 动态增强扫描，静脉注射对比剂后图像采集次数越多，单次采集时间越短，动态曲线获得的信息也越多。标准乳腺 MRI 动态扫描要满足图像空间分辨率，所需单期扫描时间较长，对于病变强化早期的血流动力学信息提供有限。超快速 MRI 可在早期对比剂注射后快速成像，同时满足高时间分辨率（≤6～7 秒）和高空间分辨率［1mm×1mm×（2.5～3）mm］，相比于延迟强化更加注重早期对比剂的流入。

超快速 MRI 可以进一步区分良、恶性病变，研究发现，超快速 MRI 在 4 秒时良、恶性病变间的重叠曲线仅为 4%，常规 MRI 扫描即使每期扫描时间不到 1 分钟，良、恶性病变间的重叠曲线为 50%。恶性病变通常在早期快速强化，良性病变通常在后期逐渐强化，超快速 MRI 的增强后时间（time to enhancement，TTE）、最大斜率（maximum slope，MS）、早期强化率（early enhancement rate，EER）等参数可反映病变强化的时间、斜率和水平，有助于区分良恶性病变（图 1-2-6）。TTE 定义为主动脉增强后的时间，具有高度时间分辨率，TTE<10 秒倾向为恶性，TTE>15 秒可能为良性，TTE=10～15 秒不能确定，需进行形态学评估，与常

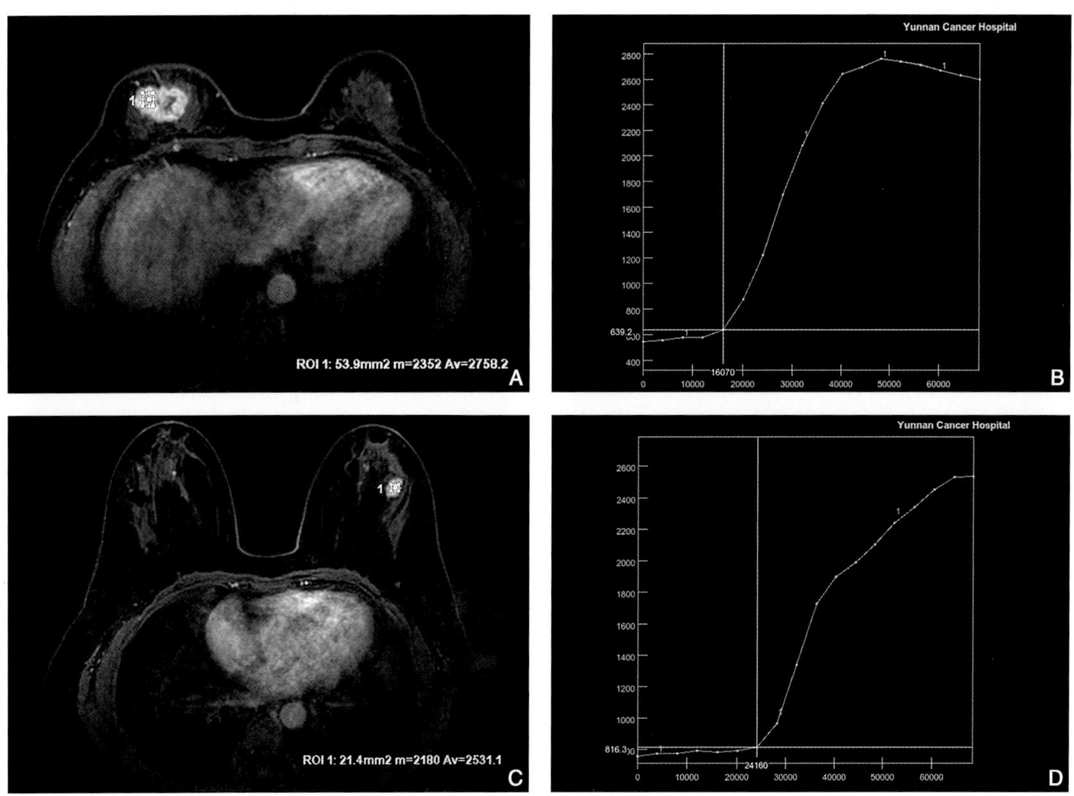

图 1-2-6　高时间分辨率多期动态成像

A、B. 乳腺恶性病变增强早期 TIC；C、D. 乳腺良性病变增强早期 TIC。

规 MRI（灵敏度为 91%～95%，特异度为 51%～53%）相比，灵敏度为 91%～94%，特异度为 77%～79%。

尽管超快速 MRI 具有较高的时间分辨率和诊断空间分辨率，但以目前的技术，其空间分辨率低于标准 MRI，病灶边缘细节显示不佳，并不适用于独立的诊断评估。超快速 MRI 对高级别肿瘤较敏感，而可能漏诊低级别疾病（如强化程度较低且较晚的低级别 DCIS）；对早期快速强化的良性疾病如炎性病变、血管源性病变易误诊；在筛查中评估小病变也具有一定局限性。需要注意在超早期强化过程中，良性和恶性病变之间也会有重叠，相比血流动力学评估，形态学评估仍然至关重要。超快速 MRI 作为新技术仍在发展中，在乳腺疾病的诊疗中具有很大的潜力。

六、MRI 引导下定位及活检

1. **适应证**　一般适用于触诊阴性、仅在 MRI 图像上显示且 BI-RADS 4 类以上的病灶。

2. **禁忌证**　有严重全身性疾病不能耐受介入操作者、严重出血性疾病者；其他乳腺 MRI 检查禁忌证。

3. **操作过程**

（1）将患侧乳腺置于专用乳腺线圈内。

（2）压迫乳腺至合适的程度，仅允许对乳腺进行适度挤压以便固定，过强的挤压会影响病变的强化，并改变乳腺的正常解剖结构。

（3）首次扫描采集图像，以确保压迫格栅上的方格及定位标志均在成像范围内，确保乳腺的位置合适。

（4）注射对比剂后，再次扫描获得病灶增强图像。

（5）配备穿刺活检软件，在图像上确认病变位置后计算穿刺针点在方格上的位置，以及进针深度。

（6）通过病灶对应的压迫格栅上的方格，消毒皮肤，局部麻醉；若为活检，则不仅需要进行定位后放置定位钩丝，则通常还需在皮肤表面切口。

（7）穿刺进针，通过穿刺针导向装置确定进针深度后，进行扫描观察是否需调整进针方向或深度。

（8）根据病变位置放置定位导丝；若为活检，则使用活检枪通过套管针穿刺至设置的深度。

（9）发射活检枪进行病灶旋切活检，一般取标本 6～12 条。取材及放置定位标记后，再次行 MRI 扫描，以确认活检取得病变组织来自被定位的活检区内。

（10）活检标本常规固定，并送病理科进行检查。

4. **注意事项**

（1）严格掌握适应证，只有在乳腺 X 射线摄影和超声（包括“第二眼”超声）下不能发现的可疑恶性病变，才建议行 MRI 引导下乳腺病灶穿刺定位及活检。

（2）MRI 定位下活检推荐在 1.5T 及以上的 MRI 设备引导下进行，采样设备的安置和样本的回收必须位于 MRI 机房外。

（3）MRI 定位下活检采用的是同轴技术，相应的穿刺针均需采用可在磁场中使用的非磁性材料。

（4）采用由压迫格栅、成像线圈和导向设备组成的立体定位导向系统，将乳腺固定在合适的位置。通常采用外侧位穿刺进针的方式，也可通过内侧穿刺进针，以进针距离短者为宜。

（5）在对比剂流出之前，必须抓紧时间完成操作。

（6）取材足量，保证病理诊断；操作者应判断病理结果与影像学表现是否一致，对不一致的病灶有必要进行再次活检或切除，病理诊断良性者应短期（6 个月后）随访 MRI 确保排除假阴性。

第二章　乳腺影像基本征象

第一节　乳腺基本病变的X线表现

一、肿块

肿块是一种三维占位性病变，它应在两个投照位都能被看到，并且具有外凸的边缘。如果仅在一个投照体位被看见，而不能确定有三维占位特征，则应该被定义为“不对称”。对于肿块的分析应包含以下几个方面：

1. **形状**　卵圆形、圆形、不规则形。

2. **边缘**　边缘指的是病变的边界或者界限。包括清晰、遮蔽状、微分叶、模糊、毛刺。

（1）清晰：病变和周围组织密度上突然地过渡形成了清晰的边缘（必须有75%以上边缘是清晰的）（图2-1-1）。如果肿块的任何一个部分边缘表现为模糊、微分叶或毛刺，都应当用后者来描述。

（2）遮蔽状：遮蔽状边缘是指边缘与周围的乳腺纤维组织重叠而被遮挡（图2-1-2）。这种描述经常用在当一个肿块边缘部分清晰，但部分（>25%）被遮挡的时候。

（3）微分叶：肿块边缘呈小波浪状（图2-1-3）。多提示可疑病灶。

（4）模糊：肿块和周围组织之间完全或部分没有界限，且不是由于与周围组织重叠造成的边缘模糊（图2-1-4）。多提示可疑病灶。

（5）毛刺：此边缘特点为从肿块放射出多条线影（图2-1-5）。一般提示可疑病变。

3. **密度**　用来描述肿块相对于等体积的乳腺组织而表现出的X线衰减程度。分

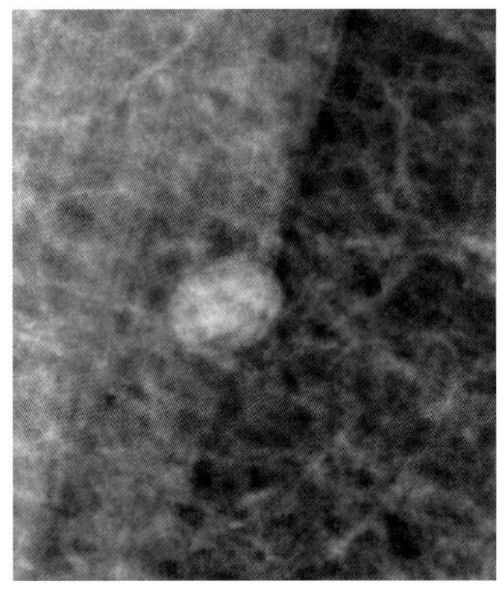

图2-1-1　肿块边缘光滑清晰（乳内淋巴结）

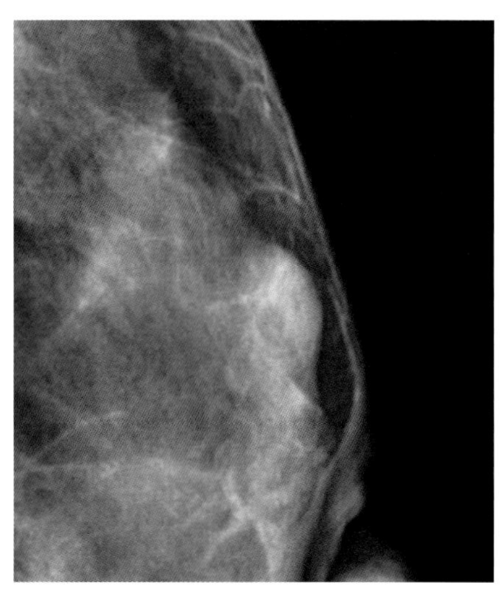

图2-1-2　肿块边缘遮蔽状（纤维腺瘤）

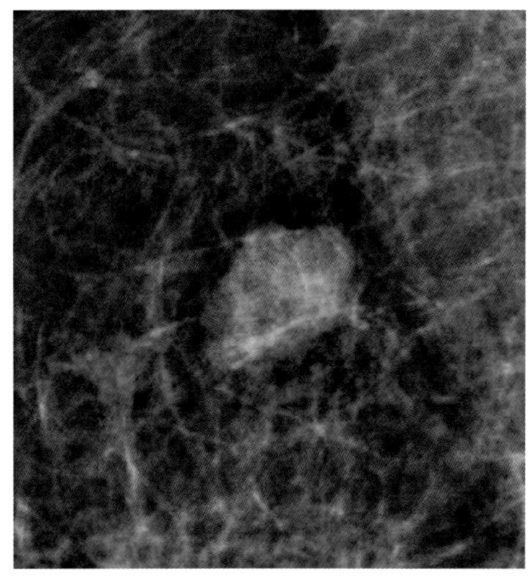

图 2-1-3　肿块边缘微分叶(纤维腺瘤)

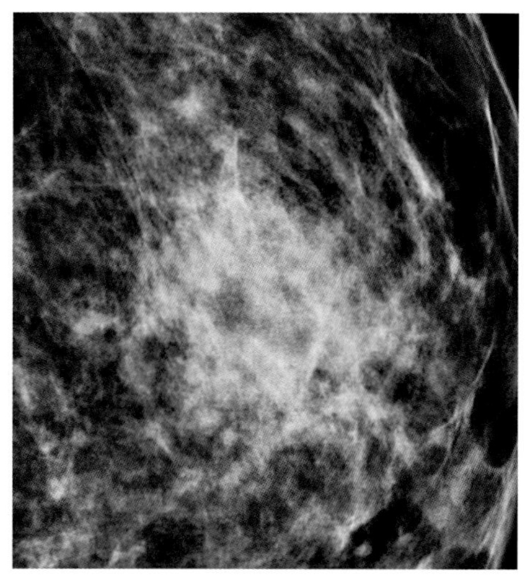

图 2-1-4　肿块边缘模糊(浸润性导管癌)

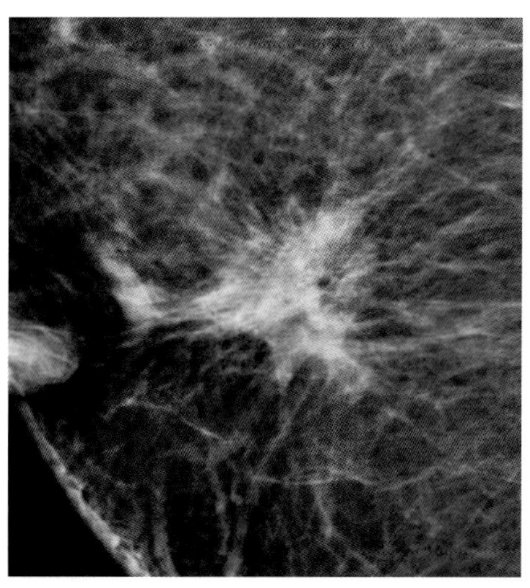

图 2-1-5　肿块边缘毛刺(浸润性导管癌)

为:高密度、等密度、低密度、含脂肪密度。一般良性病变呈等密度或低密度,多与正常腺体密度相近(图 2-1-6);恶性病变密度多较高(图 2-1-7),极少数乳腺癌亦可呈低密度;含脂肪密度肿块几乎都是良性,如油样囊肿、脂肪瘤、积乳囊肿或混合密度肿块(如错构瘤)。

二、钙化

乳腺良、恶性病变均可出现钙化。

1. 典型良性钙化

(1)皮肤钙化:皮肤内的钙化,常位于皮脂腺内(图 2-1-8)。常见于乳房下皱襞、胸骨旁、腋窝和乳晕周围。圆形、球形或多边形钙化,实心或中心透亮,散在/集群分布,常双侧出现。不典型的皮肤钙化可通过附加切线位投照来判定钙化是否位于皮肤层(图 2-1-8)。

(2)血管钙化:乳腺动脉管壁内的钙化(图 2-1-9)。沿血管壁平行分布("双轨征")。多

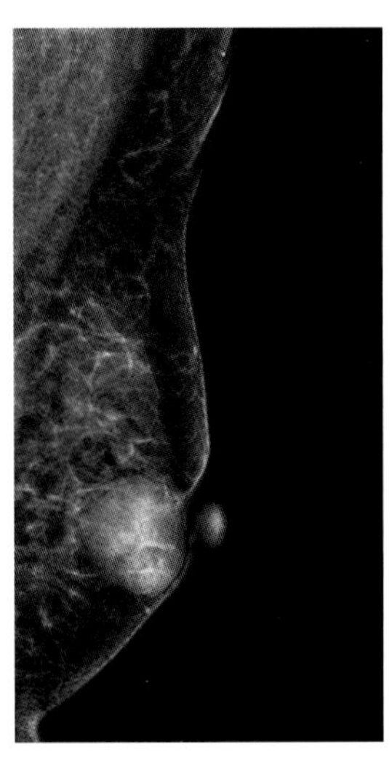

图 2-1-6　乳腺良性肿块
左乳中央区见一卵圆形肿块，边缘光滑，密度均匀，略高于腺体。

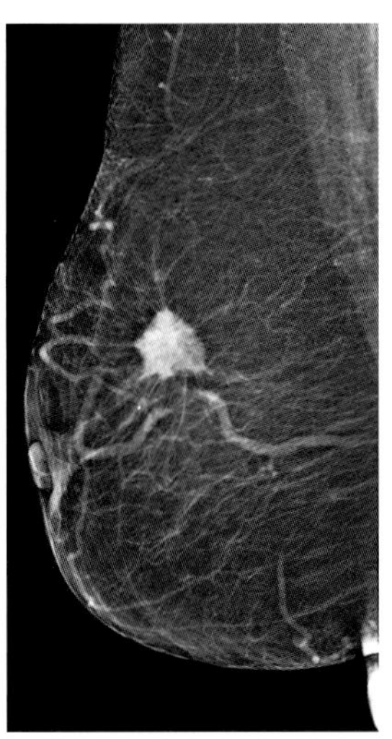

图 2-1-7　乳腺恶性肿块
右乳上份见一不规则肿块，边缘见长短不一毛刺，密度增高且不均匀，周围腺体结构紊乱。

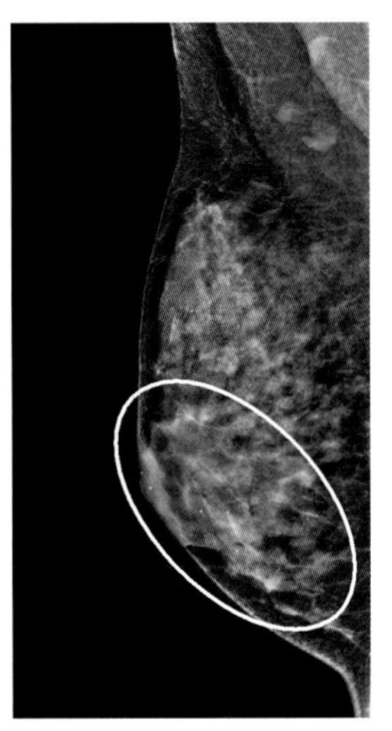

图 2-1-8　皮肤钙化
散在分布的实心圆形钙化（圆圈）。

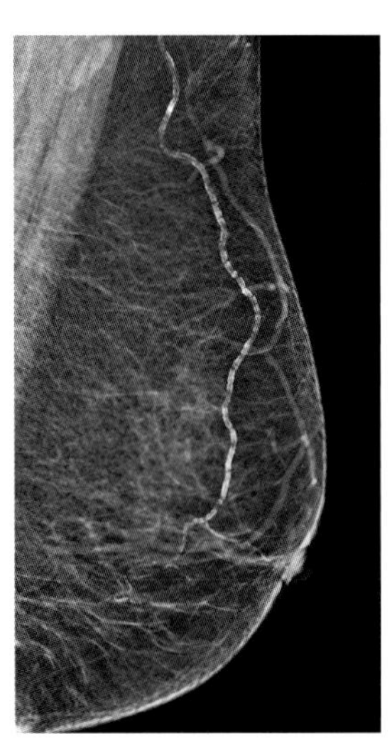

图 2-1-9　血管钙化
"双轨征" 表现。

数血管钙化很容易明确，但仅局部可见一些不连续的钙化点和当它与管状结构有联系的时候，应进一步行点压迫放大相来明确诊断。

（3）粗大或"爆米花"样钙化：此类钙化是典型的乳腺纤维腺瘤退变产生的大钙化（图 2-1-10）。

（4）大杆状钙化：光滑、粗的线样钙化，沿导管走行分布或以乳头为中心放射状分布，有时呈分枝状（图 2-1-11）。大多数直径为 0.5mm 或更粗。通常是位于因碎屑填充而扩张的导管管腔内或导管壁的良性钙化。此钙化常见于 60 岁以上老年女性。

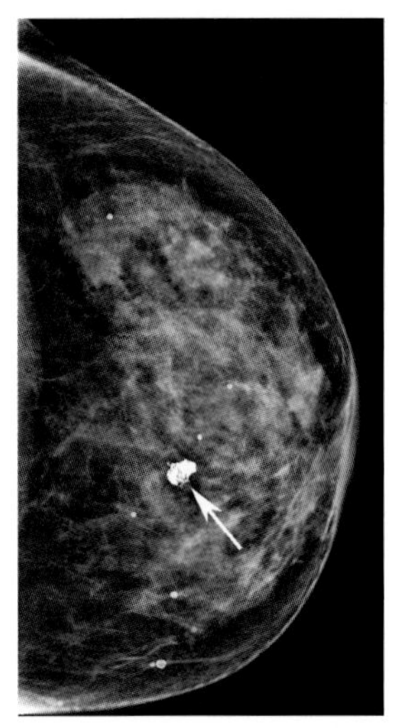

图 2-1-10　粗大或“爆米花”样钙化
典型良性表现。钙化的肿块边缘被周围致密组织遮盖（箭），诊断为：纤维腺瘤。

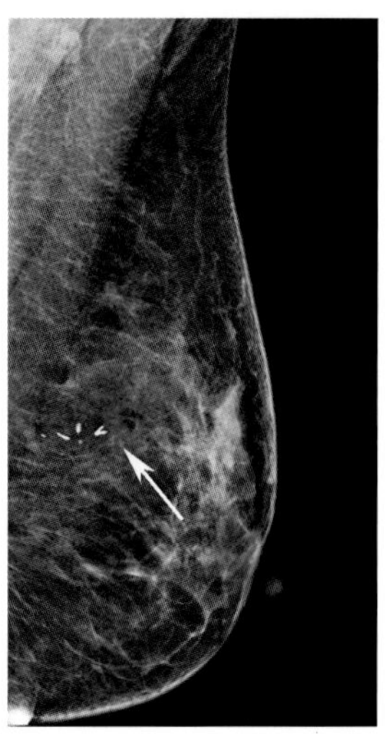

图 2-1-11　大杆状钙化
主要分布于管腔内，部分呈分枝状（箭）。

（5）边缘型钙化（“蛋壳样钙化”“中心透亮样钙化”）：位于透亮卵圆形或圆形肿块边缘的曲线样钙化（图 2-1-12）。此类钙化为孤立的良性钙化，多为脂肪组织受损所致，随着时间逐渐增粗，可发展为营养不良性钙化。尺寸从小于 1mm 到大于 1cm 不等，可为圆形或卵圆形，表面光滑，有中心透亮区。囊肿壁钙化和脂肪坏死为最常见的边缘型钙化。油样囊肿或单纯囊肿壁内广泛钙化范围广泛（有时更厚）。

（6）营养不良性钙化：常见于接受过放射治疗、创伤或手术的乳房（图 2-1-13）。术区的不规则钙化，典型者中心透亮。钙化粗糙，直径常＞1mm。

（7）圆形钙化：发生在乳腺小叶或腺泡内的钙化，如果为多发，则大小和亮度常不同（图 2-1-14）。通常呈光滑的球形或卵圆形，直径≥0.5mm。“点状”钙化为圆形钙化的一个亚型，直径＜0.5mm。孤立聚集的点状钙化一般为良性。但是如果没有既往的乳腺 X 射线

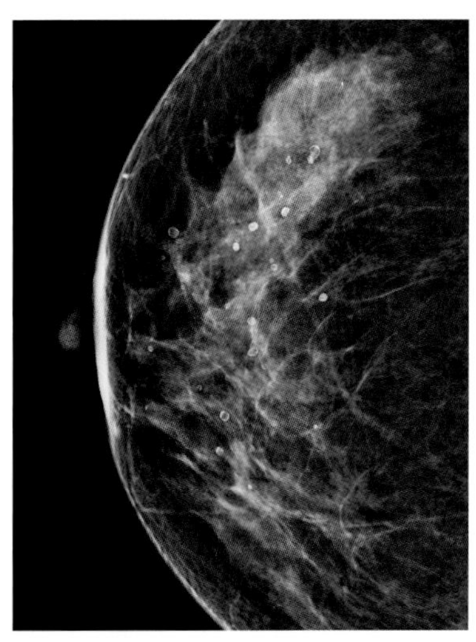

图 2-1-12　边缘型钙化
此图表现出不同厚度的边缘钙化。

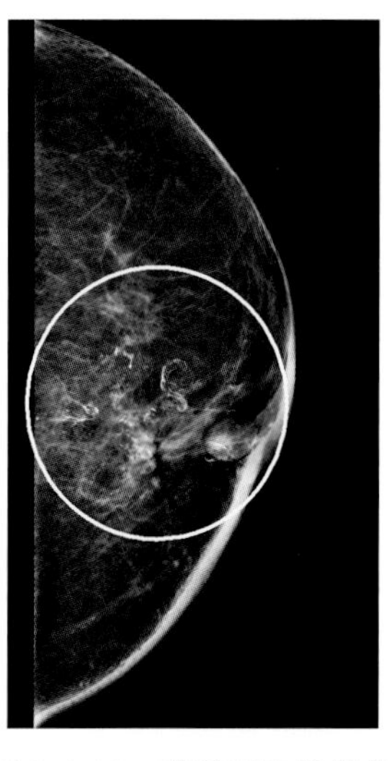

图 2-1-13　营养不良性钙化
分布在原手术区域（圆圈）。

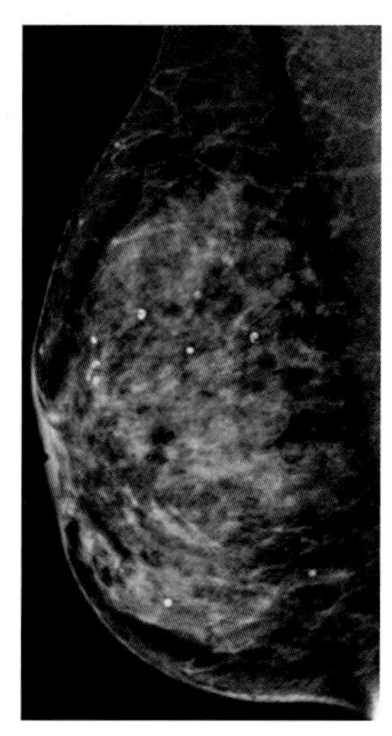

图 2-1-14　圆形钙化
散在分布的圆形钙化。

摄影作对比，应予以密切随访。如果有新发的、逐渐增大的、线样或段样分布的、邻近肿瘤的点状钙化，应予以活检。

（8）钙乳钙化：在微囊肿或大囊肿内的细小粉末状钙质沉积的表现，常呈团簇状分布（图 2-1-15）。典型聚集分布的钙乳钙化直径为 10～20mm，位于大囊肿内时，钙化大小取决于囊肿的大小。此钙化最重要的特点为 CC 位和 MLO 位上钙化形态会发生改变，MLO 位上更加明显。其 CC 位上常表现为模糊的、圆形或无定形钙化，在 MLO 位和侧位（LM/ML）位片上多呈半月形、新月形、弧形（凹面向上）或沿囊肿壁分布的线性钙化。需要注意的是，有时会在其他可疑恶性钙化的附近发现钙乳钙化。

（9）缝线钙化：此类钙化为缝合线上钙质沉积，典型表现为线样或管状，常可见线结（图 2-1-16）。

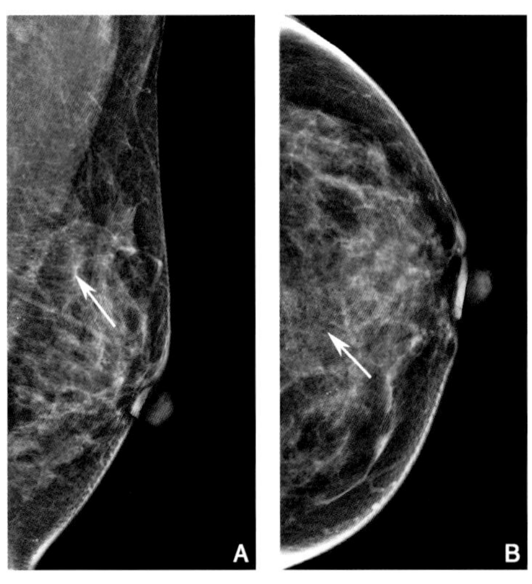

图 2-1-15 钙乳钙化
A. MLO 位，呈半月形、新月形、弧形（凹面向上）的线性钙化（箭）；B. CC 位上表现为模糊的圆形钙化（箭）。

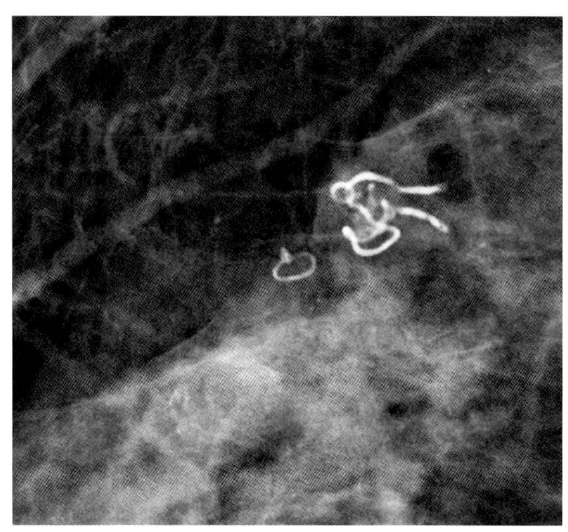

图 2-1-16 缝线钙化

2. **可疑形态**

（1）无定形钙化：模糊的粉末状钙化，此类钙化很小以至于无法进一步确定其特征性形态。常表现为细小、浑浊、边缘模糊的钙化，直径<1.0mm（图 2-1-17）。当表现为团簇状、线样或段样分布的无定形钙化时，需要进一步做活检。

（2）粗糙不均质钙化：形状不规则、明显的钙化，大小一般在 0.5～1mm，有聚集趋势，但是比营养不良性钙化要小（图 2-1-18）。这种类型可能与恶性病变有关，但更常见于乳腺纤维腺瘤、纤维化或创伤后发展为营养不良性钙化的部位。

（3）细小多形性钙化：大小、形态不一的不规则钙化，直径常<0.5mm（图 2-1-19）。其比粗糙不均质钙化小、边缘模糊，钙化相互之间较分散、无聚集融合的趋势；与细线样或细分枝状钙化的区别在于缺少细线样形态。

（4）细线样或细分枝状钙化：线样但不连续的不规则细钙化，直径<0.5mm（图 2-1-20）。偶可见树枝状结构，它们的出现提示管腔内肿瘤浸润、填充。

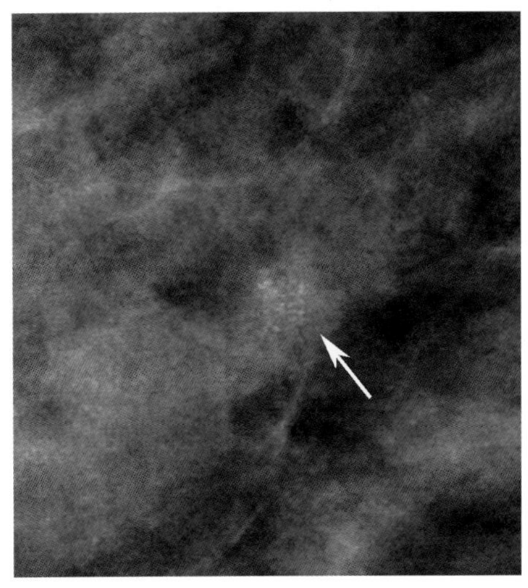

图 2-1-17　无定形钙化
团簇状无定形钙化（箭）。

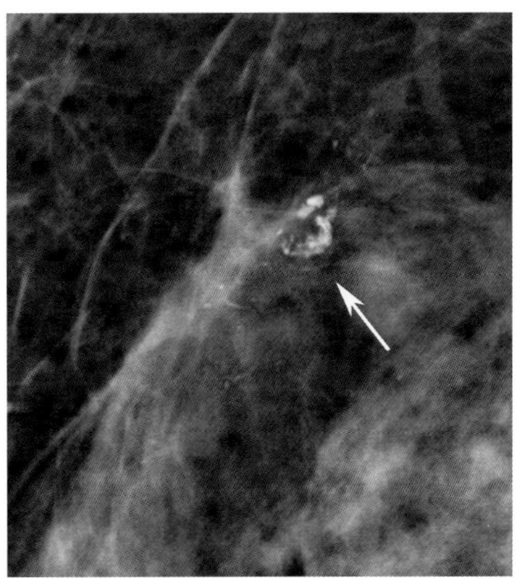

图 2-1-18　粗糙不均质钙化
团簇状粗糙不均质钙化（箭）。

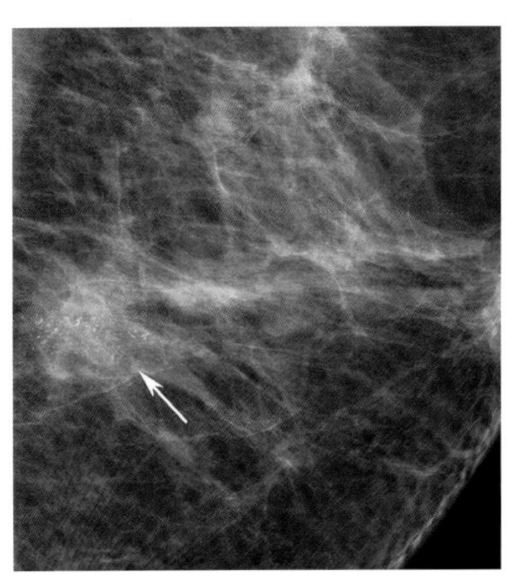

图 2-1-19　细小多形性钙化
团簇状细小多形性钙化，周围腺体密度增高（箭）。

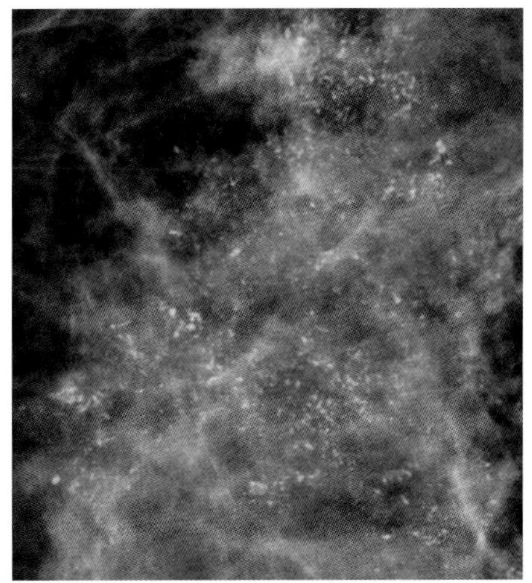

图 2-1-20　细分枝状钙化
区域性分布细线样钙化，有些表现为细分枝状钙化。

3. **分布**

（1）弥漫性：常随机分布在整个乳腺内（图 2-1-21）。弥漫性分布的点状钙化和无定形钙化一般都是良性的，特别是当双侧乳腺同时出现时。

（2）区域性：大量分布于较大体积的腺体组织内（最大直径>2cm）、并不局限于一个导管系统的分布（图 2-1-22）。常占据近乎一个象限甚至超出一个象限，恶性的可能性略小。但是，在诊断时一定要将钙化的形态和分布结合起来考虑。

（3）团簇状：指相对少的钙化占据一小体积的乳腺组织（图 2-1-23）。这种描述的使用下限是 5 个钙化灶聚集在 1cm 范围内。上限是更多的钙化聚集在<2cm 的范围内。

（4）线样：指钙化呈线性分布（图 2-1-24）。因为这种分布提示钙化沉积于导管内，所以应考虑恶性的可能。血管钙化和大杆状钙化在分布上也常呈线性，但这些典型的良性钙化可以从形态学上辨认。

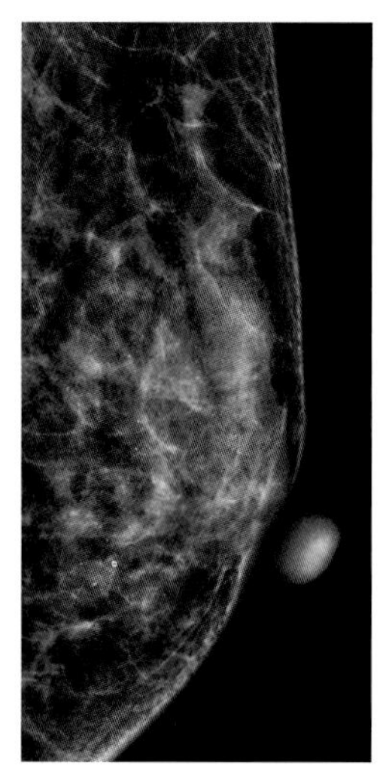

图 2-1-21　弥漫性分布
弥漫性分布点状、颗粒状、模糊钙化。

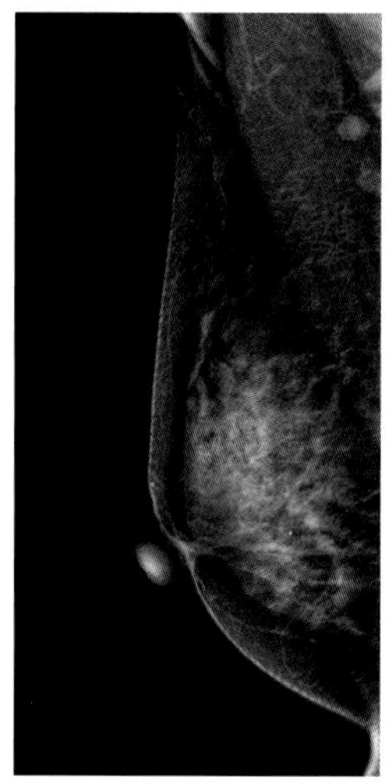

图 2-1-22　区域性分布
区域性分布的点状、颗粒状钙化。

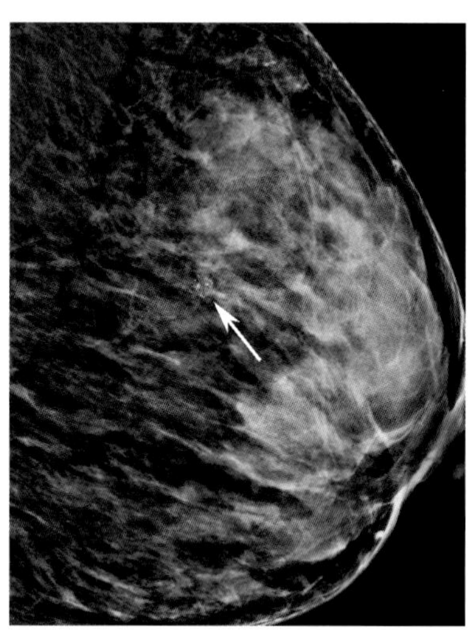

图 2-1-23　团簇状分布
团簇状分布的点状、细小多形性钙化（箭）。

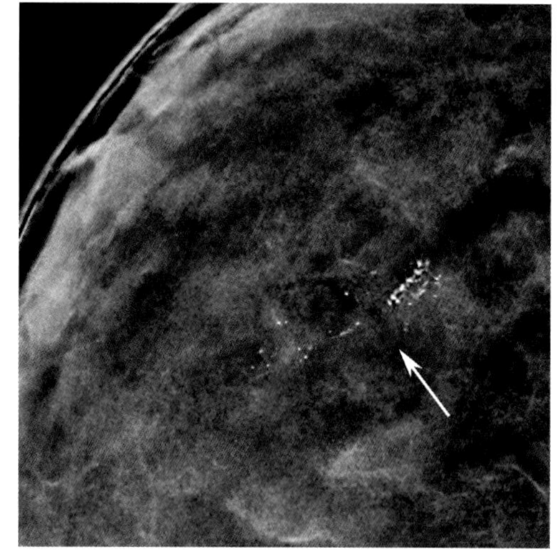

图 2-1-24　线样分布
线样分布的粗糙不均质钙化（箭）。

（5）段样：段样分布的钙化更值得关注，因为它们提示钙质沉积在一个或多个导管及其分支内，应考虑乳腺的一叶或一段内广泛存在的或多灶性的乳腺癌可能（图 2-1-25）。此种分布钙化也可存在于良性病变中（如大杆状钙化），但其光滑、呈大杆状、体积较大，据此，可同更细小、更多形性、不均质等恶性表现相区分。段样分布会提高对点状钙化和无定形钙化的恶性可能性的判断。

三、结构扭曲

乳腺实质变形失常，无明确的中心肿块。结构扭曲表现为从某一点发出细线影或毛刺影，或是乳腺实质边缘的局灶收缩、扭曲变形或曲度消失（图 2-1-26）。可作为肿块、不对称或钙化的伴随征象。如果患者没有明确的创伤史或手术史，结构扭曲应考虑可疑恶性或放射性瘢痕，建议进一步活检。

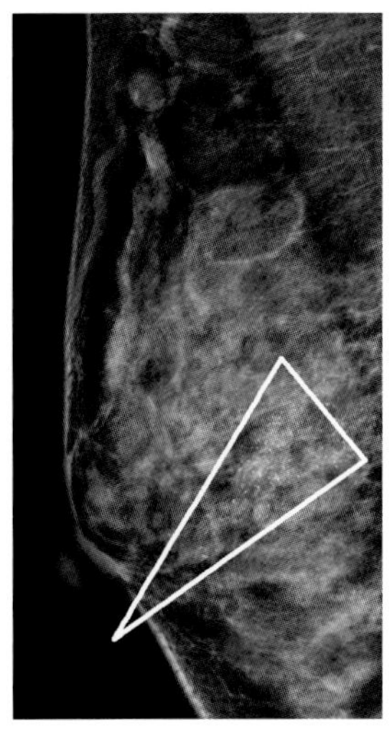

图 2-1-25 段样分布

段样分布的粗糙不均质、无定形钙化（三角形）。

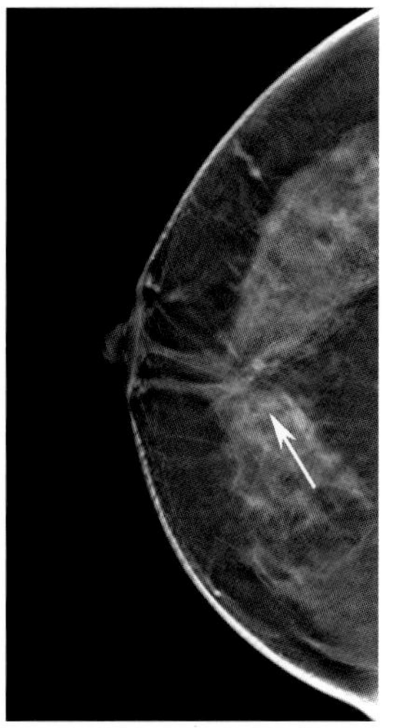

图 2-1-26 结构扭曲

表现为以一点为中心的放射状细线影，中心呈等、稍高密度（箭）。

四、不对称

表现为单侧的纤维组织密度增高，不能确定是否具有三维占位特征，而不足以诊断为高密度肿块的影像表现；具有凹面向外的边缘，其内散在有脂肪密度影。不对称分为四类：局灶性不对称、进展性不对称、整体不对称、结构性不对称。局灶性不对称指单侧乳腺的局限性纤维腺体致密影（<1 个象限），见于不同投照体位，且形态相似，但缺少像肿块一样外凸的边缘（图 2-1-27）。在诊断性乳腺 X 射线摄影中，部分局灶性不对称被诊断为正常乳腺组织的重叠，部分被确认为肿块。进展性不对称是指基于之前的影像学检查，有新发、变大的或更明显的局灶不对称。整体不对称指单侧乳腺的大片纤维腺体致密影（至少 1 个象限），其中不含肿块、结构扭曲和可疑钙化。结构不对称用来描述仅在 1 个乳腺 X 线摄影投照方位，如头尾位（CC）或内外侧斜位（MLO）可见的离散但不对称的 1 个乳腺纤维腺体组织区域。超过 80% 的结构性不对称为乳腺正常组织的重叠伪影，加做其他投照体位可排除是否为重叠伪影。

与以往 X 线片比较，发现新出现的局限性致密区或两侧乳腺对比有不对称局限致密区，特别是当致密区呈进行性密度增高或扩大时，应怀疑恶性可能，需要进行活检。

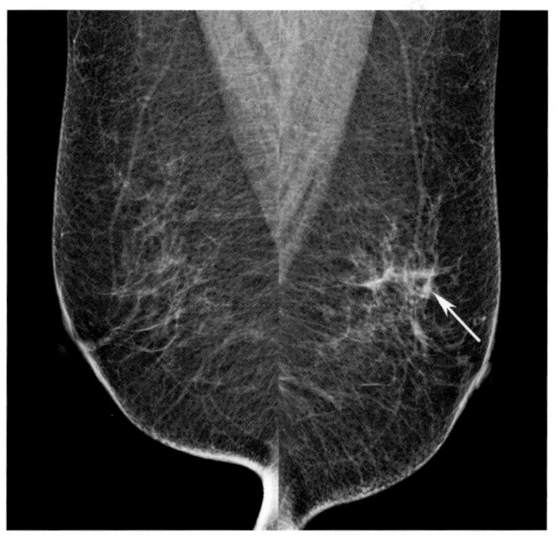

图 2-1-27 局灶性不对称

双侧乳腺 MLO 位示左乳上份的局灶性不对称密度增高影，范围小于 1 个象限（箭）。

五、乳内淋巴结

呈边缘光整的肾形或分叶状肿块，且淋巴结门处可见脂质成分。直径通常<1cm，

当淋巴结明显脂肪化时即使直径>1cm 也可认为是正常淋巴结。乳房内淋巴结可见于乳腺内的任何位置，但多见于乳房的外上象限近腋窝处。常见于静脉附近，因为淋巴引流和乳腺静脉引流相伴行。

六、孤立性导管扩张

乳晕后不透亮的管状或分枝状结构，通常为双侧，直径>2mm（图 2-1-28）。即使不伴其他可疑的临床或乳腺 X 线摄影征象，也有报道认为孤立导管扩张与非钙化的导管原位癌相关。

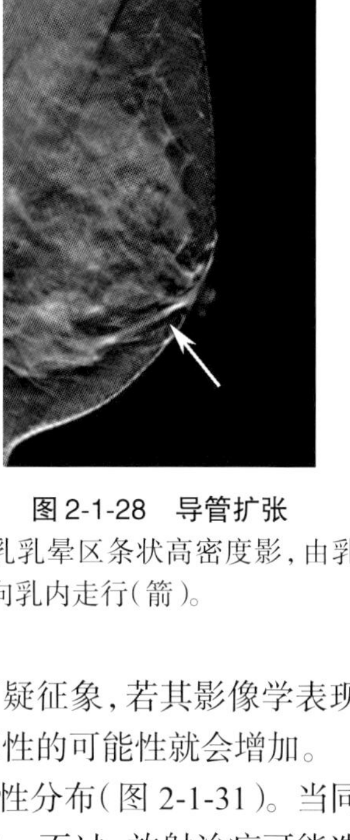

图 2-1-28　导管扩张
左乳乳晕区条状高密度影，由乳头向乳内走行（箭）。

七、相关征象

一般与肿块、不对称和钙化一起使用，当没有其他征象时，也可单独使用。

1. **皮肤回缩**　皮肤被异常牵拉（图 2-1-29）。

2. **乳头回缩**　乳头被牵拉下陷（图 2-1-30）。该征象不能同乳头内陷混淆。乳头内陷常表现为双侧，不伴有任何可疑征象，若其影像学表现长期稳定，一般认为是良性表现。如果乳头回缩为新发，那么其恶性的可能性就会增加。

3. **皮肤增厚**　皮肤厚度>2mm，该征象可为局限性或弥漫性分布（图 2-1-31）。当同之前的乳腺 X 射线摄影对比有明显变化时，此种征象有临床意义。不过，放射治疗可能造成单侧的皮肤增厚。

4. **乳腺小梁增厚**　此征象为乳腺纤维分隔增厚所致（图 2-1-32）。

5. **腋窝淋巴结肿大**　肿大的腋窝淋巴结需要结合临床进一步评估，尤其那些新发的或与之前相比变大、变圆的淋巴结更需要重视（图 2-1-33）。

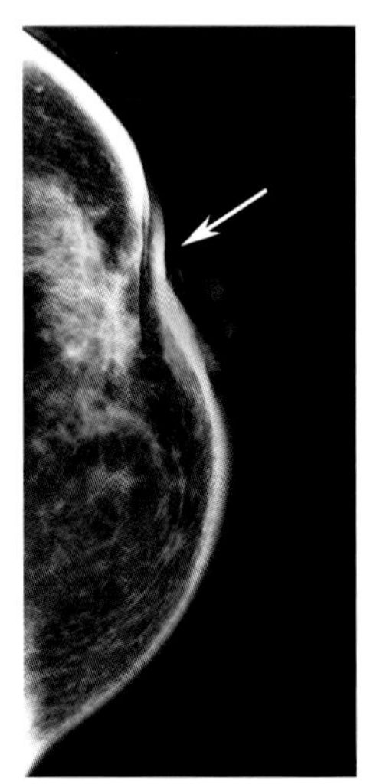

图 2-1-29　皮肤回缩
左乳外份浸润性导管癌，牵拉邻近皮肤凹陷（箭）。

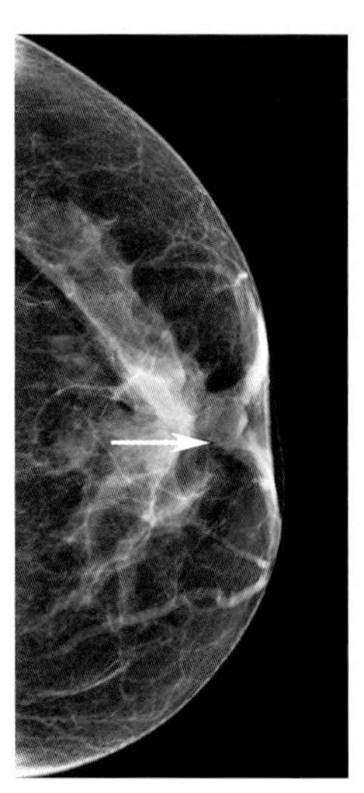

图 2-1-30　乳头回缩
左乳中央区浸润性导管癌牵拉左乳头凹陷（箭）。

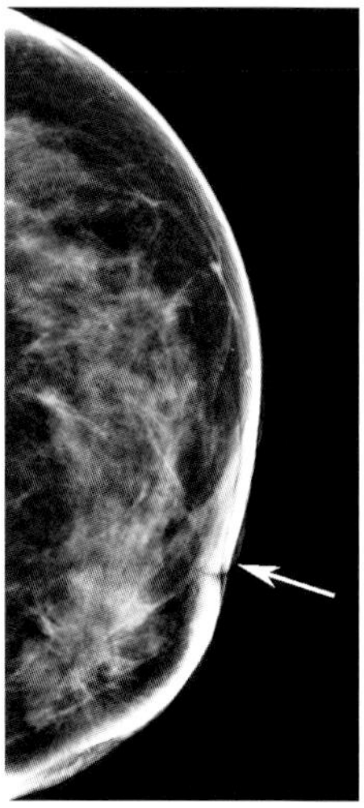

图 2-1-31　皮肤增厚
左乳皮肤广泛增厚（箭）。

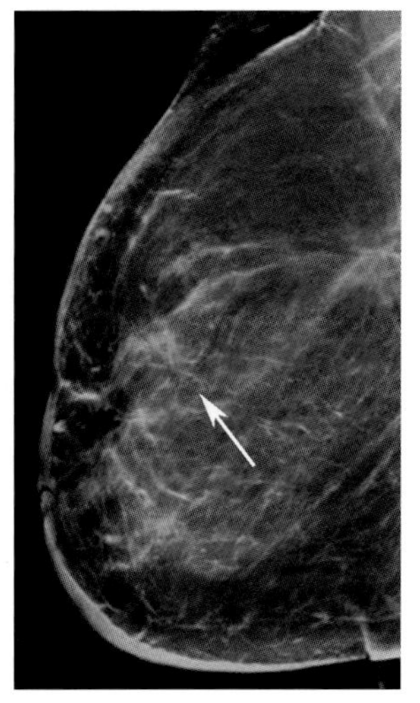

图 2-1-32　乳腺小梁增厚
右乳上份浸润性导管癌，邻近乳腺小梁增粗、紊乱（箭）。

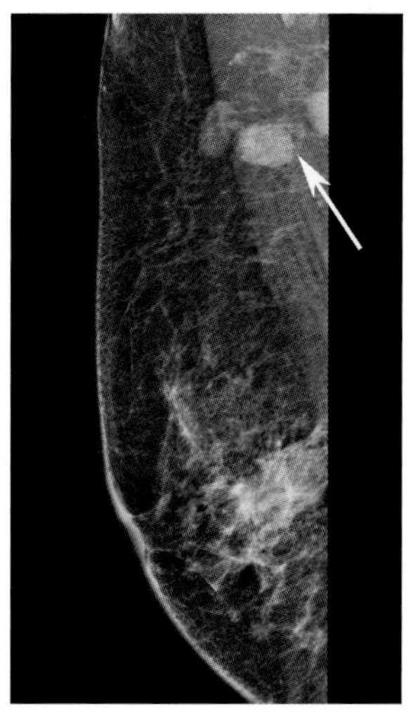

图 2-1-33　腋窝淋巴结肿大
右腋窝多发淋巴结肿大，密度增高且不均匀（箭）。

第二节　乳腺基本病变的 MRI 表现

一、纤维腺体组织量

一般在脂肪抑制或非脂肪抑制的 T_1WI 序列上评估纤维腺体组织量。

a. 几乎全部为脂肪

b. 散在分布的纤维腺体组织

c. 不均匀分布的纤维腺体组织

d. 致密纤维腺体组织

二、背景实质强化

纤维腺体组织在增强早期（注射对比剂后 90～180 秒）的正常强化，常从外周向中央强化。在大约 90 秒时出现的第一期增强后图像上进行评估。

1. 背景实质强化（background parenchymal enhancement，BPE）程度

（1）极少：＜25% 腺体组织强化（图 2-2-1）。

（2）轻度：25%～50% 腺体组织强化（图 2-2-2）。

（3）中度：51%～75% 腺体组织强化（图 2-2-3）。

（4）重度：＞75% 腺体组织强化（图 2-2-4）。

2. 对称或不对称　双侧扫描时需报告。

（1）对称：指双侧乳房均出现强化（图 2-2-5）。乳腺血供的分布可能导致双侧乳房镜面样的对称强化。例如，外上象限和下方乳腺的优势增强是比较常见的（以前称为“片状增强”）。

（2）不对称：指一侧乳房强化强于对侧（图 2-2-6），这种现象可见于放射治疗后乳房，

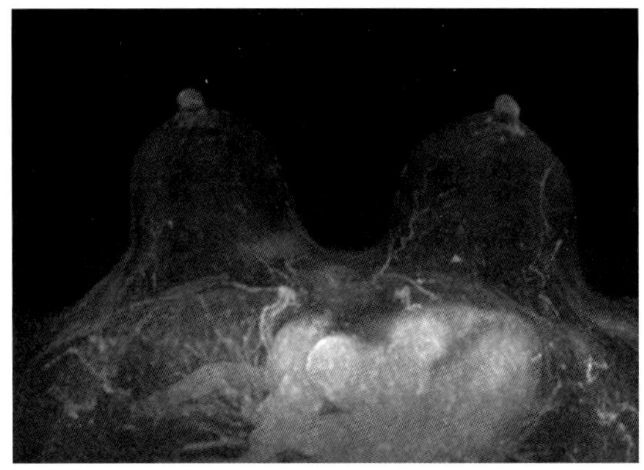

图 2-2-1　背景实质强化程度：极少

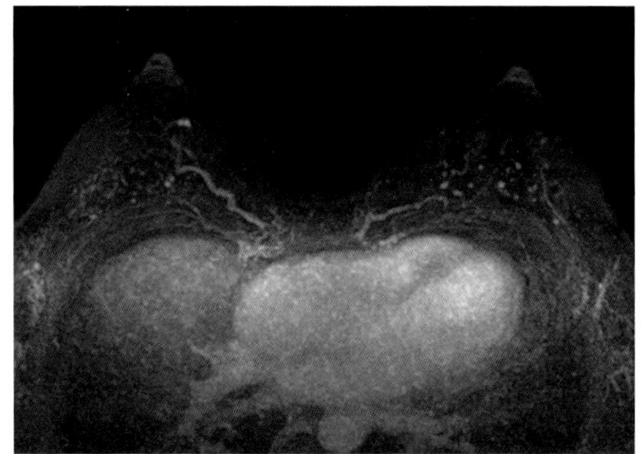

图 2-2-2　背景实质强化程度：轻度

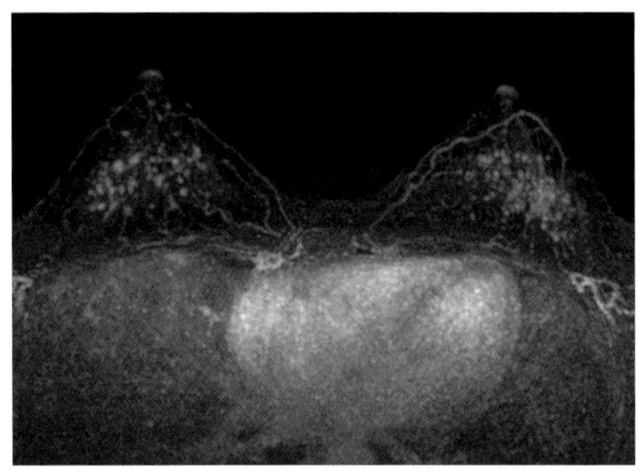

图 2-2-3　背景实质强化程度：中度

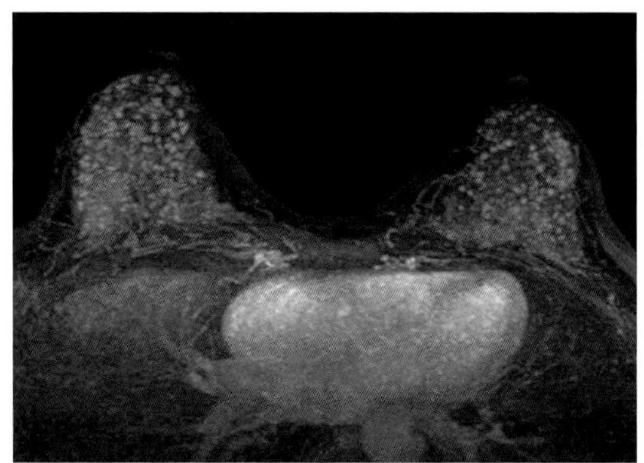

图 2-2-4　背景实质强化程度：重度

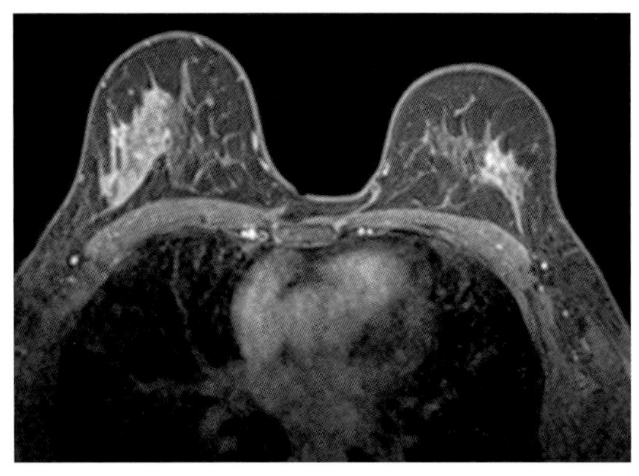

图 2-2-5　背景实质对称强化
中度 BPE。

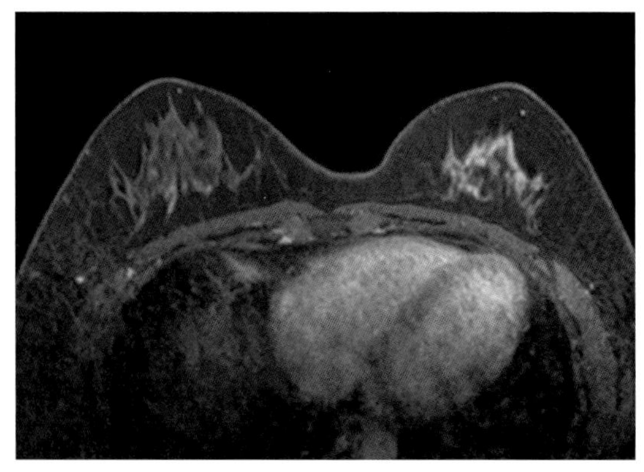

图 2-2-6　背景实质不对称强化
左乳中度 BPE；右乳轻度 BPE。

放射治疗侧乳房背景实质强化弱于未放射治疗乳房。必须谨慎评估强化的不对称性，因为这可能反映某些病理过程。如果双侧乳腺 BPE 明显不等，取强化最大者用于分类。治疗后改变的单侧或双侧乳腺 BPE 可分别描述。

三、点状病变

点状非特异性强化，该病变没有占位效应，也不是肿块，且强化之前的平扫没有对应异常。一般来说，其大小均在几毫米，但不建议采用严格的大小标准，因为直径<5mm 的乳腺癌在磁共振上是可以看到的（图 2-2-7）。多点病变代表一种背景实质强化的模式：广泛散在分布的微小强化点被正常的非强化乳腺组织间隔开。如果点状病变表现为不规则形状、不清晰的边缘或者具有内部增强特征，应将其归为肿块。

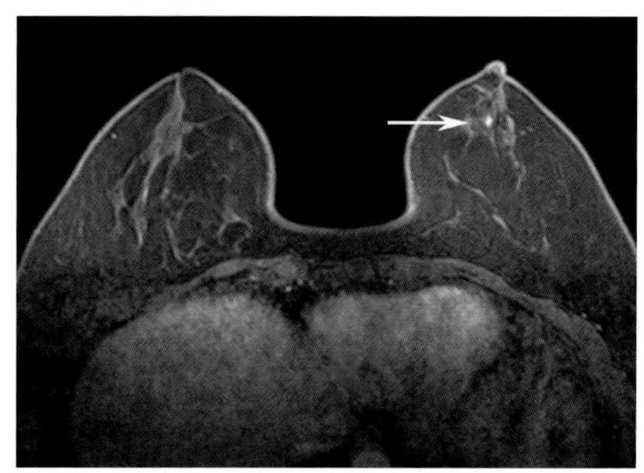

图 2-2-7 点状病变

增强后在乳中央区点状强化病变（箭）。

1. 具有下述特征的点状病变倾向于良性：

（1）T_2WI 序列高信号。

（2）脂质核心。

（3）TIC 曲线为流入型。

（4）与既往检查对比是稳定的。

2. 具有下述特征的点状病变倾向于恶性：

（1）T_2WI 序列非高信号。

（2）无脂质核心。

（3）TIC 曲线为流出型。

（4）与既往检查对比变大或新发。

四、肿块

肿块是三维立体的，有占位效应。其边缘外凸，形状通常可分为卵圆形、圆形和不规则形。

1. 形状

（1）卵圆形：指肿块表现为椭圆形或卵圆形（图 2-2-8）。

（2）圆形：指肿块具有球状外形（图 2-2-9）。

（3）不规则形：指病变既非圆形又非卵圆形（图 2-2-10）。MRI 呈不规则形通常提示可疑病变。

2. 边缘

（1）清晰：指边界明确，病变与周围组织有明显区别（图 2-2-11）。MRI 描述为边缘清晰的肿块，其全部的边界都必须是清楚的。只要病变边缘某一部分是不清晰的就应该将其归为不清晰（更加可疑）。

（2）不清晰

1）不规则：边缘呈锯齿状或凹凸不平，但非毛刺状（图 2-2-12）。该描述词提示可疑病变。

2）毛刺状：指边缘有以肿块为中心的放射状细线，常提示恶性（图 2-2-13）。

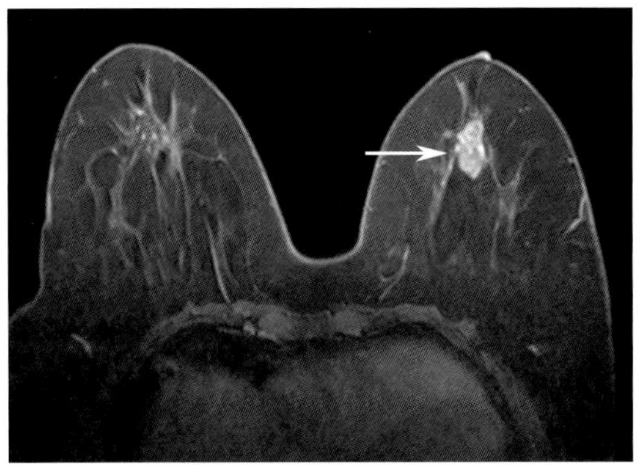

图 2-2-8　卵圆形肿块

不均质强化的肿块(箭)。脂肪抑制 T_1WI 增强后第一期图像。病理:纤维腺瘤。

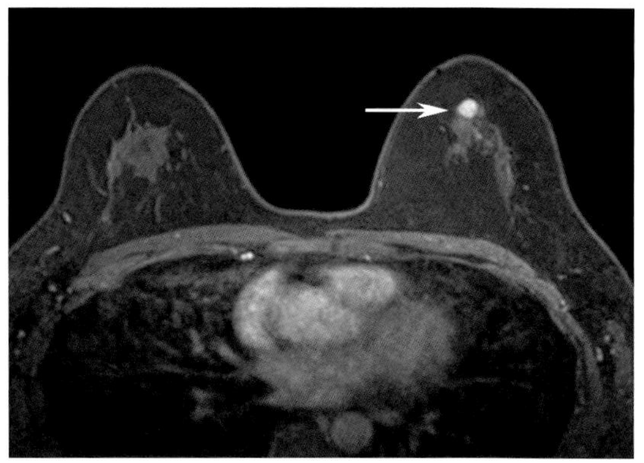

图 2-2-9　圆形肿块

边缘清晰的肿块,均质强化(箭)。脂肪抑制 T_1WI 增强后第一期图像。病理:纤维腺瘤。

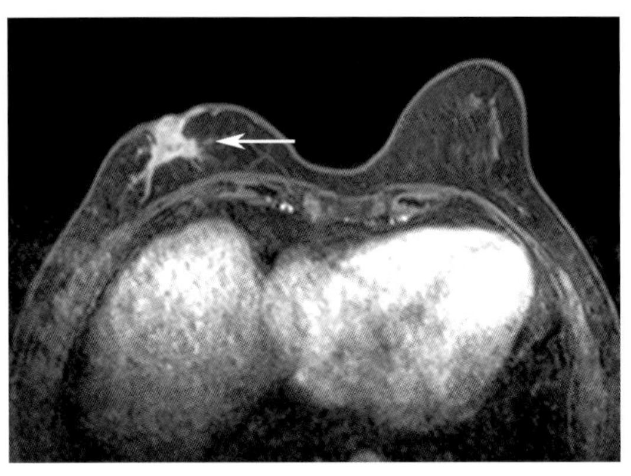

图 2-2-10　不规则形肿块

边缘不清晰的肿块,内部不均质强化(箭)。脂肪抑制 T_1WI 增强后第一期图像。病理:浸润性导管癌。

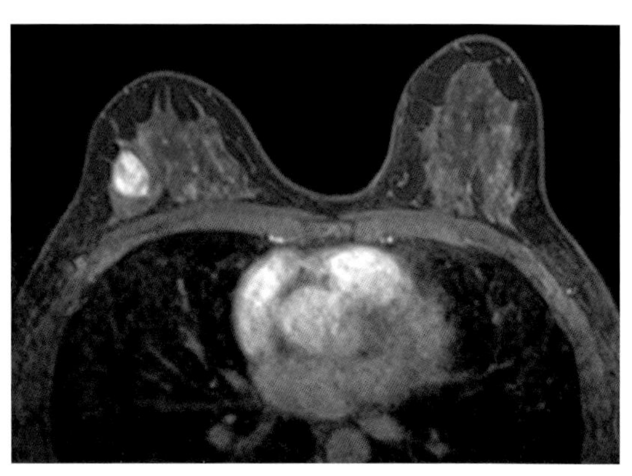

图 2-2-11　边缘清晰肿块

圆形,边缘清晰的肿块。脂肪抑制 T_1WI 增强后第一期图像。病理:纤维腺瘤。

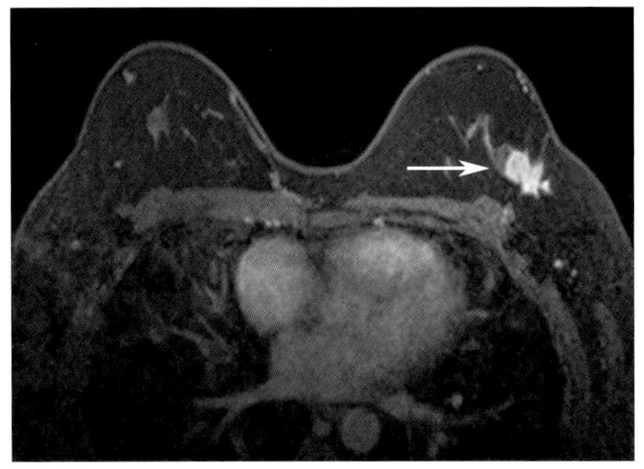

图 2-2-12　边缘不规则肿块

不规则形,边缘不规则肿块,内部不均质强化(箭)。脂肪抑制增强后第一期图像。病理:浸润性导管癌。

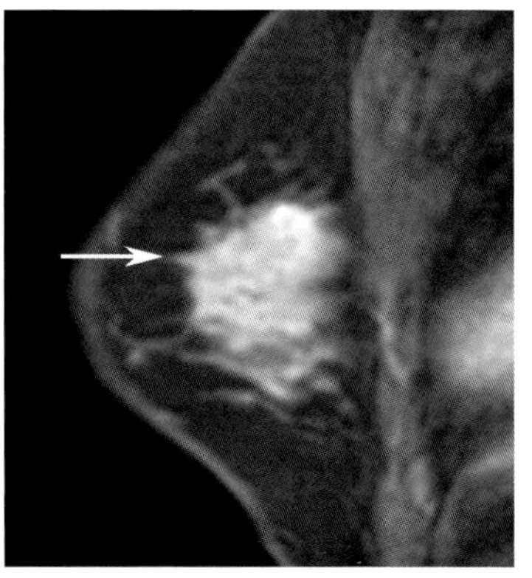

图 2-2-13　边缘毛刺状肿块

不规则形,边缘毛刺状肿块,内部不均质强化(箭)。脂肪抑制 T_1WI 增强后第一期图像。病理:高级别导管原位癌。

3. **内部强化特征**

（1）均匀强化：肿块内部强化后信号均匀一致（图 2-2-14）。

（2）不均匀强化：肿块内部强化后信号不均（图 2-2-15）。

（3）边缘强化：肿块边缘部分强化信号更明显（图 2-2-16）。

（4）内部暗分隔：肿块内部低信号、无强化信号的线样结构，厚度<1mm（图 2-2-17）。如果其他形态学和血流动力学特征也支持良性诊断，无强化信号的内部暗分隔应考虑纤维腺瘤。

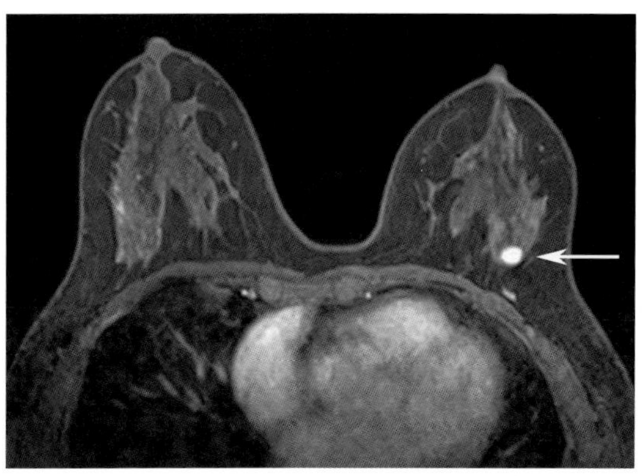

图 2-2-14　均匀强化

圆形，边缘清晰，均匀强化的肿块（箭）。脂肪抑制 T_1WI 增强后第一期图像。病理：纤维腺瘤。

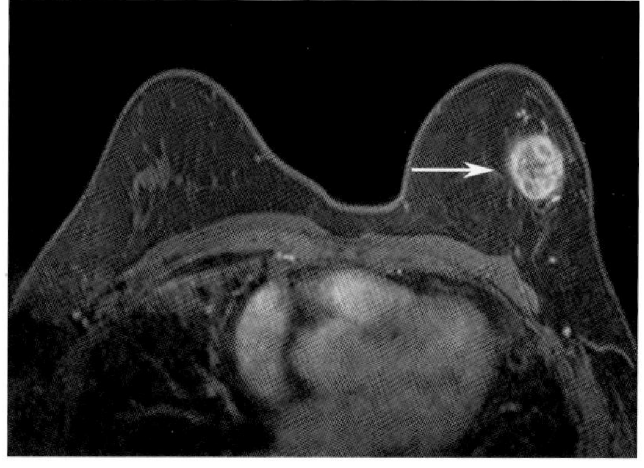

图 2-2-15　不均匀强化

圆形，边缘不规则，不均匀强化的肿块（箭）。脂肪抑制 T_1WI 增强后第一期图像。病理：浸润性导管癌。

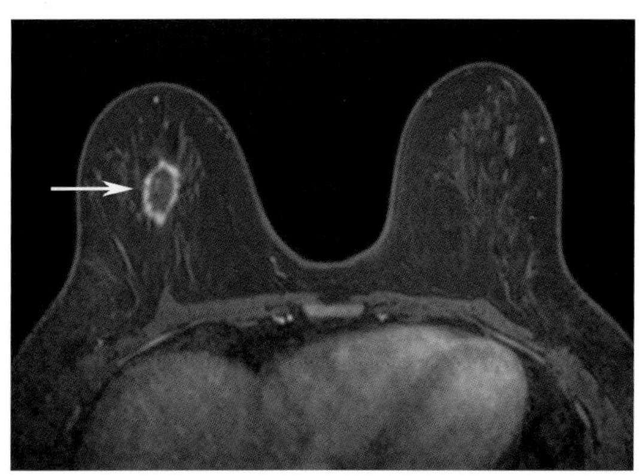

图 2-2-16　边缘强化

卵圆形，边缘清晰、边缘强化的肿块（箭）。脂肪抑制 T_1WI 增强后第一期图像。病理：浸润性癌。

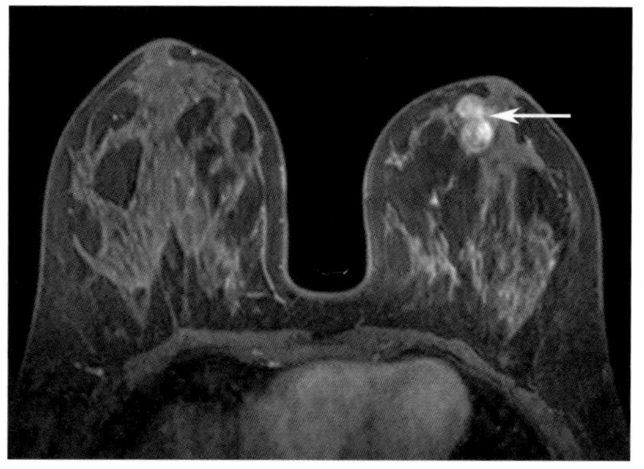

图 2-2-17　内部暗分隔

卵圆形，边缘清晰，不均匀强化的肿块（箭）。脂肪抑制 T_1WI 增强后第一期图像。病理：纤维腺瘤。

五、非肿块强化

用来描述既非点状又非肿块的病变。其强化信号范围或很小或很广泛，其内部强化特征与周围正常组织的背景实质强化明显不同。非肿块强化内部强化成分常与多发点状或片状正常腺体组织或脂肪相间存在。

1. **分布**

（1）局灶：在乳腺有限区域内的非肿块强化，<1/4 象限体积，异常强化病变之间有脂肪或腺体组织（图 2-2-18）。

（2）线样：强化信号呈分支或不分支的线样（不一定是直线）排列，在 3D 或其他方位图像上可表现为片状（图 2-2-19）。这种分布恶性可疑度升高，因为强化信号提示病变位于导管内或导管周围。

（3）段样：尖端指向乳头的三角形或锥形分布（图 2-2-20），提示病变位于导管内或导管周围；提示乳腺区段或腺叶内广泛或多灶性乳腺癌分布的可能。

（4）区域性：大范围非导管走行区域的强化信号，强化部分占据超过 1 个导管系统（图 2-2-21）。

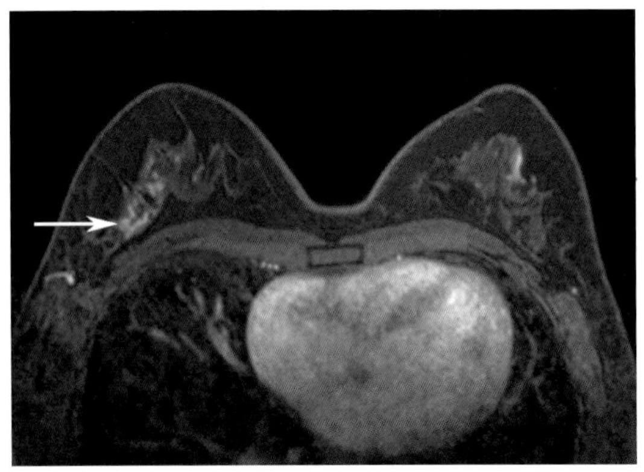

图 2-2-18　局灶分布

局灶分布的非肿块强化（箭）。脂肪抑制 T_1WI 增强后第一期图像。无病理结果。

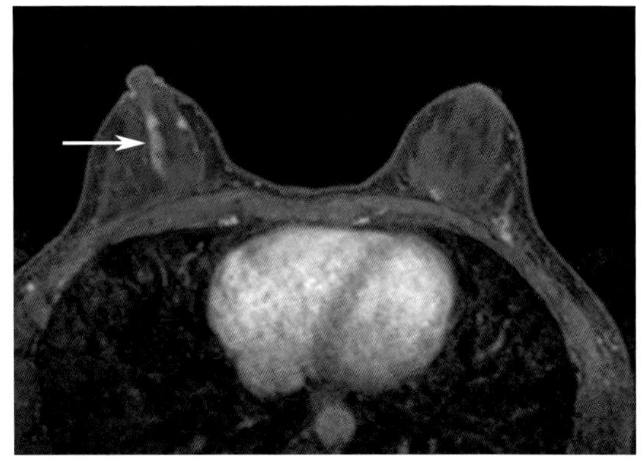

图 2-2-19　线样分布

线样分布的非肿块强化（箭）。脂肪抑制 T_1WI 增强后第一期图像。病理：导管内乳头状瘤。

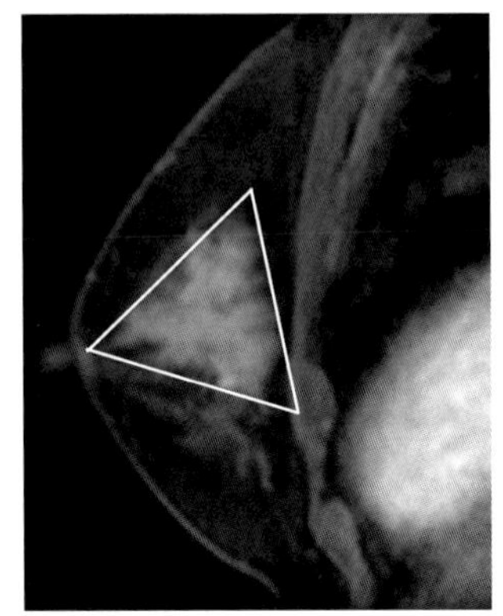

图 2-2-20　段样分布

段样分布的非肿块强化（三角形）。脂肪抑制 T_1WI 增强后第一期图像。病理：导管原位癌。

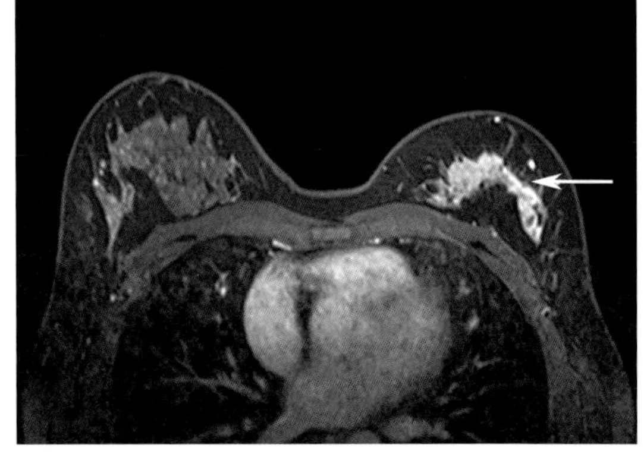

图 2-2-21　区域性分布

区域性分布的非肿块强化（箭）。脂肪抑制 T_1WI 增强后第一期图像。病理：浸润性导管癌。

（5）多区域性：强化部分至少含有两大块强化组织，不符合一个导管分布范围，中间夹杂有正常组织（图 2-2-22）。这种类型强化涉及多个区域，呈地图样。

2. **内部强化类型**

（1）均匀强化：强化信号均匀一致（图 2-2-23）。

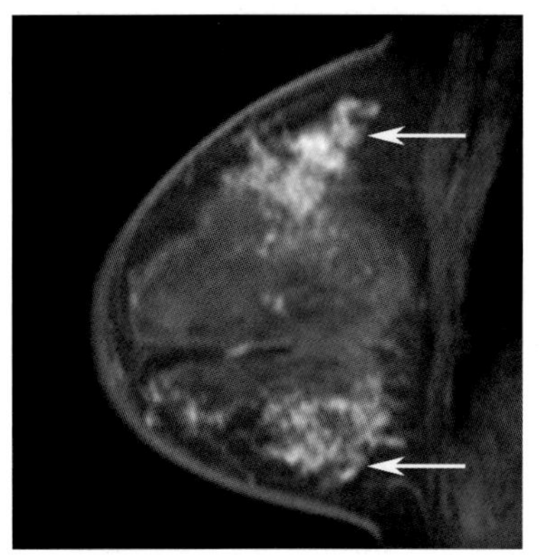

图 2-2-22　多区域性分布

上方及下方多区域性分布的非肿块强化（箭）。脂肪抑制 T_1WI 增强后第一期图像。无病理结果。

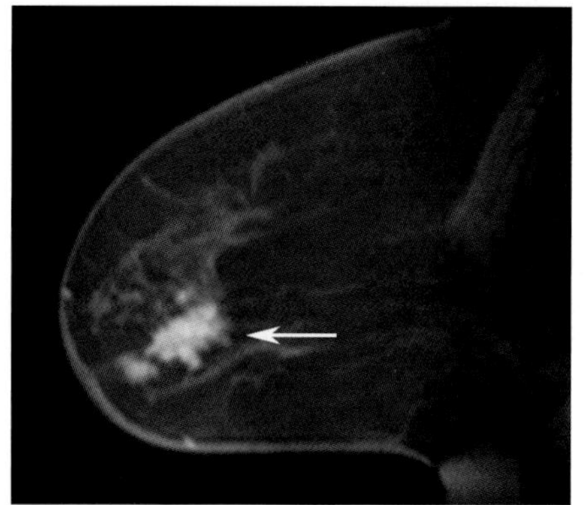

图 2-2-23　均匀强化

均匀、局灶分布的非肿块强化（箭）。脂肪抑制 T_1WI 增强后第一期图像。病理：浸润性导管癌。

（2）不均匀：强化信号程度不一的区域夹杂有正常腺体和脂肪（图 2-2-24）。

（3）集簇状：指大小不一、形态各异的强化区，呈鹅卵石样排布，偶有融合（图 2-2-25）。如果强化信号局限于一个区域，则呈葡萄样，若为线样分布，则呈串珠状。使用该描述词意味着病变可疑，需要组织活检。

（4）成簇环状：指聚集在导管周围的细环形强化信号（图 2-2-26）。这种导管周围的间

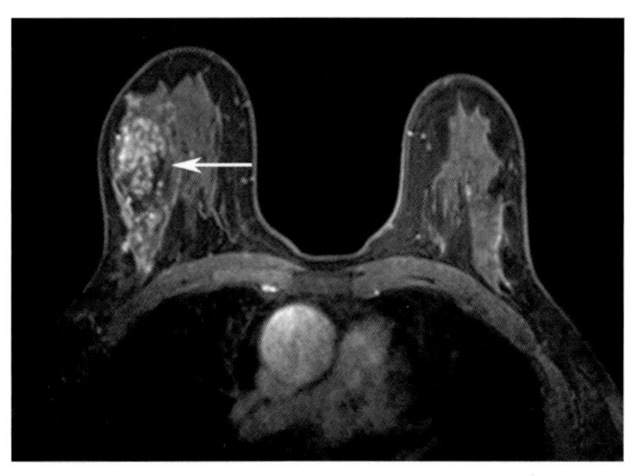

图 2-2-24　不均匀强化

不均匀非肿块强化（箭）。脂肪抑制 T_1WI 增强后第一期图像。病理：乳腺病。

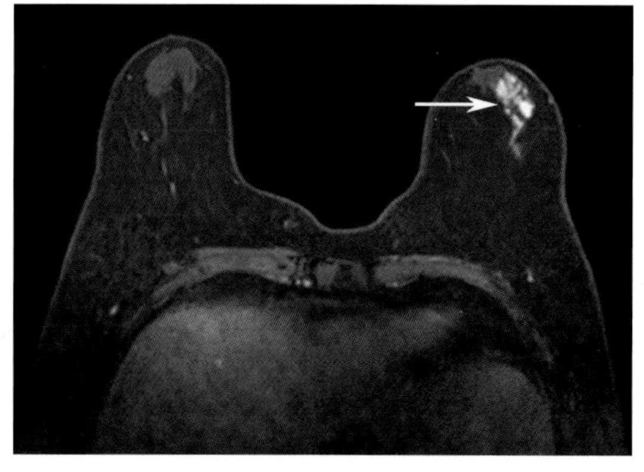

图 2-2-25　集簇状强化

集簇状、局灶分布非肿块强化（箭）。脂肪抑制 T_1WI 增强后第一期图像。病理：浸润性导管癌。

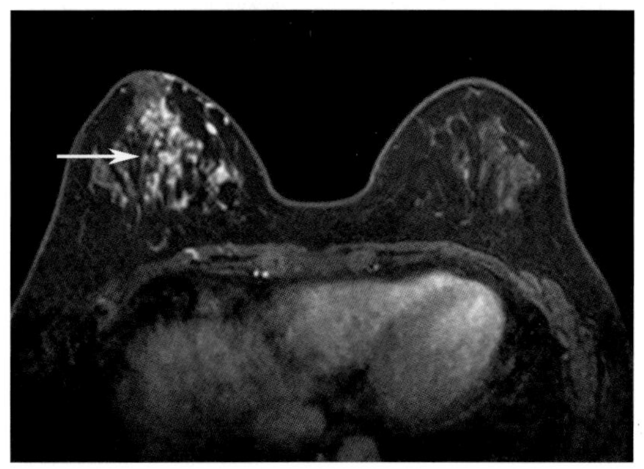

图 2-2-26　成簇环状强化

成簇环状非肿块强化（箭）。脂肪抑制 T_1WI 增强后第一期图像。病理：导管原位癌。

质强化在高分辨率图像上更容易看到，常提示可疑发现。

六、乳房内淋巴结

乳房内淋巴结表现为边缘清楚、均匀强化的肿块，外观呈肾形且有脂质淋巴结门（图 2-2-27）。直径通常为 1cm 或更小。直径大于 1cm 时如果脂肪化明显也认为是正常淋巴结。常见于乳房外侧和上部近腋窝处，当然也可见于乳房任何位置。其位置常邻近静脉，因为淋巴管常常与静脉相伴行。

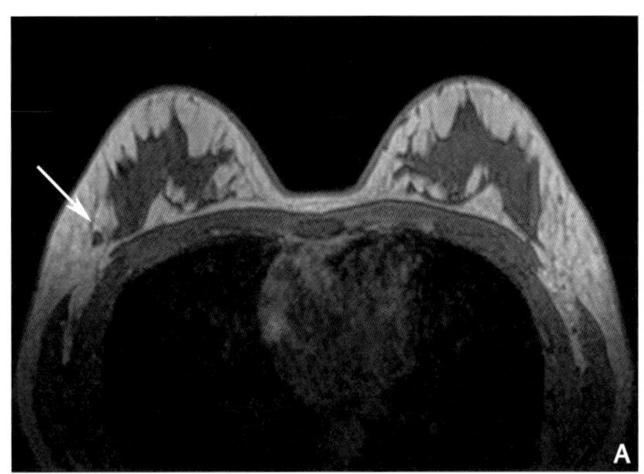
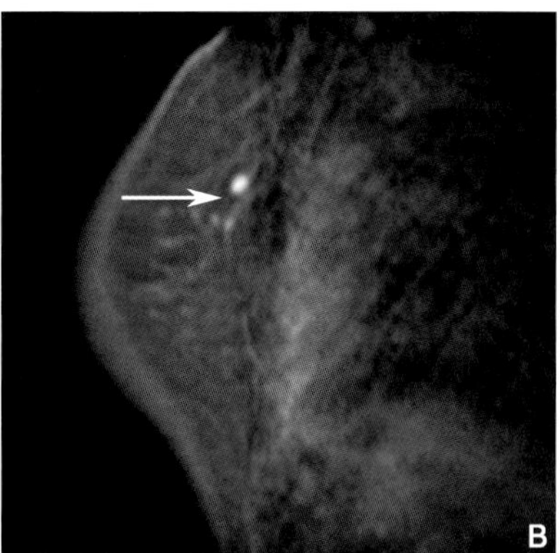

图 2-2-27　乳房内淋巴结

A. 脂肪不抑制 T_1WI 平扫图像示右乳外上象限乳房内淋巴结（箭）；B. 脂肪抑制 T_1WI 增强后第一期图像示乳房内淋巴结均匀强化（箭）。

七、皮肤病变

指乳房皮肤的良性增强性病变。瘢痕疙瘩、皮脂腺囊肿、区域性皮炎可能出现这种增强信号（图 2-2-28）。

八、非强化征象

1. **T_1WI 平扫导管样高信号**　T_1WI 平扫呈导管样高信号是典型良性表现（图 2-2-29）。

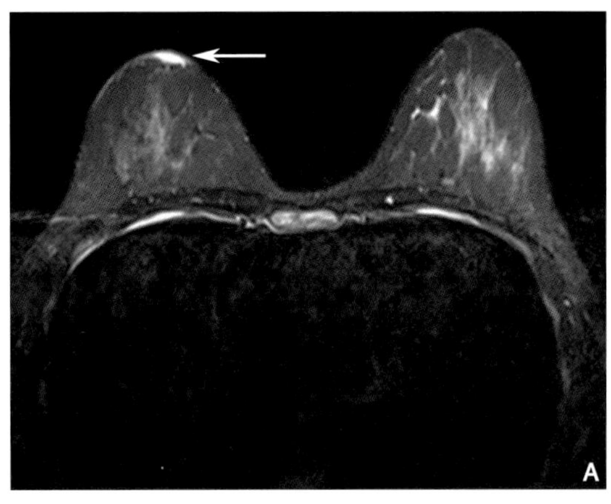
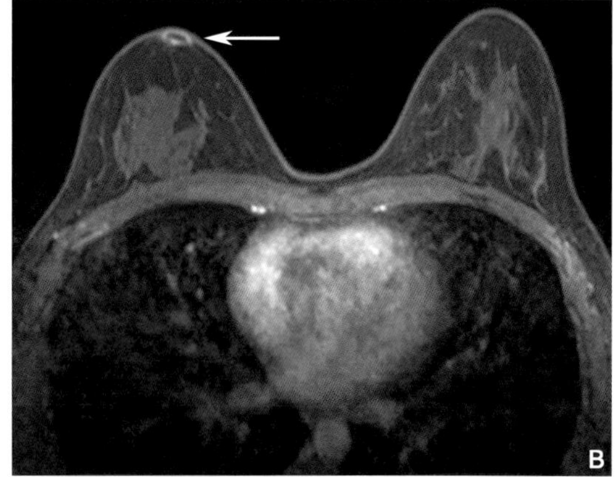

图 2-2-28　皮肤病变

皮脂腺囊肿。A. 脂肪抑制 T_2WI 图像示右乳高信号病灶（箭）；B. 脂肪抑制 T_1WI 增强后第一期图像示病灶环形强化（箭）。

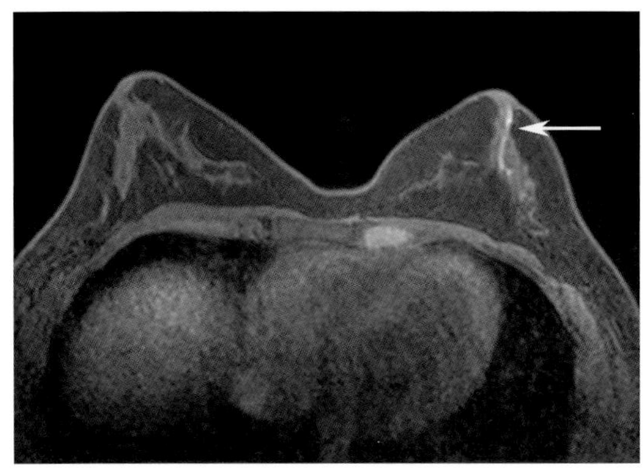

图 2-2-29 T_1WI 平扫导管样高信号
导管扩张（箭）。脂肪抑制 T_1WI 平扫图像。

2. **囊肿** 边缘清楚的圆形或卵圆形的薄壁含液体肿块。多数在 T_2WI 图像上呈高信号（图 2-2-30），也可以有多种信号特点。囊肿是典型良性病变。偶尔囊壁也可以强化，只要囊壁薄且均匀，同样是良性表现。

3. **术后积液（血肿/血清肿）** 术后积液表现为单纯性或复杂性囊肿（图 2-2-31）。因为含有血液成分，积液在 T_1WI 序列中可能含有高信号。内部可能有脂-液分层。腔周常可见强化信号，这是一种典型良性表现。

4. **治疗后皮肤增厚和小梁增厚** 手术和/或放射治疗后可见小梁增厚伴有皮肤增厚（图 2-2-32）。

5. **不强化肿块** 不强化实性肿块多见于平扫图像中，无强化（图 2-2-33）。减影图像可

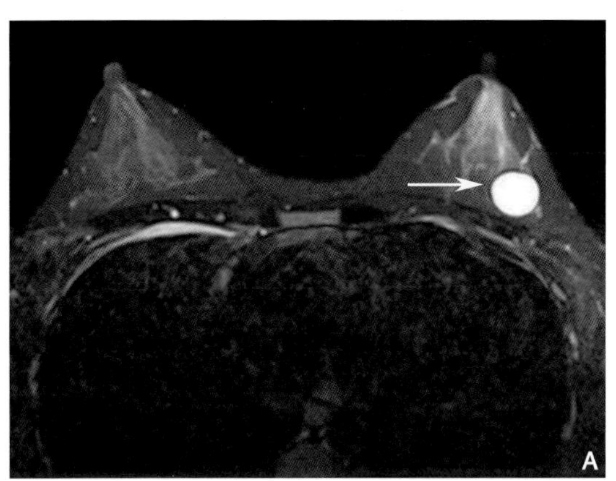

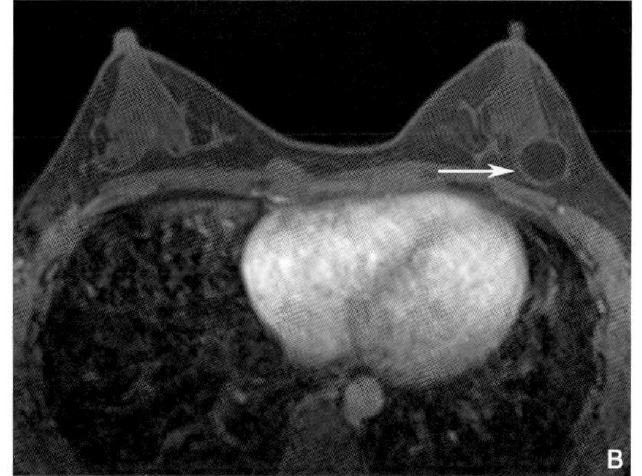

图 2-2-30 囊肿
左乳囊肿。A、B. 脂肪抑制 T_2WI 及脂肪抑制 T_1WI 增强后第一期图像。

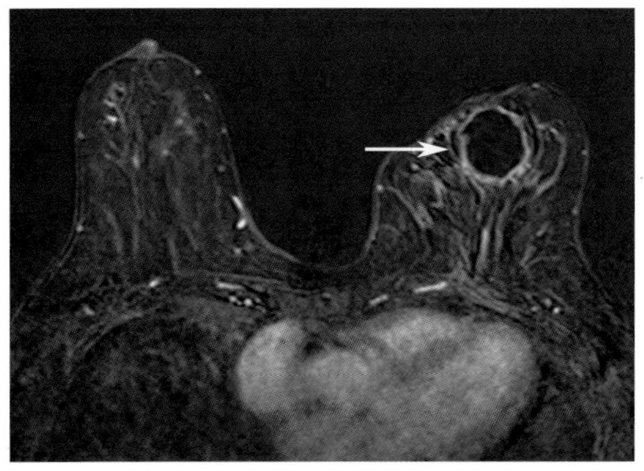

图 2-2-31 术后积液（血肿/血清肿）
保乳术后积液（箭）。脂肪抑制 T_1WI 增强后第一期剪影图像。

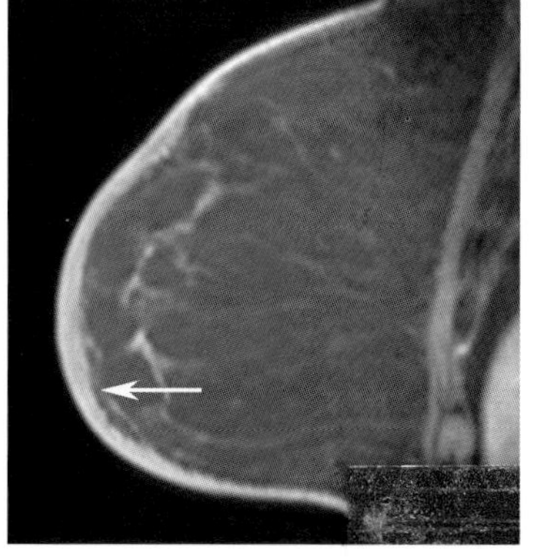

图 2-2-32 治疗后皮肤增厚和小梁增厚
保乳术后皮肤增厚（箭）。脂肪抑制 T_1WI 增强后第一期图像。

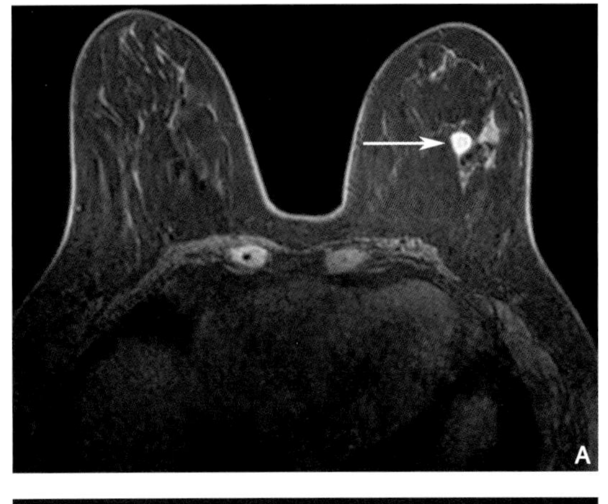

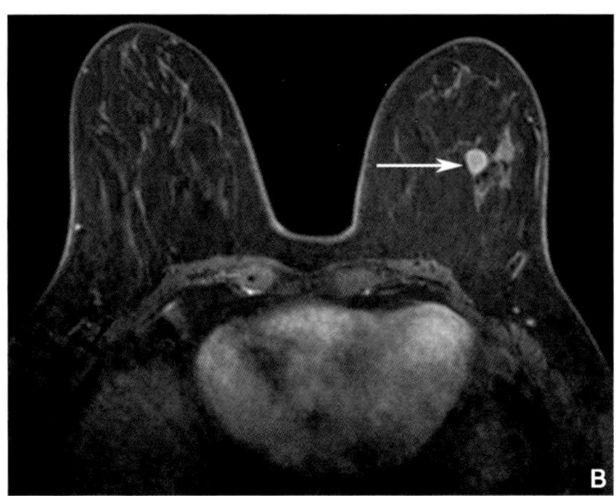

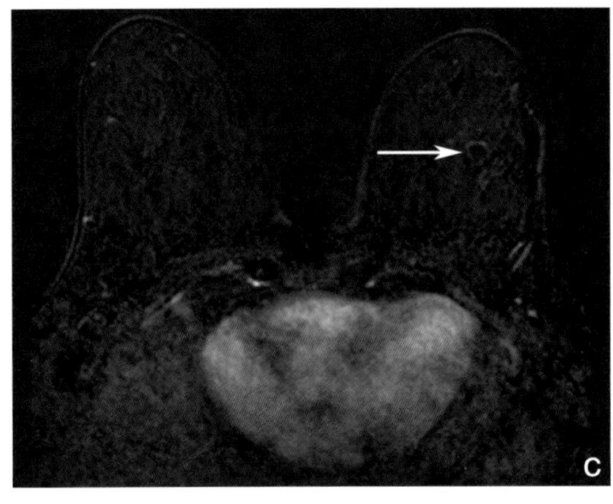

图 2-2-33　不强化肿块

圆形，边缘清晰的不强化肿块，无病理结果。A. 脂肪抑制 T_1WI 平扫图像示病灶呈稍高信号（箭）；B. 脂肪抑制 T_1WI 增强后图像示病灶仍呈稍高信号（箭）；C. 剪影 T_1WI 图像示病灶不强化（箭）。

以明确无强化。其他序列（如 T_2WI）是通过信号特点将其与周围组织区分开来。不强化肿块是与囊肿不同的实性肿块，无液体成分。

6. **信号缺失**　异物、定位夹等导致的信号缺失（图 2-2-34）

九、相关征象

1. **乳头回缩**　指乳头被牵拉内陷（图 2-2-35）。乳头回缩与先天性乳头内陷不同，后者

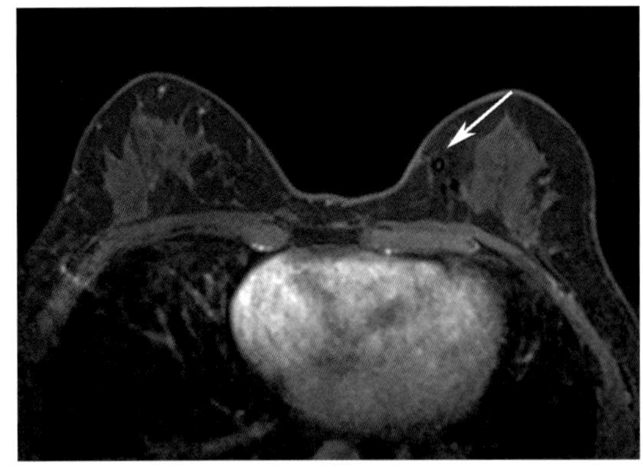

图 2-2-34　信号缺失

保乳手术放置的手术夹导致的信号缺失（箭）。脂肪抑制 T_1WI 增强后第一期图像。

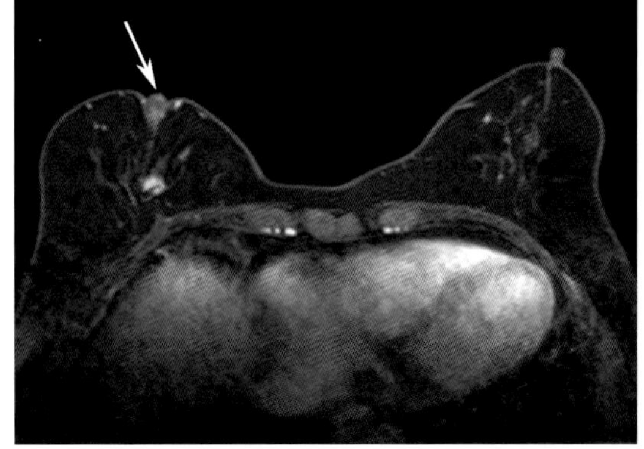

图 2-2-35　乳头回缩

继发于深部肿块（箭）。病理：浸润性导管癌。脂肪抑制 T_1WI 增强后第一期图像。

常为双侧。如果没有其他可疑发现，且乳头回缩长时间稳定，则不考虑为是恶性征象。如果是新发的，则考虑恶性可能性较大。

2. **乳头受侵**　肿瘤直接侵犯乳头，并与乳头相连（图 2-2-36）。

3. **皮肤回缩**　皮肤被异常牵拉（图 2-2-37）。

4. **皮肤增厚**　皮肤增厚可能是局限性也可能是弥漫性的，其定义为皮肤厚度超过 2mm（图 2-2-38）。如果没有伴随的其他强化病变，皮肤增厚通常是治疗后改变（手术和放射治疗）。

5. **皮肤受侵**　指增厚的皮肤内可见异常强化信号。

（1）直接侵犯：肿瘤直接侵犯皮肤的位置出现强化信号（图 2-2-39）。

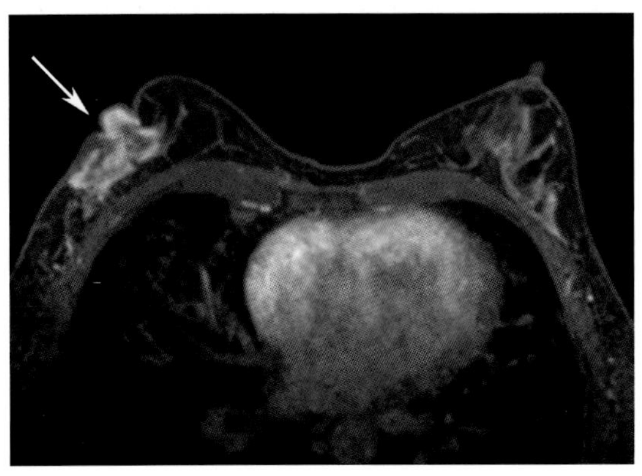

图 2-2-36　乳头受侵

右乳浸润性导管癌导致乳头受侵（箭）。脂肪抑制 T_1WI 增强后第一期图像。

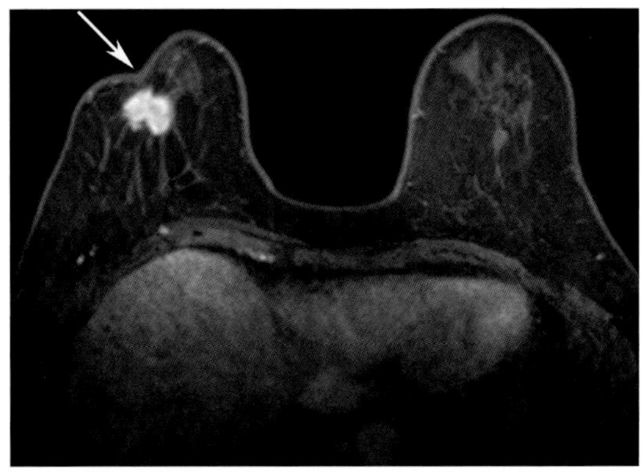

图 2-2-37　皮肤回缩

右乳浸润性导管癌导致皮肤回缩（箭）。脂肪抑制 T_1WI 增强后第一期图像。

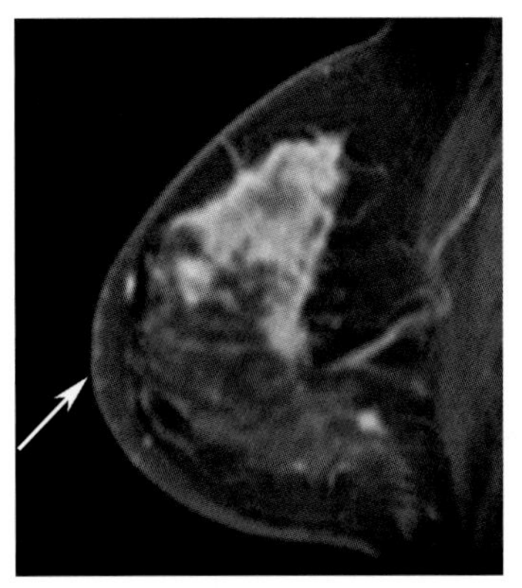

图 2-2-38　皮肤增厚

局灶皮肤增厚，继发于淋巴结转移导致的淋巴水肿。脂肪抑制 T_1WI 增强后第一期图像。病理：浸润性癌。

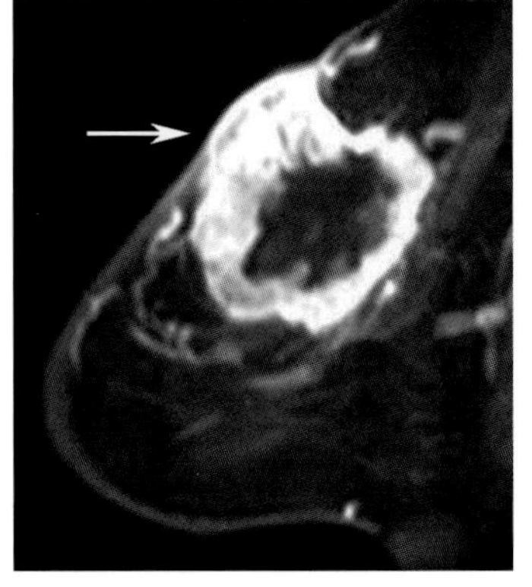

图 2-2-39　直接侵犯

脂肪抑制 T_1WI 增强后第一期图像。病理：浸润性导管癌。

（2）炎性乳癌：根据侵犯真皮淋巴管的范围不同，炎性乳癌可以引起局限性或弥漫性的皮肤强化（图 2-2-40）。

6. **腋窝淋巴结肿大**　肿大的淋巴结需要结合临床、进一步检查进行评估，尤其是较之前检查新发或明显增大或变圆时。在 MRI 图像上，淋巴结门消失和不均质强化是可疑表现（图 2-2-41）。详细回顾病史有助于解释淋巴结肿大原因，避免不必要的进一步检查。边缘不清晰提示淋巴结包膜外侵犯。一个或多个基本脂肪化的淋巴结多半是正常的。

7. **胸肌受侵**　指邻近的胸肌受累，表现为异常强化（图 2-2-42）。

8. **胸壁受侵**　是累及肋骨或肋间隙的异常强化（位于胸肌后）（图 2-2-43）。

9. **结构扭曲**　常作为其他影像发现的伴随征象，提示腺体实质被周围的病变扭曲或牵拉（图 2-2-44）。

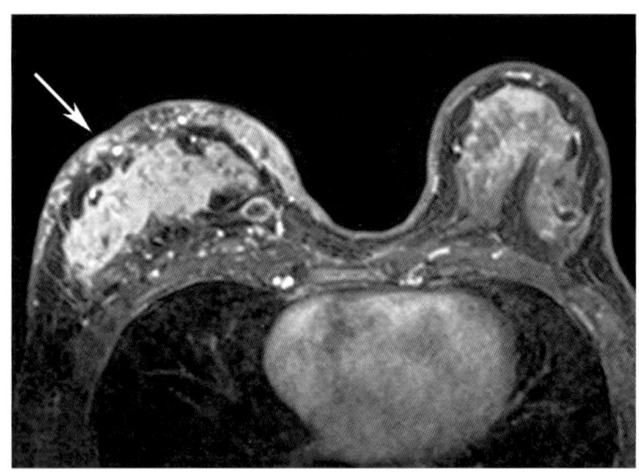

图 2-2-40　炎性乳癌

右乳弥漫皮肤增厚、强化（箭）。脂肪抑制 T_1WI 增强后第一期图像。病理：右乳浸润性癌。

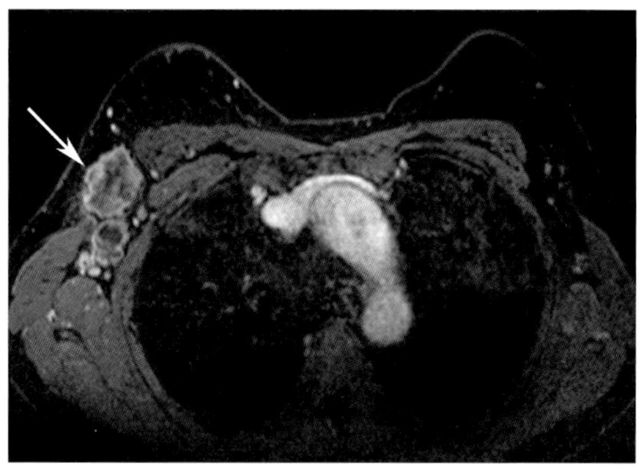

图 2-2-41　腋窝淋巴结肿大

恶性腋窝淋巴结肿大（箭）。脂肪抑制 T_1WI 增强后第一期图像。原发肿瘤未在图中显示。

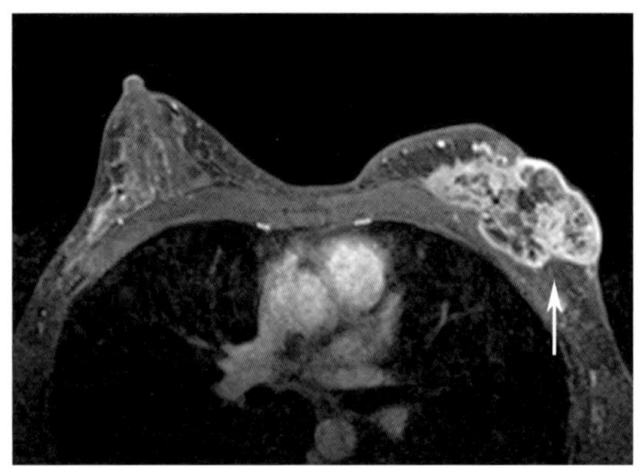

图 2-2-42　胸肌受侵

乳腺癌伴胸肌、皮肤受侵（箭）。脂肪抑制 T_1WI 增强后第一期图像。病理：浸润性导管癌。

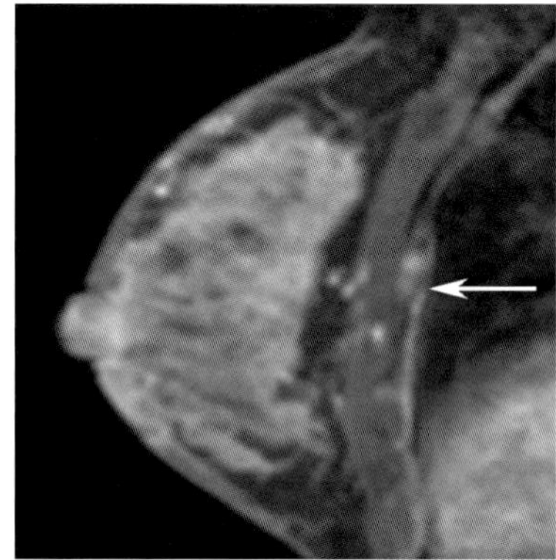

图 2-2-43　胸壁受侵

乳腺癌伴胸壁受侵（箭）。脂肪抑制 T_1WI 增强后第一期图像。

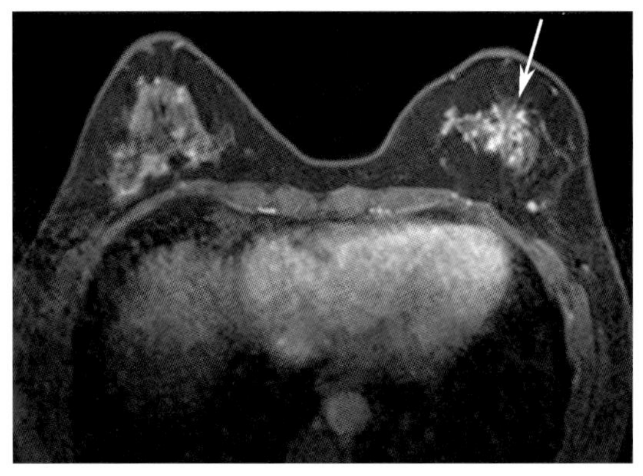

图 2-2-44　结构扭曲

左乳结构扭曲（箭）。脂肪抑制 T_1WI 增强后第一期图像。病理：高级别导管原位癌。

第三章 基于乳腺 X 线征象疾病的诊断

第一节 不对称致密分析思路

一、术语描述

不对称致密表现为单侧的纤维组织密度增高，不能确定有三维占位特征，而不足以诊断为高密度肿块的影像表现；具有凹面向外的边缘，其内散在有脂肪密度影。

1. **局灶性不对称** 指单侧乳腺的局限性纤维腺体致密影（<1 个象限），见于不同投照体位，且形态相似，但缺少像肿块一样外凸的边缘。在诊断性乳腺 X 射线摄影中，部分局灶性不对称被诊断为正常乳腺组织的重叠，部分被确认为肿块。局灶不对称虽然范围小，但较整体不对称更值得关注。

2. **进展性不对称** 是指基于之前的影像学检查，有新发的、变大的或更明显的局灶不对称。Chesebro 等的报道认为进展性不对称的恶性概率为 15.4%，因此，此类病变需进一步影像学检查或活检以明确其良恶性。乳腺超声或 MRI 能够提高其诊断准确性。

3. **整体不对称** 指单侧乳腺的大片纤维腺体致密影（至少 1 个象限），其中不含肿块、结构扭曲和可疑钙化。如果缺乏与触诊的一致性，整体不对称常是乳腺正常变异或由于对侧乳腺切除一大片致密纤维腺体组织而导致，通常被认为是良性病变，需定期复查。当整体不对称出现相应的触诊异常，或合并肿块、钙化、结构扭曲时，其恶性概率增加，此时需要进一步的影像学检查以明确病变性质。

4. **结构不对称** 用来描述仅在 1 个乳腺 X 射线摄影投照方位，如头尾位（CC）或内外侧斜位（MLO）可见的离散但不对称的 1 个乳腺纤维腺体组织区域。超过 80% 的结构不对称为乳腺正常组织的重叠伪影，加做其他投照体位可排除是否为重叠伪影。文献报道，经乳腺 X 射线摄影筛查发现的结构不对称中，仅 1.8% 为恶性病变。

二、表现为不对称致密的疾病分类

1. **良性不对称疾病** 正常纤维腺体组织重叠、囊肿、纤维囊性改变、纤维腺瘤样改变、纤维腺瘤、假血管瘤样间质增生、脂肪坏死、瘢痕、激素替代治疗乳头状瘤、血管脂肪瘤、狼疮性乳腺炎、结节性腺病、管状腺瘤、导管扩张、放射状瘢痕、乳内淋巴结。

2. **恶性不对称疾病** 浸润性导管癌、小叶癌、混合型癌、黏液腺癌、导管原位癌、淋巴瘤。

三、不对称致密的影像分析

（一）良性不对称

1. **乳腺正常纤维组织的重叠** 数字化乳腺 X 射线摄影是将三维结构信息投照在二维

平面图像上，解剖结构会与肿瘤组织重叠，正常乳腺组织也可反复叠加，在图像中形成类似病灶的投影。当乳腺组织的重叠形成局限性的纤维腺体组织密度增高时表现为不对称，易误诊为病灶。然而，乳腺组织重叠导致的不对称有一定特征，通常以结构不对称为主，即仅在1个摄影体位投照中出现腺体组织叠加形成的局灶性致密影，在另1个垂直或变换的摄影体位中致密影消失（图3-1-1）。病灶不会因体位的改变而消失。因此，乳腺正常纤维组织重叠导致的伪影，可通过增加其他投照体位，如侧位（LM/ML）或旋转头尾位等加以鉴别。另外局部点压乳腺摄影可以推挤邻近腺体，有助于鉴别可疑微钙化和异常改变的边缘（图3-1-2），对鉴别良、恶性病灶，以及正常组织的重叠亦有重要价值，临床应用较广泛。

2. **乳腺组织的正常变异** 乳腺组织的正常变异导致的不对称以整体不对称为主，表现为全乳或>1个象限腺体密度的弥漫性增高（图3-1-3），不合并肿块、钙化及结构扭曲；触诊阴性，多次复查范围和密度无变化，追溯病史往往存在多年；通常认为是良性病变，临床多建议短期密切随访。

3. **乳腺腺病** 乳腺腺病是起源于终末导管-小叶单位的乳腺上皮和纤维组织的良性增生性病变，其主要改变是乳腺腺泡和小导管的明显局灶性增生，并伴不同程度的结缔组织增生，小叶结构基本失去正常形态，甚者腺泡上皮细胞散居于纤维基质中。

在乳腺X射线摄影中表现为局限性的片状密度增高影，边缘模糊；CC位和MLO位均可见，且病变范围及形态类似，变换体位病变持续存在。通常合并良性或可疑钙化，钙化点光滑、大小相近，形态以点状、颗粒状或无定形钙化多见，少数表现为细小多形性或大杆状。钙化形态较恶性病变规整，密度均匀。钙化多散在分布，部分可呈团簇状或段样分布。乳腺腺病表现为上述影像时容易诊断。当乳腺腺病伴有硬化时，局灶性不对称可合并周围腺体结构扭曲，呈星芒状改变，与乳腺癌表现极为相似，需结合超声或MRI检查加以鉴别。

乳腺腺病在超声上大多表现为体积较小的低回声结节，直径多<2cm，大部分边界清楚，边缘可不规则；也可表现为不规则回声减低区，而未见确切结节的表现。大部分腺病血流信号不丰富。

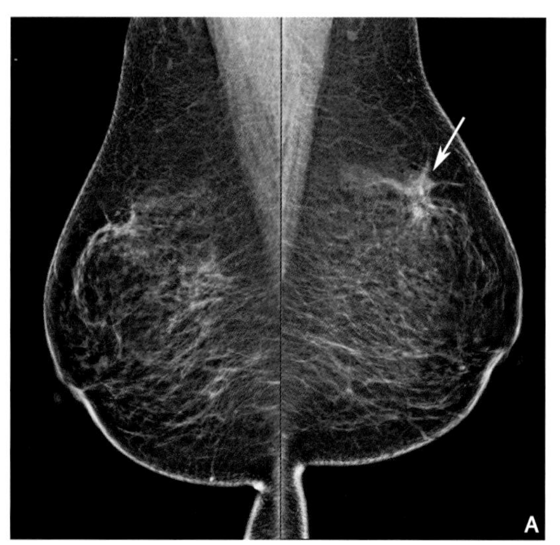

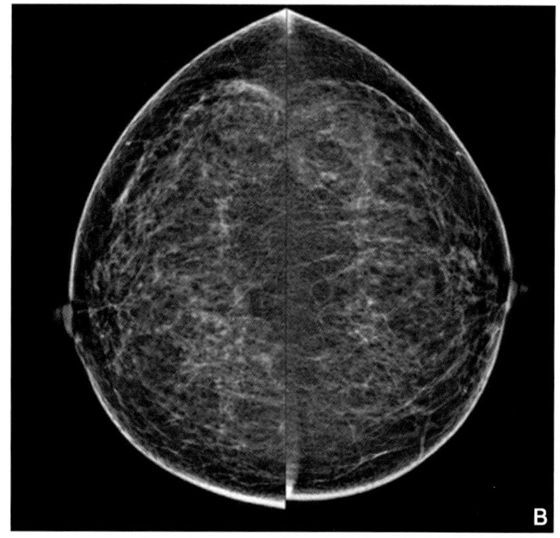

图3-1-1 结构不对称

患者，女性，41岁，乳腺结构不对称，随访多年保持不变。A. 双侧乳腺X射线摄影MLO位示左乳上份局限性密度增高影（箭）；B. CC位未见MLO位上显示的左乳上份局限性密度增高影。

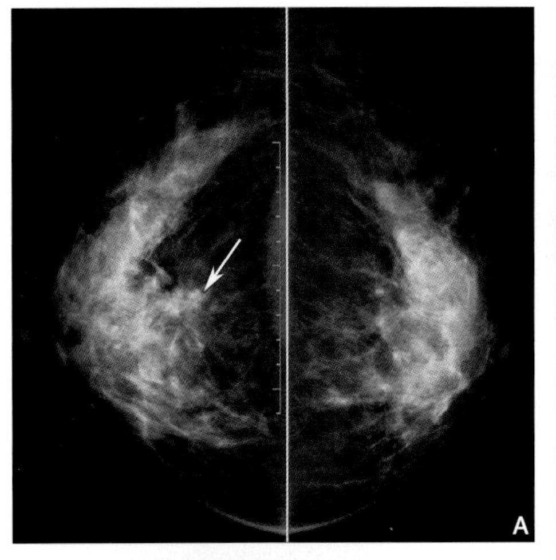

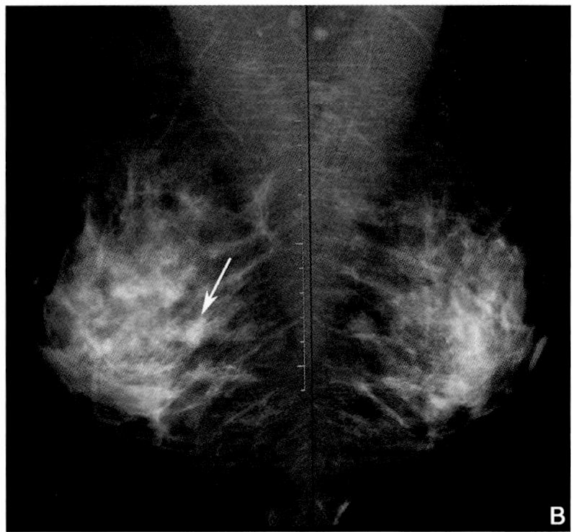

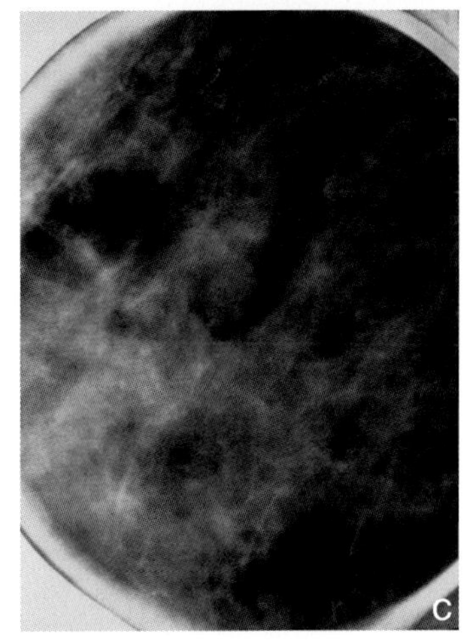

图 3-1-2　局灶性不对称

患者，女性，47 岁。A. 双侧乳腺 X 射线摄影 CC 位示右乳下份局限性密度增高影，密度欠均匀，周围腺体结构稍紊乱，未见异常血管影及恶性钙化（箭）；B. MLO 位亦可显示右乳下份深度和形态类似的局限性密度增高影（箭），考虑为局灶性不对称；C. 点压乳腺摄影 CC 位示右乳下份局灶性不对称消失，证实局灶性不对称为结构重叠所致。

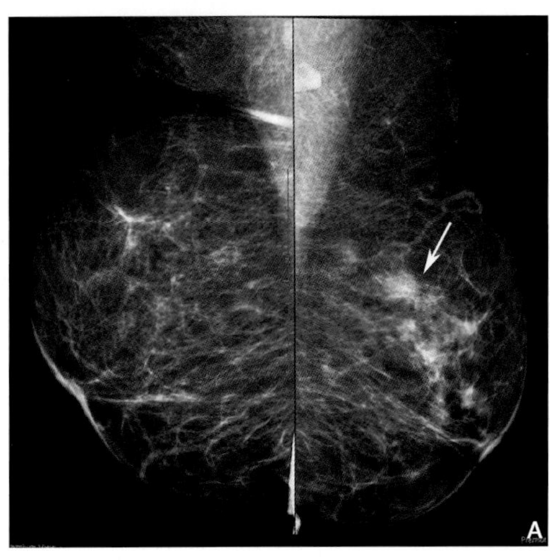

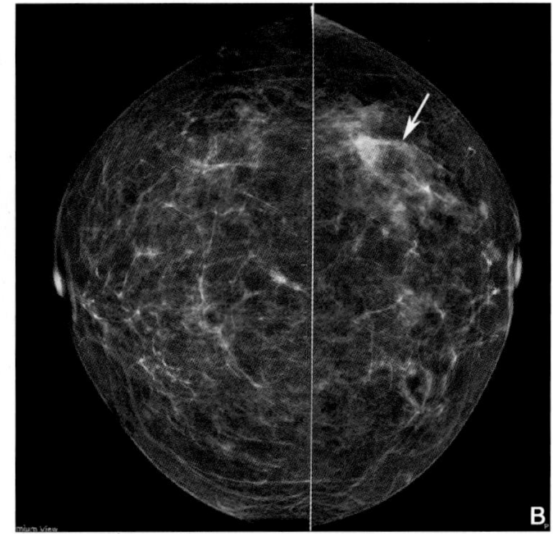

图 3-1-3　整体不对称

患者，女性，48 岁，触诊未触及肿块，多年随访亦无明显变化，整体不对称考虑为乳腺组织正常变异所致。A. 双侧乳腺 X 射线摄影 MLO 位示左乳外上象限纤维腺体密度增高区域，密度欠均匀，未见异常血管影及恶性钙化（箭）；B. 结合 MLO 位，CC 位示左乳外上象限纤维腺体密度增高区域 >1 个象限（箭），诊断为整体不对称。

乳腺腺病的MRI表现多样，可能与其分期及各期间的转归有关。多数文献将乳腺腺病分为3期：早期为小叶增生型，中期为纤维腺病型，晚期为硬化性腺病型。早期小叶内导管或腺泡增生，数量增多，但小叶内间质增生较轻，此期MRI表现多较典型，表现为弥漫性、区域性或局灶的非肿块强化（图3-1-4），诊断较容易。后期病变内存在明显的纤维组织增生及硬化，此时MRI形态学多表现为肿块样病变，与乳腺癌相似，其强化特点也多变，可表现为无强化、显著强化、延时强化、快速强化等，时间-信号强度曲线可呈现多种类型，易造成诊断不明或误诊。另外，各期乳腺腺病不是孤立静止的，而是移行或混合出现，会增加影像诊断的难度，若仅依靠单一的影像学检查，容易导致术前误诊，因此，乳腺腺病的准确诊断往往需结合多种影像检查，诊断困难时需依靠病理检查。

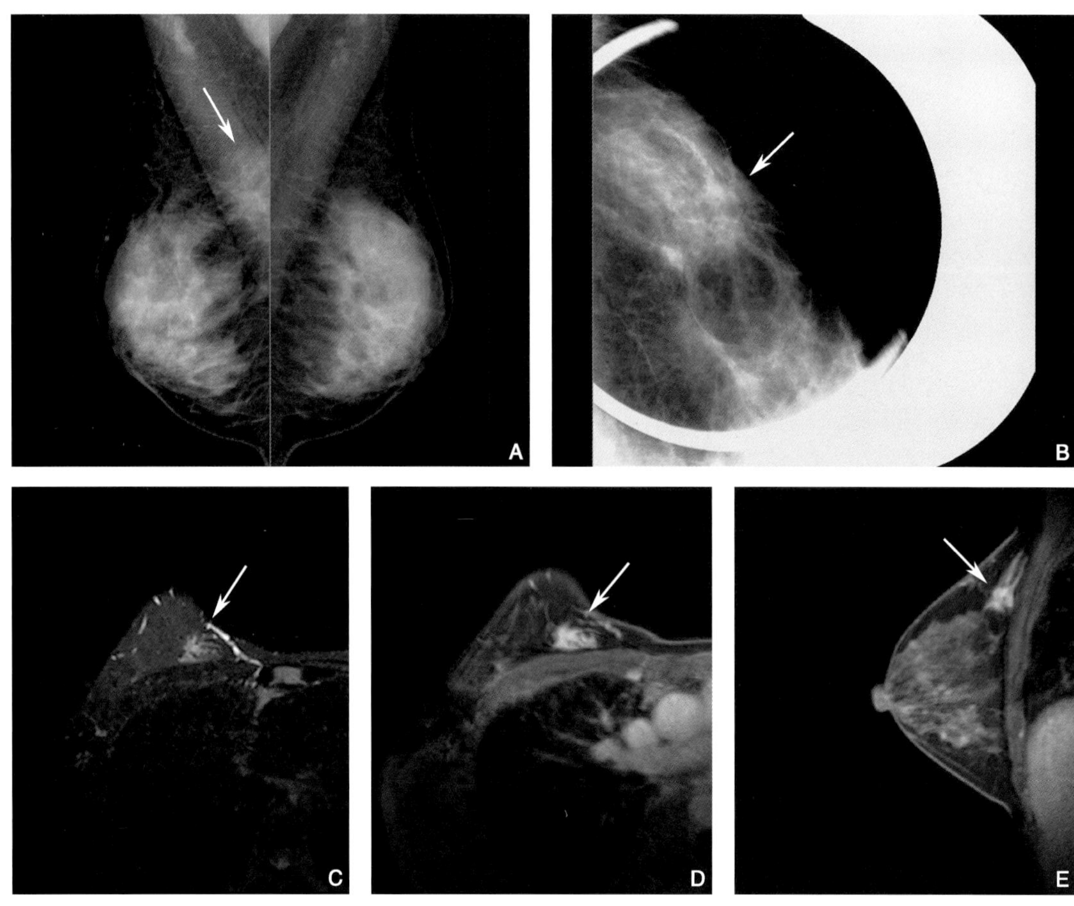

图3-1-4　局灶性不对称，乳腺硬化性腺病

患者，女性，39岁。A. 双侧乳腺X射线摄影MLO位示右乳内上象限局灶性不对称，密度欠均匀，未见恶性钙化，周围血管影稍多（箭）；B. 点压乳腺摄影上外-下内侧斜位（SIO）示局灶性不对称更清楚，周围合并结构扭曲（箭）；C. T_2WI平扫示病灶呈稍高信号，信号欠均匀（箭）；D. T_1WI增强示病灶呈局灶性强化，内部强化欠均匀（箭）；E. T_1WI脂肪抑制增强矢状位示病灶呈局灶性强化，周围腺体结构紊乱（箭）。

4. **乳腺炎性病变**　乳腺炎性病变是导致乳腺不对称的另一个常见原因。根据发生时期分为哺乳期乳腺炎和非哺乳期乳腺炎。非哺乳期乳腺炎包括慢性乳腺炎、肉芽肿性乳腺炎、浆细胞性乳腺炎等。根据炎症时间长短分为急性乳腺炎、慢性乳腺炎和乳腺脓肿。慢性乳腺炎可由于急性炎症治疗不及时或治疗不当而形成，也可能是低毒力细菌感染的结果，发病即是慢性炎症过程。炎性病变在乳腺X射线摄影上通常呈局灶性或整体不对称，表现为单乳或局限性不对称密度增高或边界模糊肿块，乳腺小梁结构增粗，局部或广泛皮下脂肪层模糊或浑浊，皮肤增厚（图3-1-5）；可合并或不合并乳头内陷，不伴钙化。哺乳期乳腺炎和急性乳腺炎临床上多表现为：乳腺肿大，表面皮肤发红、发热并伴压痛及跳痛，患者出现发热或寒战等。典型的影像表现加上临床病史容易诊断。然而，乳腺炎慢性起病、肉芽肿性小叶性乳腺炎和浆细胞性乳腺炎往往缺乏典型的乳腺炎临床症状，容易误诊为乳腺癌。

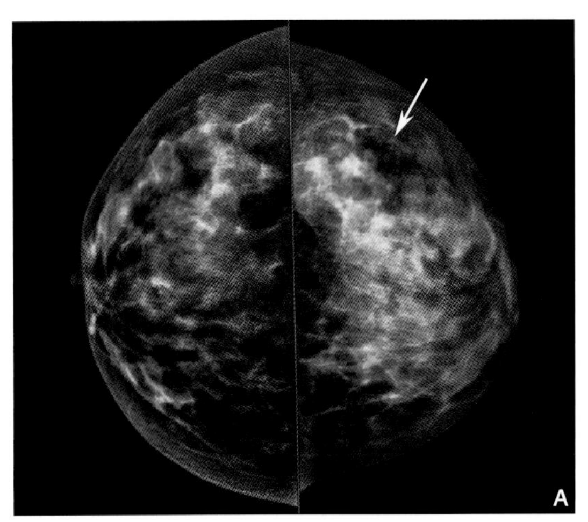

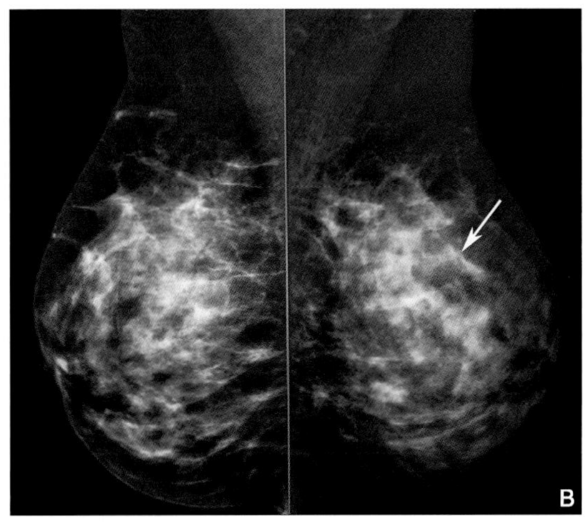

图3-1-5　整体不对称，急性乳腺炎

患者，女性，37岁。A. 双侧乳腺X射线摄影CC位示左乳外上象限纤维腺体密度增高，密度欠均匀，未见恶性钙化，周围腺体结构紊乱，乳腺小梁增粗，血管影增多，皮下脂肪层稍模糊，皮肤增厚（箭）；B. MLO位示左乳外上象限纤维腺体密度增高区域＞1个象限（箭）。

乳腺MRI可提供更多的影像诊断信息以利于乳腺炎的诊断。乳腺炎MRI平扫主要表现为形状不规则、边界不清的斑片状或大片状T_1WI低信号、T_2WI高信号影，周围腺体结构紊乱。由于炎症组织血运丰富，病变增强扫描呈不规则的斑片状或弥漫性轻至中度强化或片状明显强化，以延迟强化多见；动态增强扫描以持续上升或平台型多见，部分可表现为流出型曲线。伴脓肿形成时，脓肿在T_1WI上呈低信号，T_2WI上呈中或高信号，边界清晰或部分清晰，脓肿壁较厚；DWI上呈高信号，ADC值明显减低；脓肿壁在增强MRI图像上呈厚薄均匀的环形强化，部分脓肿内可见强化分隔。乳腺脓肿是诊断乳腺炎性疾病较为可靠的依据。

肉芽肿性乳腺炎是一种慢性、非干酪样、坏死性炎症，起病多隐匿，无明确感染史及典型的炎性表现。病理特点为病变以小叶为中心，小叶内有多种炎细胞浸润，以嗜中性粒细胞为主，常可见微脓肿（图3-1-6）。因此，发现多发微脓肿，而临床病史不典型时应考虑肉芽肿性乳腺炎的可能。

浆细胞性乳腺炎又称为乳腺导管扩张症，是一种无菌性炎症反应性疾病。导管内分泌物潴留对导管上皮产生化学刺激，引起导管壁炎症浸润及纤维增生，刺激性物质穿破导管溢到管周和乳腺间质，引发炎症反应，以大量浆细胞浸润为特征。病变内可见扩张导管，表现为长短不等的条索及乳晕后大导管增宽、密度增高。

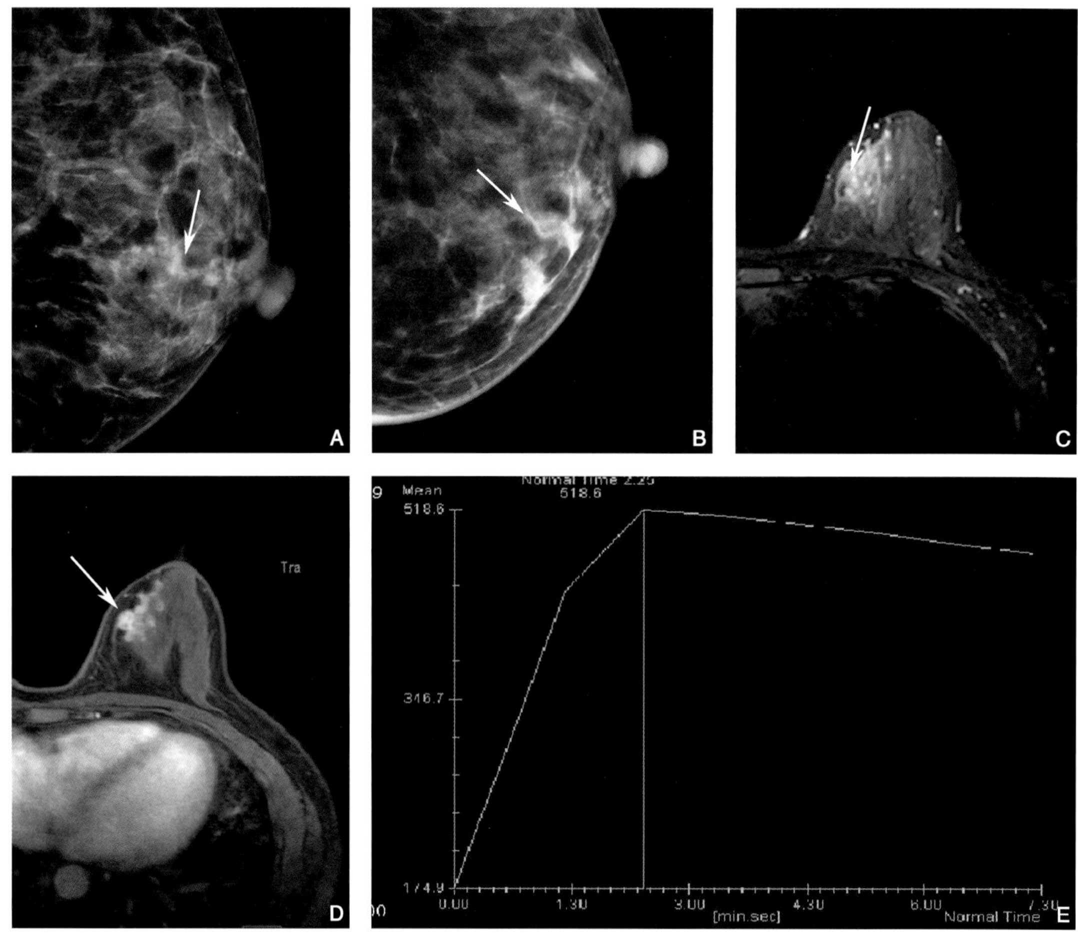

图 3-1-6　局灶性不对称，亚急性肉芽肿性小叶性乳腺炎

患者，女性，42 岁。A. 左乳 X 射线摄影 CC 位局部放大影像示左乳内上象限局灶性不对称，密度欠均匀，周围血管影增多（箭）；B. 左乳 X 射线摄影 MLO 位局部放大影像示左乳内上象限局灶性不对称，密度欠均匀，未见恶性钙化，周围腺体结构紊乱，乳腺小梁结构增粗，邻近皮下脂肪层稍模糊，皮肤不厚（箭）；C. T_2WI 平扫示病灶呈高信号，信号欠均匀，其内见结节状更高信号影（箭）；D. T_1WI 增强示病灶不均匀强化，其内见多发环形强化灶，环壁增厚（箭）；E. TIC 呈快速流入 - 流出型。

综上所述，当乳腺炎性病变表现为局灶性或整体不对称并伴有炎性病变其他渗出征象，结合临床病史及患者年龄容易作出诊断；当病史不典型时，结合乳腺 MRI 有助于诊断。必要时可抗炎治疗后复查，炎性病变治疗后病灶缩小；如治疗后病变无变化或增大，需进行病理检查以排除恶性病变。当炎性病变在 MRI 图像上表现为类似乳腺癌的不规则肿块时，往往需要病检以明确诊断。其他少见良性不对称产生的原因，还包括糖尿病性纤维乳腺病、血肿 / 脂肪坏死、假血管性瘤样间质增生、导管上皮的非典型增生等。

（二）恶性不对称

乳腺癌通常表现为单发的毛刺肿块，边缘不清或小分叶状，可伴微钙化。乳腺癌偶可在 X 线摄影上表现为不对称。一项关于临床触诊阴性、而乳腺 X 射线摄影诊断为乳腺癌的研究发现，2/3 的病例存在乳腺癌的非典型表现，即局灶性不对称和进展性不对称。引起恶性不对称的病变主要包括乳腺癌和淋巴瘤，但淋巴瘤较少见。乳腺癌多见于浸润性小叶癌、浸润性导管癌和导管原位癌。

文献报道乳腺癌表现为不对称的主要原因包括：①癌细胞沿乳腺导管浸润扩展，而不形成明显的肿块；②癌周无增生的纤维组织包绕，使肿块缺乏明确的边界；③癌周炎性反应较显著，遮盖大部分或全部肿块；④肿块密度较低，接近正常腺体密度，且周围存在较丰富的腺体，使肿块淹没其中，两者缺乏明确的界限。部分乳腺X射线摄影表现为局灶不对称的病变，超声或MRI检查证实为肿块（图3-1-7）。因此，乳腺X射线摄影上新发或进展性不对称与临床/超声发现的肿块位置相对应时，应警惕恶性肿块的可能。

1. **浸润性小叶癌**　1865年Cornil提出了浸润性小叶癌的概念。浸润性小叶癌是由一致的、缺乏黏附性的癌细胞组成的，癌细胞排列疏松，可单个散在、弥漫浸润于纤维间质中，也可呈单行线状排列。这种病理特征及生长方式可导致小叶癌在形成肿块前表现为局灶性

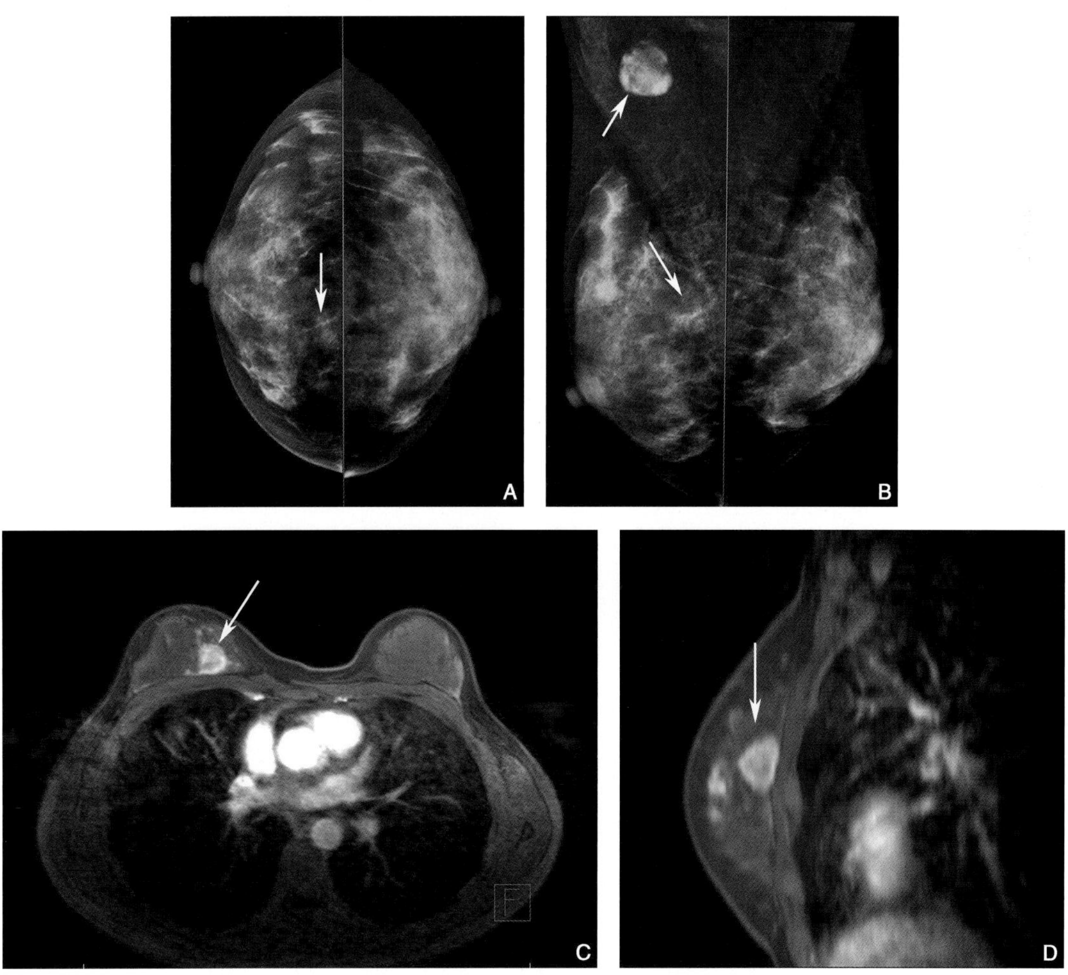

图3-1-7　局灶性不对称，浸润性导管癌

患者，女性，45岁。A. 双侧乳腺X射线摄影CC位示右乳内上象限局限性密度增高影，密度欠均匀，其内似见浅钙化（箭）；B. MLO位示右乳内上象限局限性密度增高影，形态及范围与CC位所见类似，密度欠均匀，周围腺体结构稍紊乱，血管影稍多（长箭），右腋区淋巴结肿大（短箭），密度增高，淋巴结门消失；C. T_1WI增强示右乳内上象限卵圆形肿块，边缘欠清，增强后明显不均匀强化（箭），与乳腺X射线摄影所示局灶性不对称伴钙化区域位置一致；D. T_1WI脂肪抑制增强矢状位示右乳内上象限肿块，病灶粘连邻近浅筋膜深层（箭）。

不对称或结构扭曲。病灶和周围组织的改变常形成局部不对称高密度区，以中央密度略高；不破坏正常的组织解剖结构，也较少引起继发的纤维化改变。这种生长方式导致临床虽可触摸到肿块，但 X 线片上较少出现肿块改变。因此，放射科医生在观察乳腺 X 线片时，应将两侧乳腺镜像摆放并对比观察一些细微的结构扭曲和不对称，而这些改变正是浸润性小叶癌的特征性征象。浸润性小叶癌较少出现钙化，如存在钙化，要么表现为良性，与腺病类似；要么表现为中间性钙化，即无定形和粗糙不均质钙化。部分患者可同时出现局灶性不对称和结构扭曲。

2. **浸润性导管癌**　浸润性导管癌是浸润性乳腺癌分类中最大的一组异型肿瘤，由于缺乏典型特征，未单独列为一类。浸润性导管癌常表现为边界不清/毛刺的肿块，常伴有微钙化。研究发现 13.6% 浸润性导管癌表现为局灶性不对称或结构扭曲，其他合并征象与肿块型乳腺癌类似。尤其是出现新发或进展的不对称（图 3-1-8），或与肿块相对应的不对称或伴微钙化（图 3-1-9）时，应高度警惕恶性可能。当病变定性困难时应结合乳腺 MRI 或超声检查以明确诊断。

3. **导管原位癌**　乳腺导管原位癌（ductal carcinoma in situ，DCIS）是指局限在乳腺导管或终末小叶的上皮细胞异形性增生，未突破基底膜，属于非浸润性癌，具有发展成为浸润性导管癌的潜在可能性。

微小钙化是 DCIS 常见的 X 线表现。90% 乳腺癌微小钙化灶为原位病变，其中 80% 为 DCIS。钙化多为细小多形性、细线样或细分枝状，部分为无定形或粗糙不均质钙化。分布方式以线样、段样及团簇状为主。当原位癌局部早期浸润合并钙化分布区腺体密度增高时，表现为局灶性不对称，范围较广则表现为整体不对称。DCIS 表现为不对称伴微钙化较容易诊断，但部分仅表现为不对称（图 3-1-10），合并或不合并周围腺体结构改变，此时容易误诊。MRI 能发现乳腺 X 射线摄影、超声等无法检出的乳腺癌。段样、线样非肿块强化被认为是 DCIS 经 MRI 增强后的特征性表现形式，对 DCIS 的诊断具有很高的特异性。集簇状、

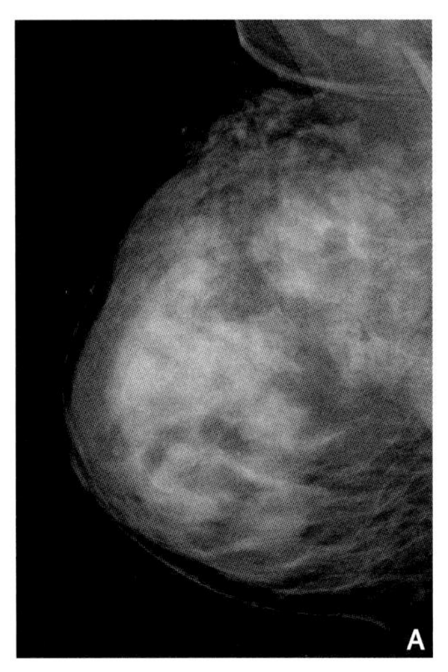

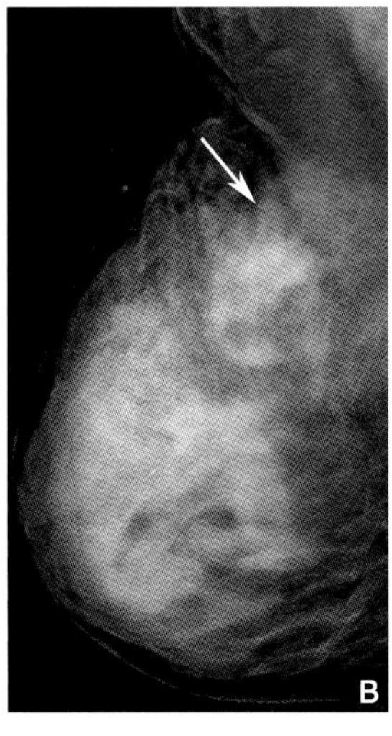

图 3-1-8　进展性不对称，浸润性导管癌

患者，女性，49 岁。A. 右乳 X 射线摄影 MLO 位示乳腺为极度致密型乳腺，乳内未见明显异常征象；B. 4 个月后，MLO 位示右乳上份局灶性不对称，病灶密度欠均，其内伴无定形钙化，周围腺体结构紊乱，血管影增多（箭）。

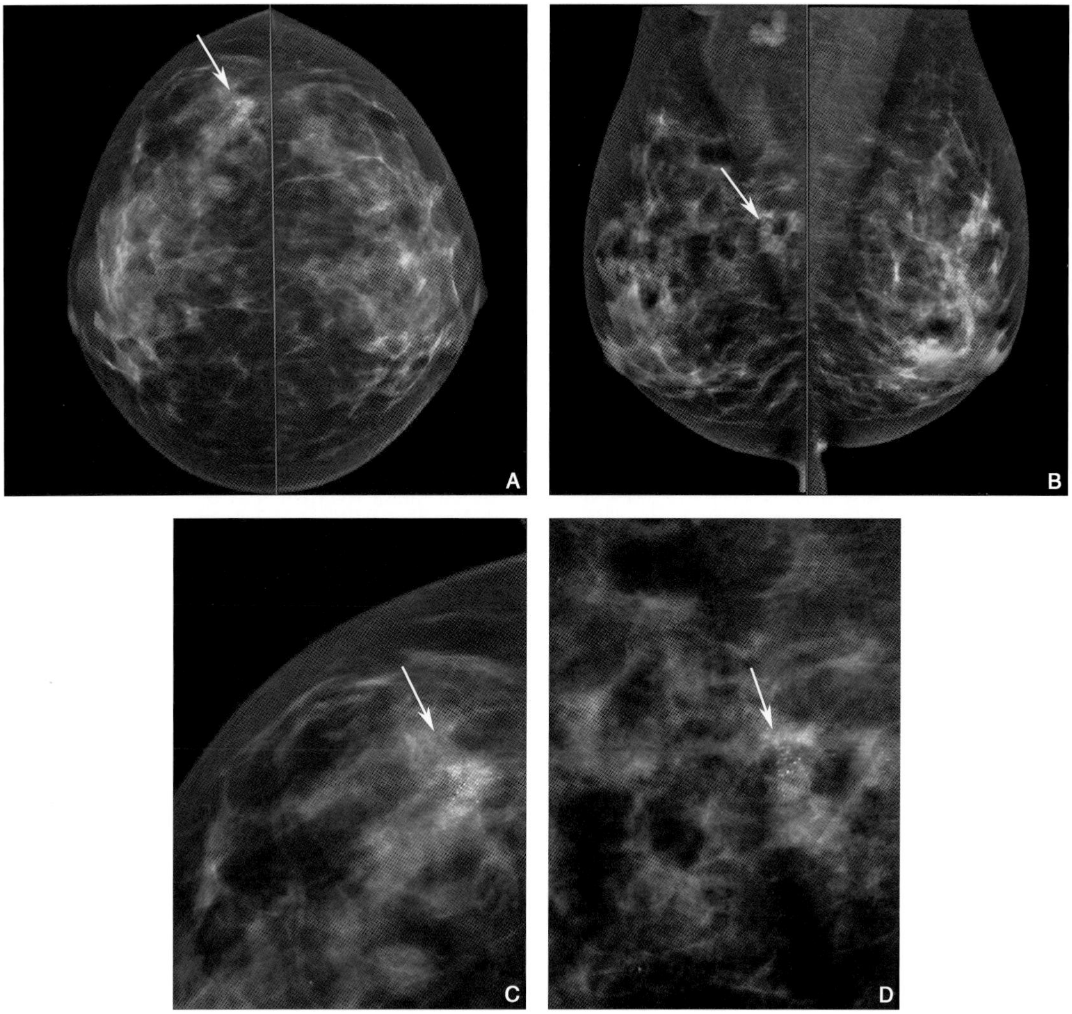

图 3-1-9　局灶性不对称伴钙化，浸润性导管癌

患者，女性，52 岁。A、B. 双侧乳腺 X 射线摄影 CC 位、MLO 位示右乳外上象限局限性密度增高影（箭）；C、D. 局部放大影像示右乳外上象限局限性密度增高影，病灶密度欠均匀，内见定形钙化，周围腺体结构紊乱（箭）。

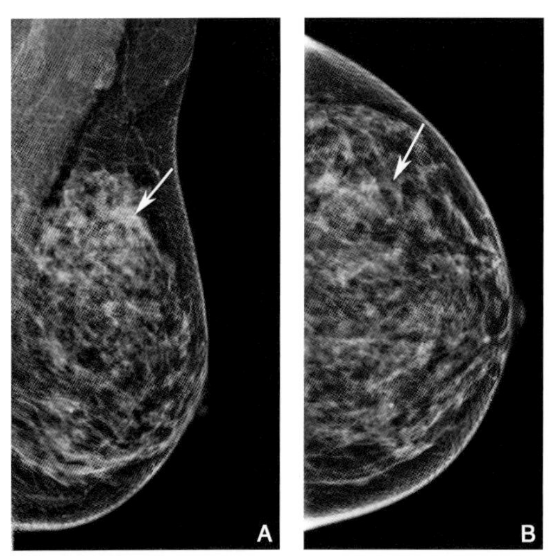

图 3-1-10　局灶性不对称，DCIS

患者，女性，43 岁。A、B. 左侧乳腺 X 射线摄影 MLO 位、CC 位示左乳外上象限局灶性不对称，密度欠均匀，其内见粗糙不均质、细小多形性钙化，周围腺体结构紊乱，小梁结构稍粗（箭）。

成簇环状强化是诊断 DCIS 的重要征象，结合其特征性的强化方式，诊断正确率明显提高。MRI 评估 DCIS 的范围较 X 线摄影检查等更为准确。

四、不对称致密的影像诊断思路

不对称致密的影像诊断思路见图 3-1-11。

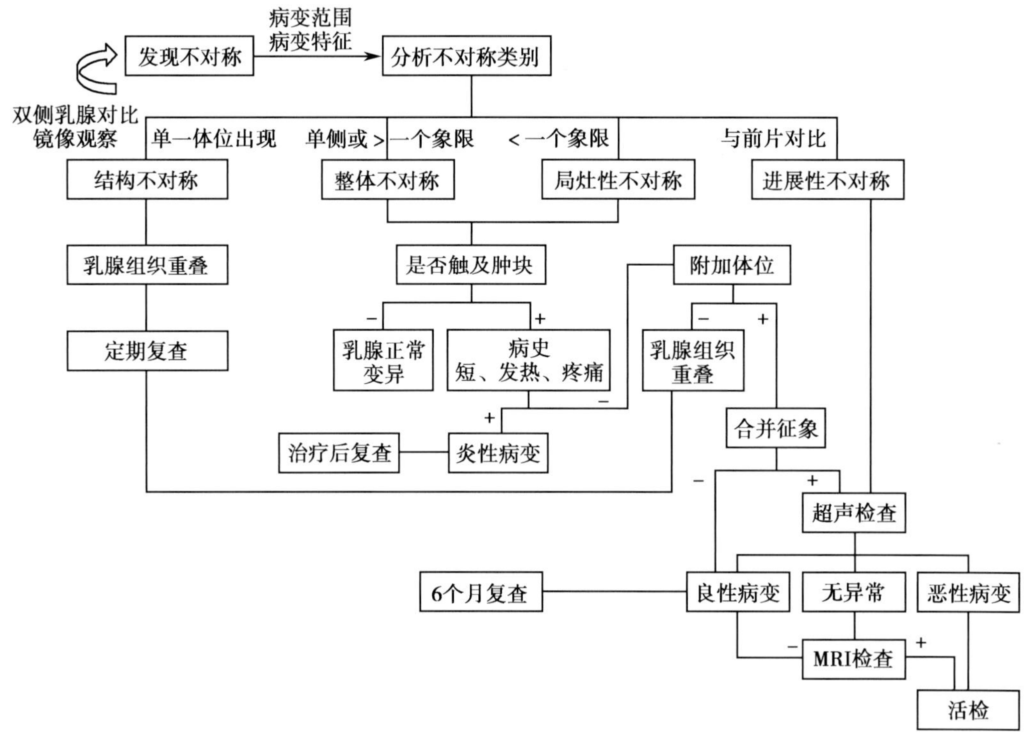

图 3-1-11　不对称致密的影像诊断思路

五、不对称致密的诊断分析要点

乳腺不对称是乳腺 X 线摄影中一种常见且特殊的征象，可出现在重叠组织中，也可出现在良、恶性病变中。对一些组织重叠导致的不对称可避免不必要的活检。在观察乳腺 X 线影像时，应双侧乳腺同时镜像放置以利于发现乳腺不对称征象。发现不对称征象后，先根据不对称的体位特征及病变范围进行分类，再仔细分析合并征象来鉴别良恶性，同时辅以乳腺超声和/或 MRI 检查。当不对称证实为实性肿块或出现与不对称对应的局限性增厚时，应警惕恶性的可能。

第二节　结构扭曲分析思路

一、术语描述

乳腺实质变形失常，未见明显肿块影。可以表现为从某一点发出细线影或毛刺影，也可以表现为乳腺实质边缘的局灶收缩、扭曲变形或曲度消失。结构扭曲可单独出现，也可作为伴随征象，合并有结构不对称、钙化或肿块。

结构扭曲是乳腺癌第三常见的X线征象，有时可为唯一征象，在乳腺筛查异常发现中约占6%。虽然在乳腺X射线摄影中结构扭曲较肿块及钙化少见，但其诊断及良恶性的鉴别诊断更为困难，并且部分良性病变存在恶变的可能，因此有学者提出，对于结构扭曲，如能除外手术后或放射治疗后改变，应建议活检以除外乳腺癌。

二、表现为结构扭曲的疾病分类

结构扭曲在乳腺X射线摄影中可表现为黑色星芒或白色星芒。

1. **黑色星芒**　乳腺组织缺失，病变中央的乳腺实质皱缩，外周的乳腺实质呈条带状被拉向组织缺失区，从而形成星状结构（图3-2-1）。病灶周围毛刺柔软细长，粗细较均匀，病理基础为纤维组织增生。多见于良性病变，如乳腺硬化性腺病、放射状瘢痕/复杂性硬化病变、脂肪坏死。

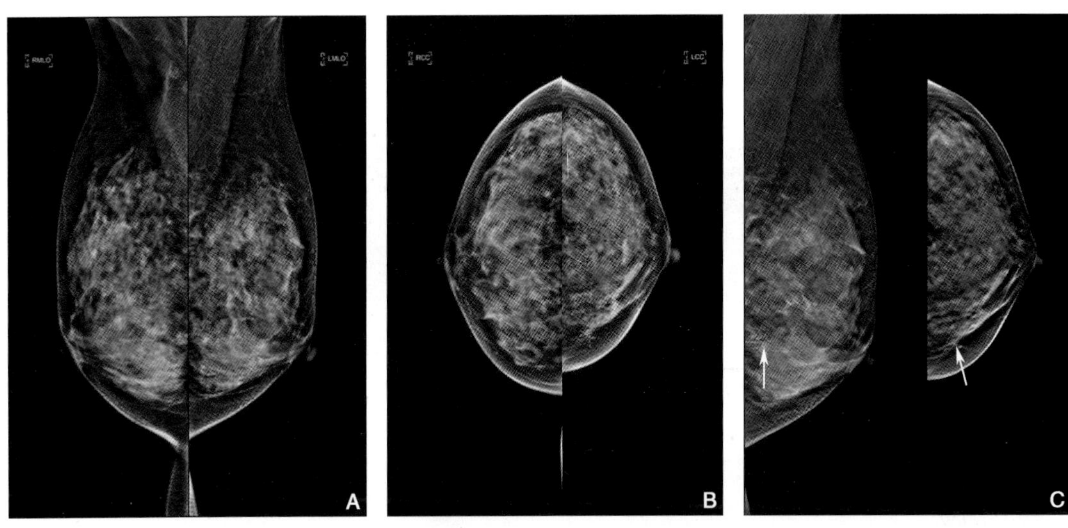

图3-2-1　黑色星芒，乳腺病伴导管扩张积液

患者，女性，39岁。A. 双侧乳腺X射线摄影MLO位；B. 双侧乳腺X射线摄影CC位；C. 左乳MLO位、CC位断层图像示左乳内下象限局部腺体结构扭曲（箭）。

2. **白色星芒**　乳腺内组织增多，病变中央形成结节，像触须一样扩张、穿透周围实质，形成星状结构（图3-2-2）。病灶周围毛刺僵硬、由粗到细，病理基础是毛刺根部有大量肿瘤细胞和少量炎性细胞浸润，毛刺中段主要为纤维组织，肿瘤细胞明显减少并伴有少量炎性细胞浸润，毛刺远端由大量纤维组织构成和少量炎性细胞浸润，肿瘤细胞消失。多见于恶性病变，如浸润性导管癌、浸润性小叶癌。

三、结构扭曲的影像分析

1. **乳腺组织重叠**　如果结构扭曲仅在单一体位发现，可能是乳腺组织重叠造成的，这时需要通过增加附加体位来帮助诊断，如局部点压乳腺摄影、ML或LM、旋转CC位，其目的均为通过改变摄影体位使乳腺组织不再重叠，以免造成误诊（图3-2-3）。因此在工作中，要求技师摆位时不能旋转乳腺，乳头需要位于切线位。

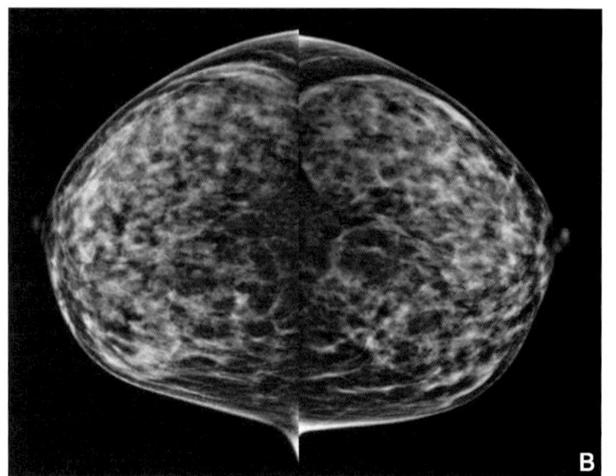

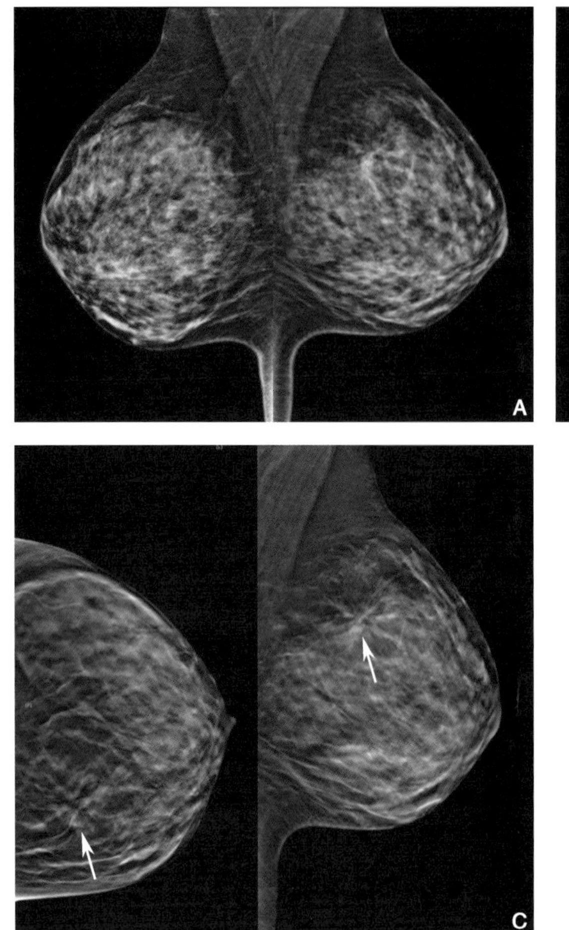

图 3-2-2　白色星芒，浸润性小叶癌

患者，女性，55 岁。A. 双侧乳腺 X 射线摄影 MLO 位；B. 双侧乳腺 X 射线摄影 CC 位；C. 左乳 MLO 位、CC 位断层图像示左乳内上象限局部腺体结构扭曲（箭）。

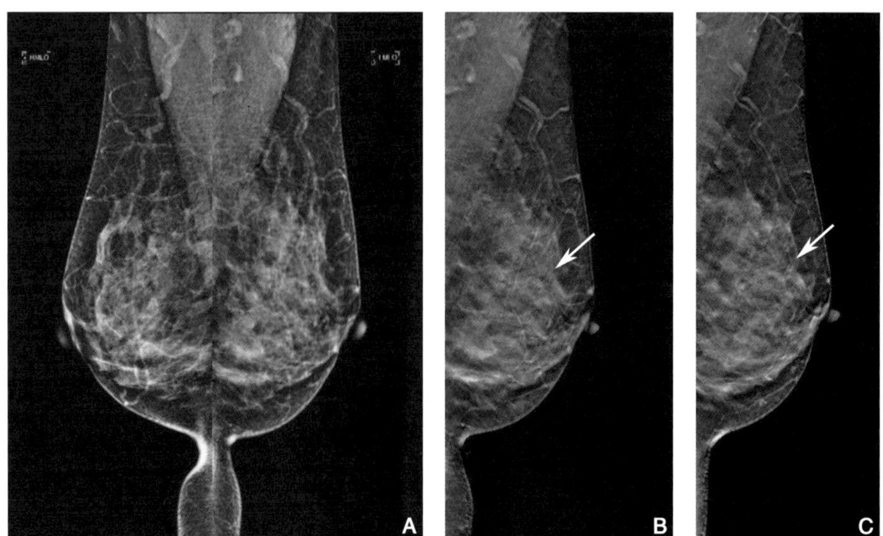

图 3-2-3　乳腺组织重叠导致结构扭曲

患者，女性，41 岁。A. 双侧乳腺 X 射线摄影 MLO 位；B. 左侧乳腺 X 射线摄影 MLO 位断层图像示左乳上份局部腺体结构扭曲（箭）；C. 左侧乳腺 X 射线摄影 MLO 位断层图像示结构扭曲系腺体重叠造成（箭）。

数字乳腺断层摄影(digital breast tomosynthesis, DBT)是一种三维成像技术，可在短暂的扫描过程中，从不同角度投照，将所获得的影像重组为一系列断层影像，使乳腺中不同高度、位置和形态的病变在不同层面得以成像。

DBT可以有效地减少组织重叠的影响，提高影像的清晰度，有利于正常组织和病变的区分，增加癌灶检出率，降低复检率(图3-2-4)。

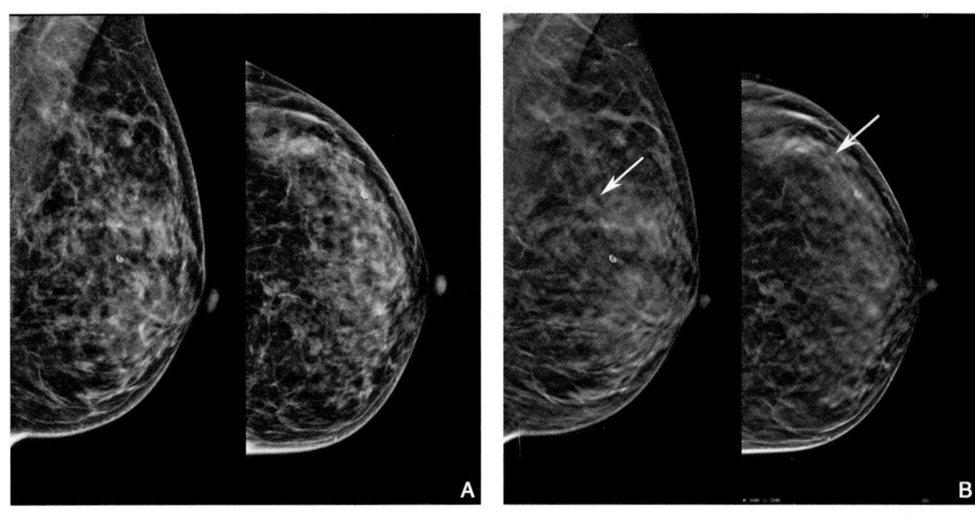

图3-2-4　左乳外上象限肿块切除术后

患者，女性，38岁。A. 左侧乳腺X射线摄影MLO位、CC位；B. 左侧乳腺X射线摄影MLO位、CC位断层图像示左乳外上象限局部腺体结构扭曲(箭)。

2. **手术瘢痕**　手术瘢痕在乳腺X射线摄影中常表现为结构扭曲，需与真正的病灶鉴别。病灶局部切除术后，早期乳腺X射线摄影在手术部位通常会出现血肿、脂性囊肿或浆液性囊肿，积液吸收消散后，局部开始形成瘢痕，表现为明显的毛刺肿块或一个区域的结构扭曲(图3-2-5)。

手术瘢痕与病灶的鉴别点在于：①患者既往有手术史；②手术瘢痕在不同体位表现为不同的形态；③手术瘢痕病灶中心呈黑色星芒，没有肿瘤实体感；④手术瘢痕的形态比较稳定，或在随访过程中逐渐缩小，而病灶的结构扭曲在随访过程中可能增大。

在工作中，要求技师摄片时需要标记皮肤瘢痕的位置，以免造成误诊。

3. **良性病变**

(1)乳腺硬化性腺病：乳腺硬化性腺病是一种发生于终末导管-小叶单位，以小叶纤维化和增生小管的腺上皮萎缩而肌上皮仍保存或增生，导致腺体不同程度的挤压和扭曲为特征的疾病。主要发生于45～55岁的围绝经期女性。乳腺硬化性腺病既非炎症又非肿瘤性病变，是一种良性增生病变，但仍存在恶变风险。常合并其他病变，如导管内乳头状瘤和纤维腺瘤，甚至可合并导管不典型增生、导管原位癌和小叶不典型增生、小叶原位癌。

乳腺硬化性腺病在X线上可表现为结构扭曲或边缘欠清的肿块，当表现为结构扭曲时，中心常呈“黑色星芒”，周围纠集条索以长条索为主，柔软细长、粗细均匀(图3-2-6)；合并钙化时以良性钙化或无定形、粗糙不均质钙化多见(图3-2-7)。但若乳腺硬化性腺病合并有其他病变时，亦可表现为“白色星芒”(图3-2-8)，此时鉴别诊断较为困难，需要结合其他影像学检查，必要时手术病检明确诊断。

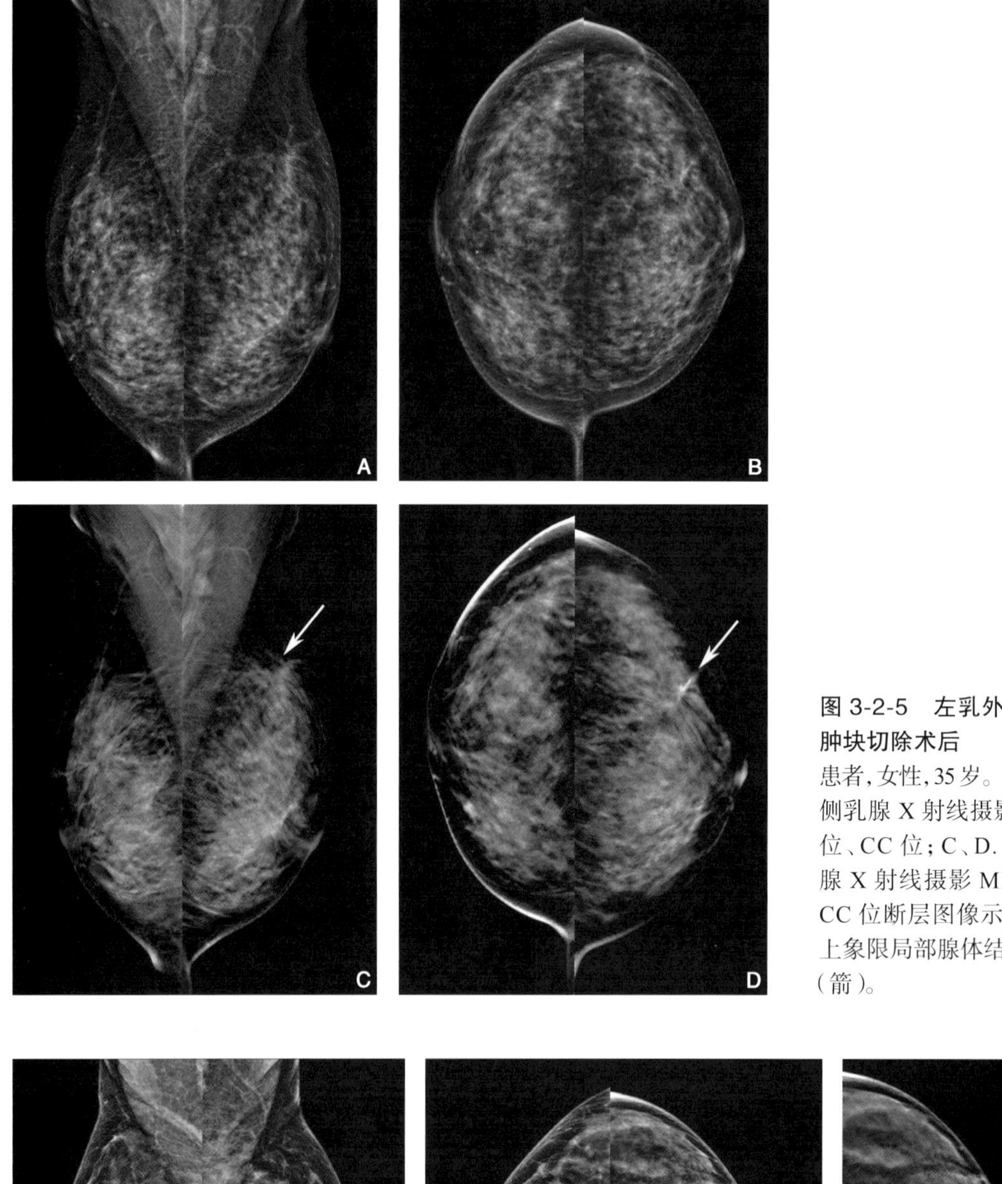

图 3-2-5　左乳外上象限肿块切除术后

患者，女性，35 岁。A、B. 双侧乳腺 X 射线摄影 MLO 位、CC 位；C、D. 双侧乳腺 X 射线摄影 MLO 位、CC 位断层图像示左乳外上象限局部腺体结构扭曲（箭）。

图 3-2-6　结构扭曲，乳腺硬化性腺病

患者，女性，45 岁。A. 双侧乳腺 X 射线摄影 MLO 位；B. 双侧乳腺 X 射线摄影 CC 位；C. 左侧乳腺 X 射线摄影 CC 位断层图像示左乳外份局部腺体结构扭曲（箭）。

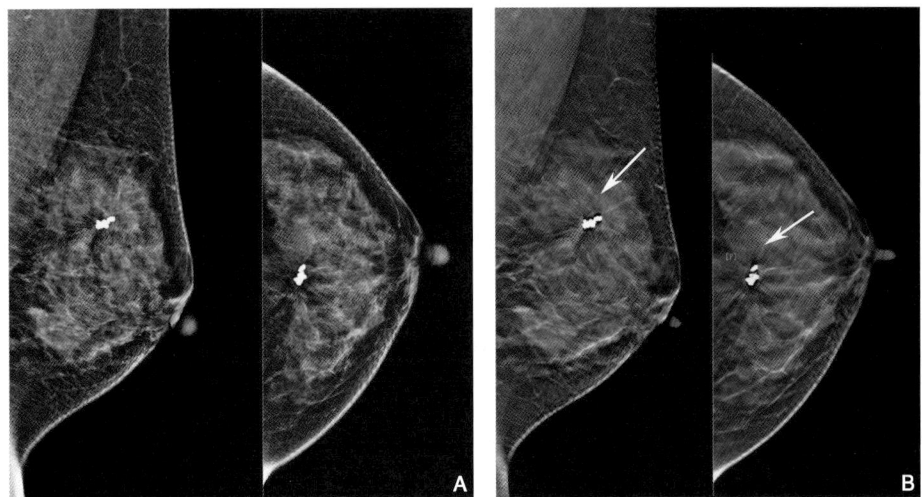

图 3-2-7　结构扭曲伴钙化，乳腺硬化性腺病伴间质胶原化、钙化

患者，女性，38 岁，A. 左侧乳腺 X 射线摄影 MLO 位、CC 位；B. 左侧乳腺 X 射线摄影 MLO 位、CC 位断层图像示左乳内上象限局部腺体结构扭曲伴粗大钙化（箭）。

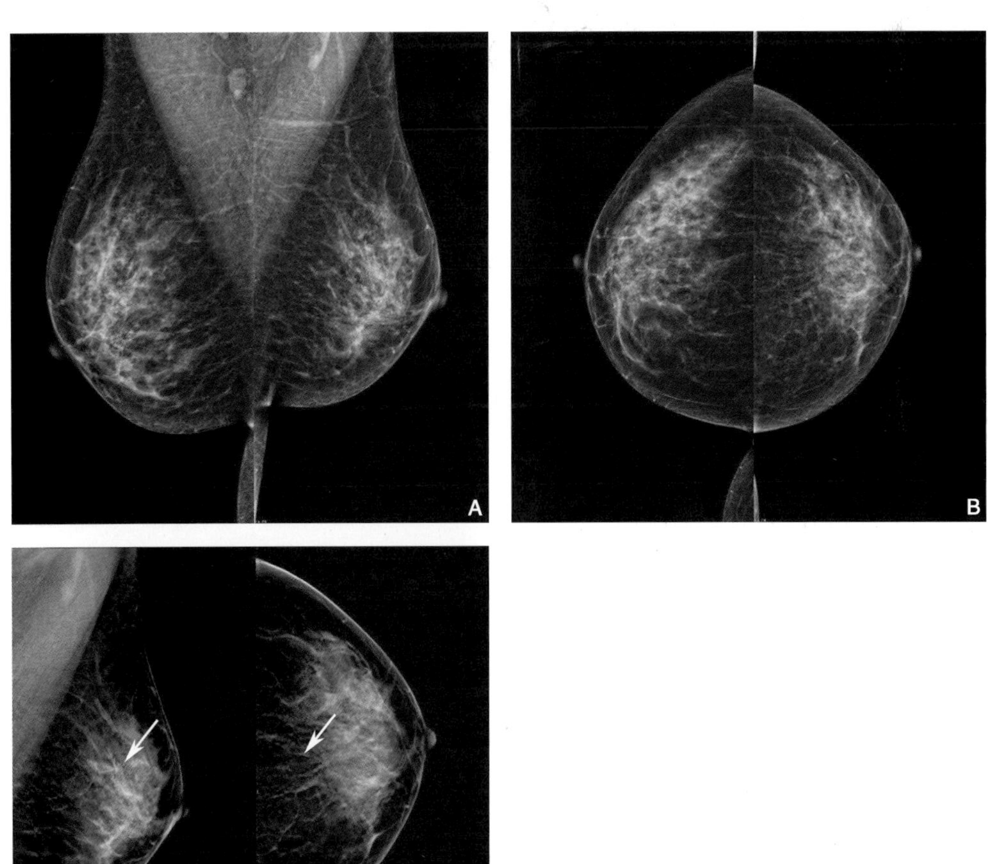

图 3-2-8　乳腺硬化性腺病伴纤维腺瘤形成

患者，女性，42 岁，A、B. 双侧乳腺 X 射线摄影 MLO 位、CC 位；C. 左侧乳腺 X 射线摄影 MLO 位、CC 位断层图像示左乳内上象限局部腺体结构扭曲（箭）。

（2）放射状瘢痕：放射性瘢痕属乳腺增生异常性疾病，是一种因硬化性病变使小叶的结构扭曲变形，导致影像学表现、肉眼观察及低倍镜下观察都与浸润性癌类似的良性病变。病因不明，与之前是否进行过手术或是否有过创伤无关。高发年龄为40～60岁，发病率为1.7%～43%。

乳腺X射线摄影表现为纤维长而不透明的放射状针样结构，中央无实体肿瘤，可有镶嵌的脂肪组织密度影，与乳腺硬化性腺病的鉴别点在于后者表现为实质紊乱，可伴有微小钙化，且易形成肿块。

（3）脂肪坏死：脂肪坏死为外伤（硬物撞击、碰伤）、感染、手术后引起的脂肪细胞坏死分解液化后的无菌性炎症反应。多见于中老年女性，特别是脂肪丰富、肥大、下垂型乳腺的女性。可发生于乳腺的任何部位，以乳晕下和乳晕周围常见。

早期皮肤可出现瘀斑，后期由于纤维组织大量增生，形成质硬、边界不清的肿块，附着的皮肤收缩、凹陷，有时出现乳头内陷和变形，易误诊为癌，但脂肪坏死不会出现皮肤水肿或橘皮样改变。

脂肪坏死在乳腺X射线摄影有多种表现形式：

1）脂性囊肿：环形低密度包膜包绕着透亮的脂肪组织，伴或不伴囊壁钙化。

2）结构扭曲：中心呈透亮密度或混杂密度，伴周围腺体结构紊乱（图3-2-9）。

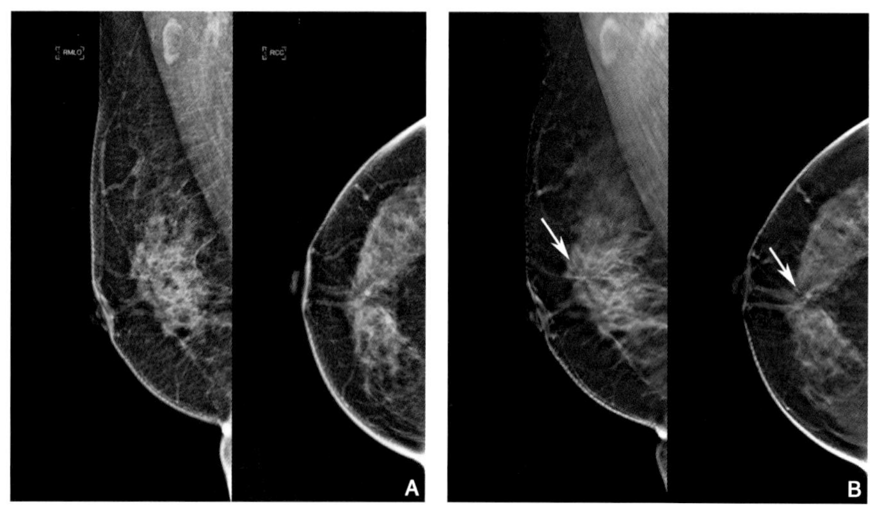

图3-2-9 肿块切除术后脂肪坏死

患者，女性，45岁。A. 右侧乳腺X射线摄影MLO位、CC位；B. 右侧乳腺X射线摄影MLO位、CC位断层图像示右乳内上象限局部腺体结构扭曲（箭）。

3）肿块：中心高密度的肿块，边缘清晰，或可有毛刺及钙化，易误诊。

4）钙化：多为光滑的圆形或边缘型钙化，也可表现为团簇状无定形钙化、线样钙化和分枝样钙化。

4. 恶性病变

（1）浸润性导管癌：是浸润性乳腺癌中最大的一组，约占65%～75%。乳腺肿块是最常见的症状，伴或不伴疼痛。患者常有乳头异常、乳房皮肤及轮廓改变、乳房疼痛、区域淋巴结肿大等临床症状。

乳腺 X 射线摄影可表现为肿块、钙化、结构扭曲及不对称致密。结构扭曲即表现为从一点发出的放射状影和局灶性收缩，中心呈“白色星芒”（图 3-2-10），当伴有钙化时常为无定形、细小多形性钙化（图 3-2-11）。

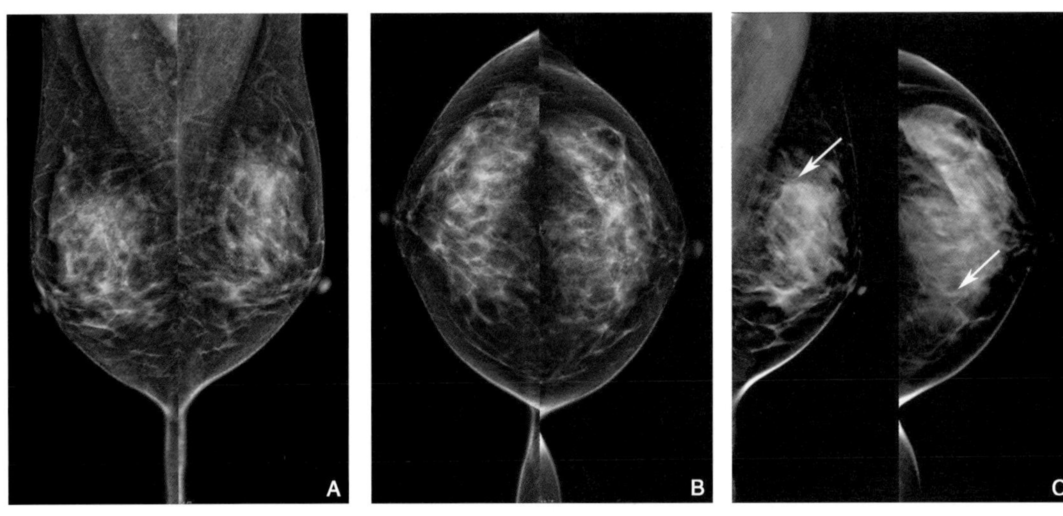

图 3-2-10　浸润性导管癌

患者，女性，49 岁。A、B. 双侧乳腺 X 射线摄影 MLO 位、CC 位；C. 左侧乳腺 X 射线摄影 MLO 位、CC 位断层图像示左乳内上象限局部腺体结构扭曲（箭）。

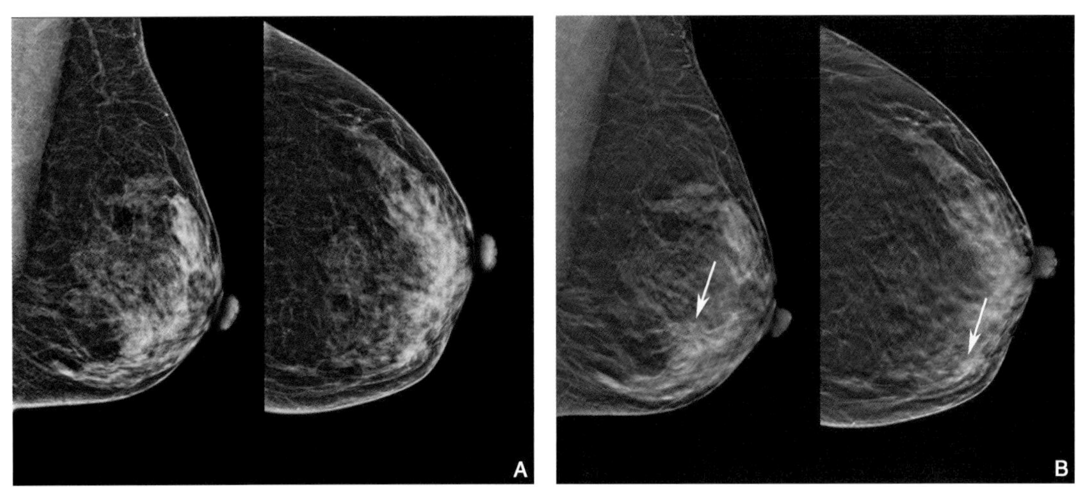

图 3-2-11　浸润性导管癌

患者，女性，51 岁。A. 左侧乳腺 X 射线摄影 MLO 位、CC 位；B. 左侧乳腺 X 射线摄影 MLO 位、CC 位断层图像示左乳内下象限局部腺体结构扭曲伴模糊钙化（箭）。

（2）浸润性小叶癌：浸润性小叶癌是小叶癌早期浸润的癌细胞向小叶外间质浸润性生长，常伴有小叶原位癌的一种浸润癌，占浸润性乳腺癌的 5%～15%。发病年龄比浸润性导管癌大 1～3 岁。好发于外上象限，早期多无症状和体征，有时较大肿瘤也难以触及。由于生长方式隐匿，是最常漏诊的乳腺肿瘤亚型。典型临床征象为触到局限性分叶状肿块或广泛的坚韧质硬区域。以多灶性、多中心性及双侧性生长为特征。

结构扭曲是浸润性小叶癌的一种较常见的征象，较其他类型乳腺癌常见。它的正常结构被扭曲，但无明确的肿块，可见包括从一点发出的放射状影的局灶性收缩，或者实质的边缘扭曲（图3-2-12）。浸润性小叶癌往往不显示或部分显示放射状收缩，有的仅表现为局部结构排列紊乱，在不同投照位置上表现亦不同。常需比较两侧同一投照位置，仔细观察才能发现。

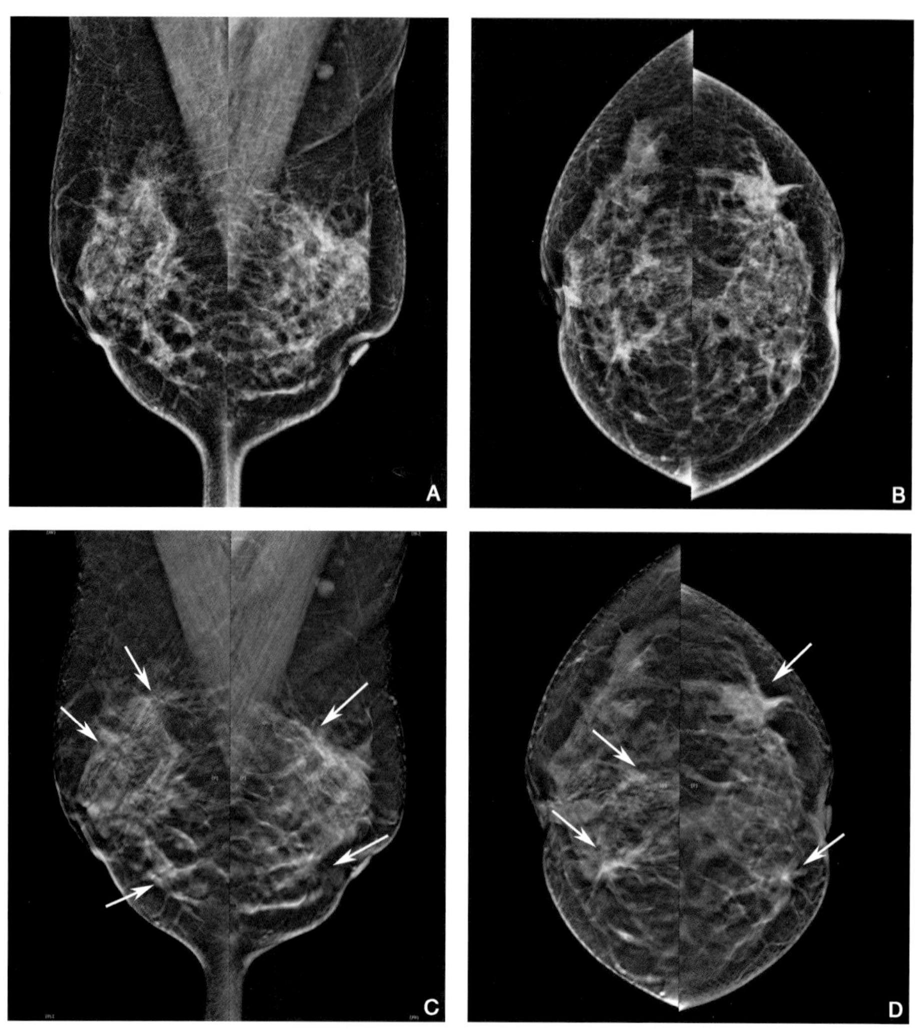

图3-2-12 双侧乳腺多发浸润性小叶癌

患者，女性，55岁。A、B. 双侧乳腺X射线摄影MLO位、CC位；C、D. 双侧乳腺X射线摄影MLO位、CC位断层图像示双侧乳腺多发结构扭曲（箭）。

四、结构扭曲的影像诊断思路

结构扭曲的影像诊断思路见图3-2-13。

五、结构扭曲的诊断分析要点

结构扭曲是一种乳腺非肿块性病变的常见征象，正常乳腺组织的重叠及良、恶性病变均可出现结构扭曲，是乳腺疾病诊断中的难点，易造成漏诊及误诊，常需依靠病理明确诊断。

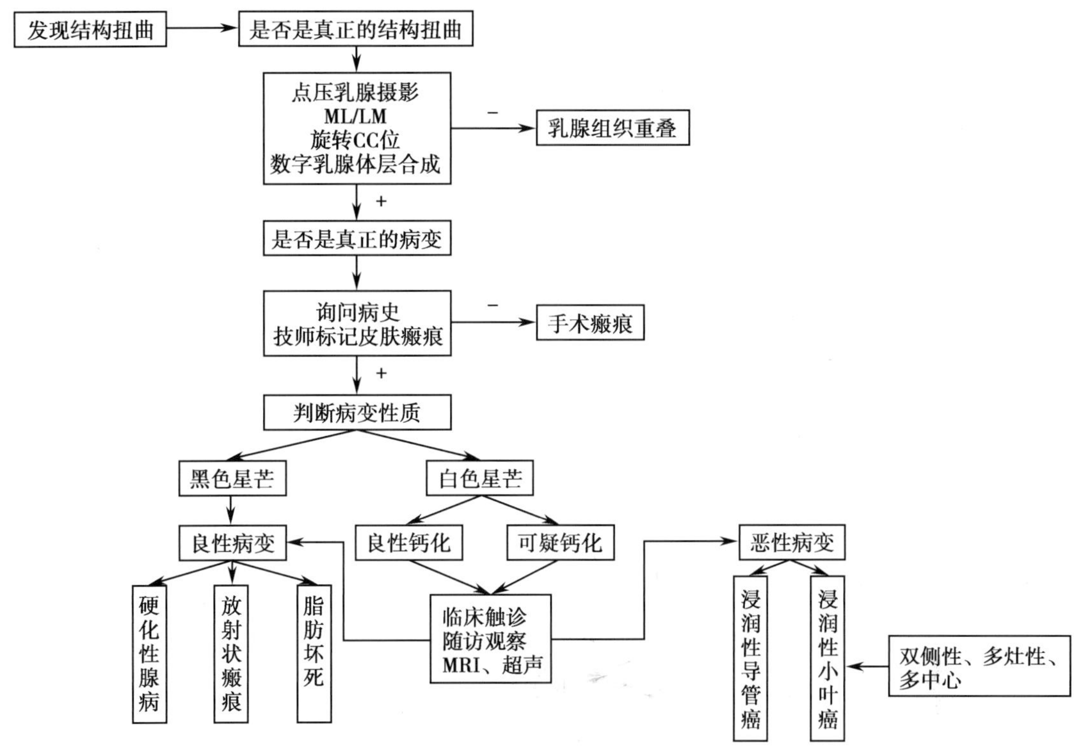

图 3-2-13　结构扭曲的影像诊断思路

在工作中，对于结构扭曲的诊断思路分为三步，第一步为判断是否是真正的结构扭曲；第二步为判断是否是真正的病变；第三步为判断病变的性质。首先在第一步时，乳腺纤维腺体组织重叠造成的结构扭曲可以通过改变摄影体位来与病灶区分；在第二步时，需要技师在摄片时仔细观察患者乳腺外观并询问病史，标记手术区域，以免医师误诊；乳腺 X 线表现为结构扭曲的良恶性病变的鉴别诊断较为困难，除了特征性的“黑色星芒”“白色星芒”外，还可结合病变周围条索的柔软、粗细程度，病灶内是否伴有良恶性钙化来辅助诊断。除此之外，临床触诊、其他影像学检查（超声、MRI）、随访观察都有助于对病灶的良、恶性进行鉴别（图 3-2-14）。有文献提出，可从病灶形态、强化方式等方面来协助鉴别硬化性腺病与乳腺恶性肿瘤。①形

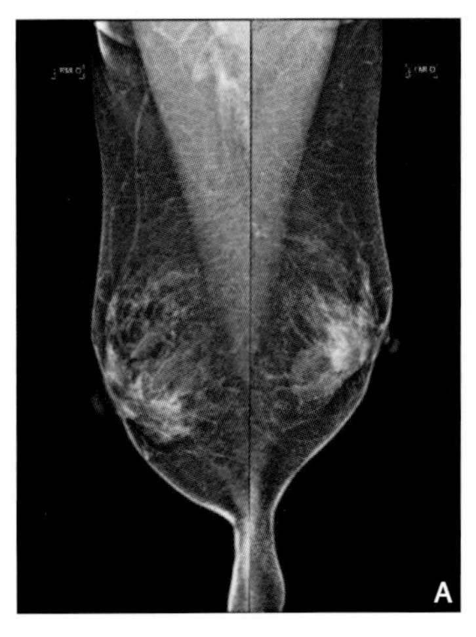

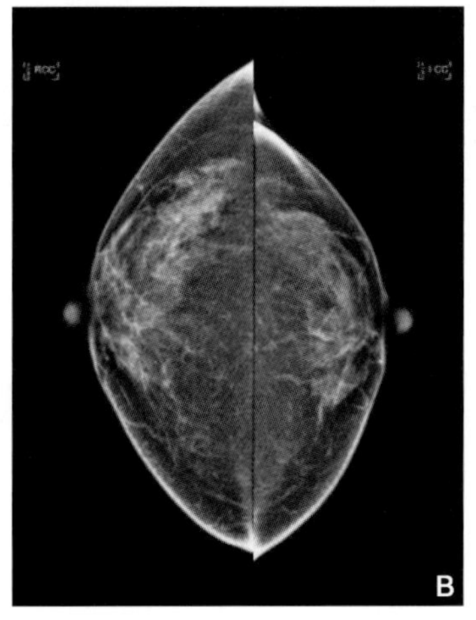

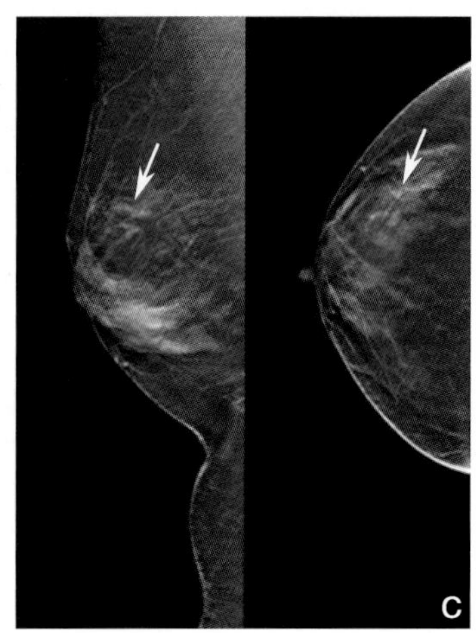

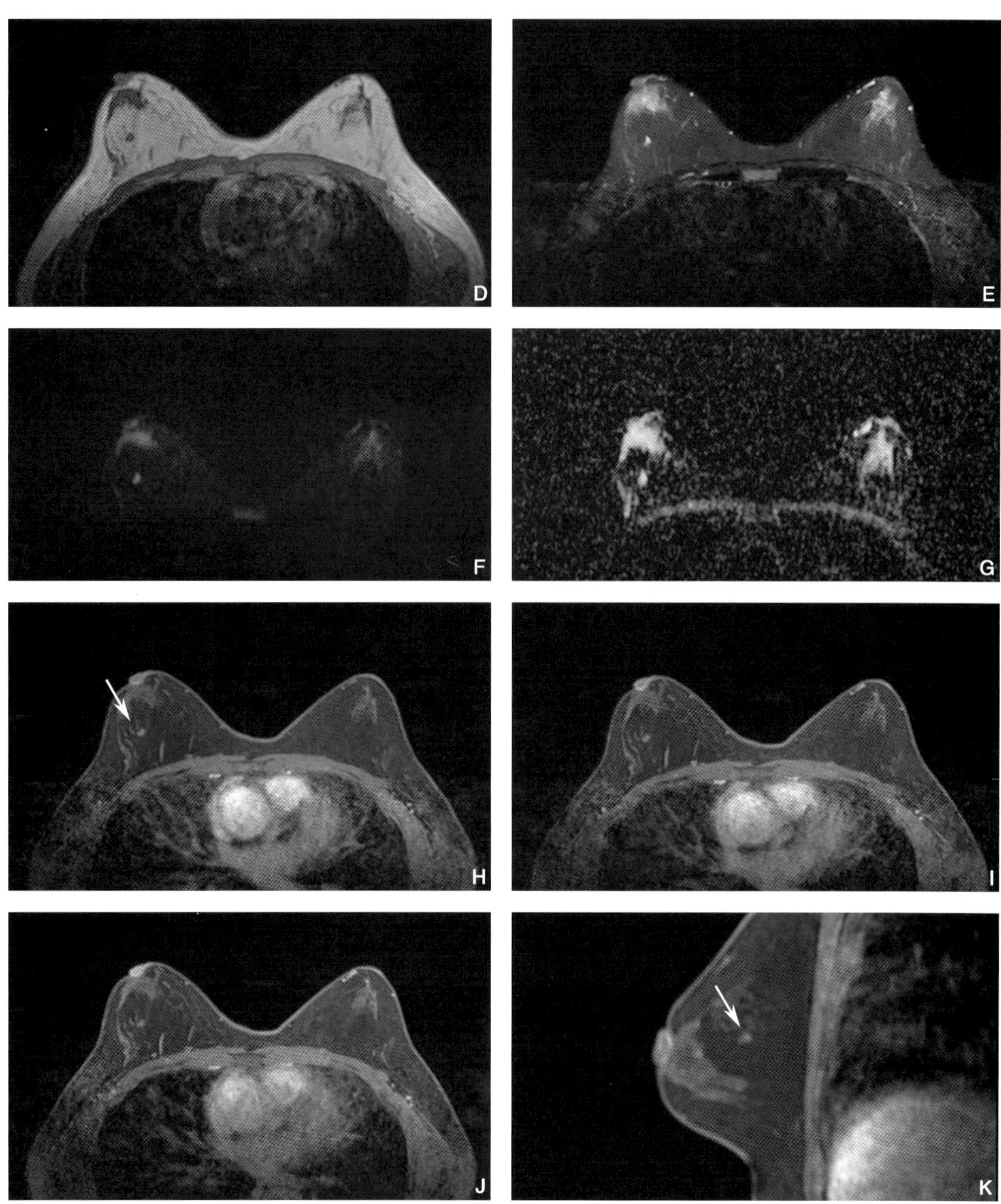

图 3-2-14　乳腺病伴间质胶原化

患者，女性，44 岁。A、B. 双侧乳腺 X 射线摄影 MLO 位、CC 位；C. 右侧乳腺 X 射线摄影 MLO 位、CC 位断层图像示右乳外上象限结构扭曲（箭）；D、E. T_1WI 平扫、T_2WI 平扫示右乳外上象限见一卵圆形肿块，T_1WI 呈等信号，T_2WI 呈稍高信号，边缘清楚；F、G. DWI 呈高信号，ADC 呈高信号，ADC 值为 $1.5\times10^{-3}mm^2/s$；H～K. T_1WI 脂肪抑制动态增强扫描、T_1WI 脂肪抑制增强矢状位示病灶均匀强化（箭）。

态：乳腺硬化性腺病病灶中心低信号，毛刺纤细均匀，可出现病灶一侧毛刺，另一侧边界清楚。②强化方式：硬化性腺病在横轴位增强第1期时病灶呈轻度局灶强化，周围毛刺根部强化程度低于中心，呈持续强化；矢状位（增强最后1期）呈星芒状肿块，与增强偏早期的横轴位图像病灶形态存在较大差异（图3-2-15）。而乳腺癌病灶中心明显强化，中心与毛刺根部强化基本一致，横轴位与矢状位病灶形态差异不大，可能有助于鉴别（图3-2-16）。另外DWI可能有一定帮助。

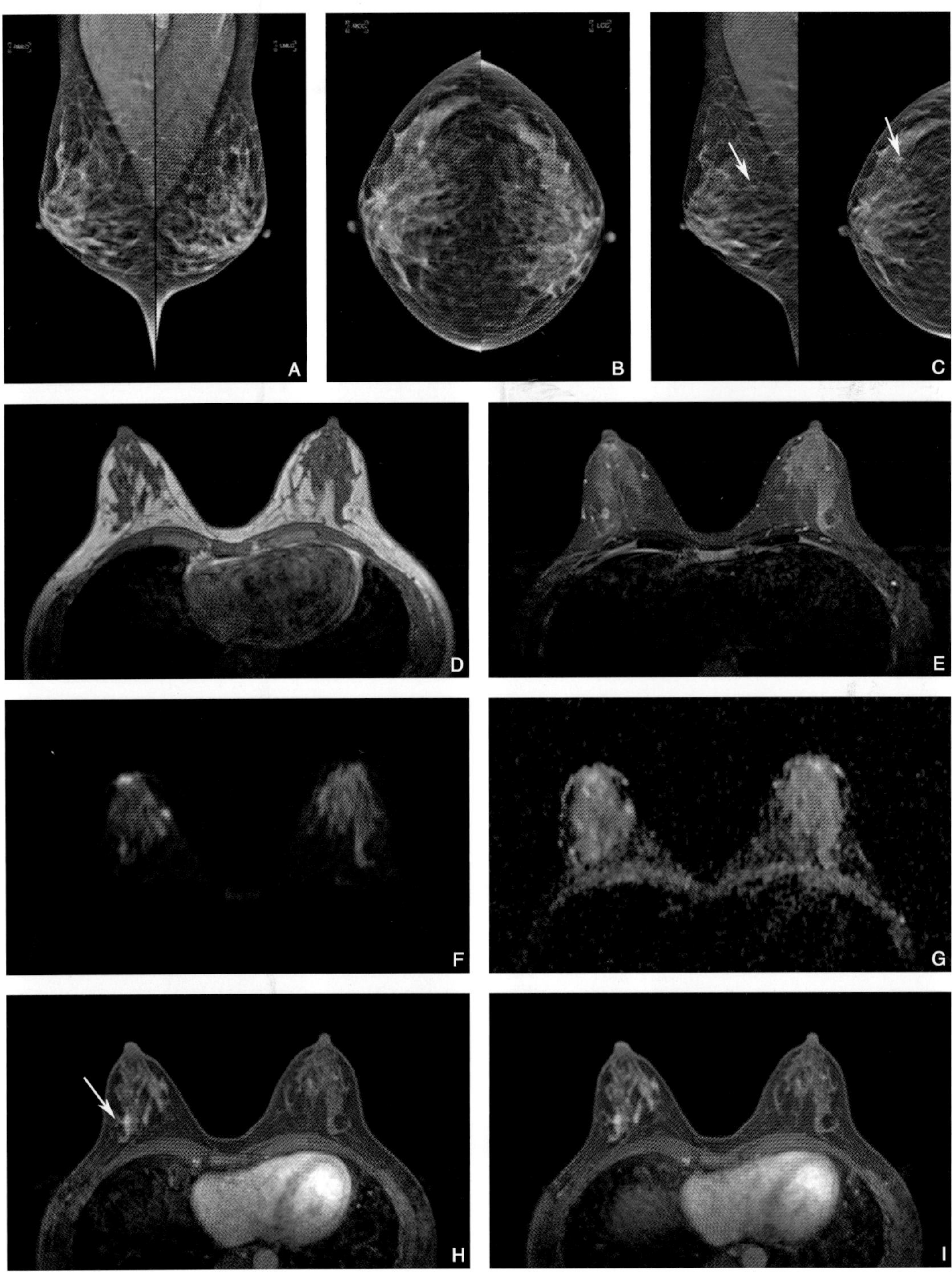

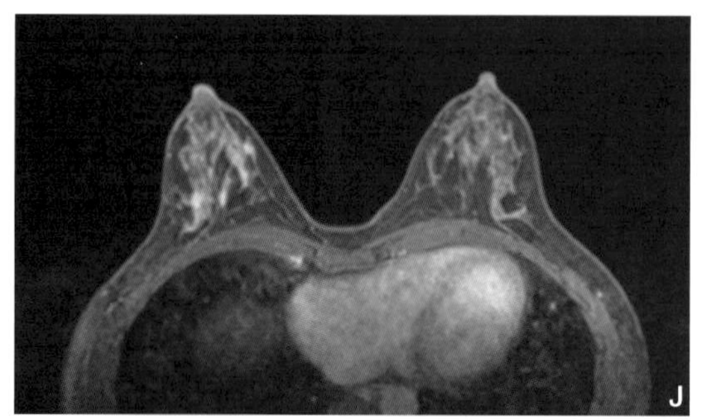

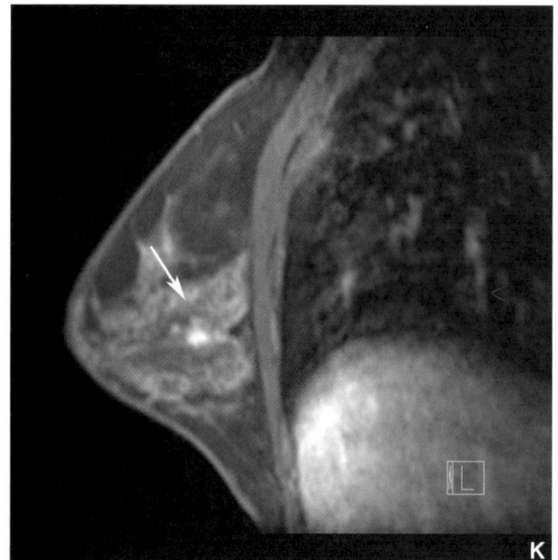

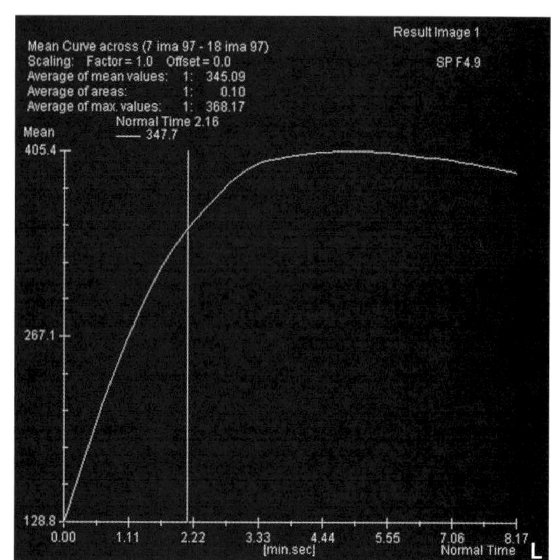

图 3-2-15　乳腺硬化性腺病伴部分导管上皮增生活跃

患者，女性，40 岁。A、B. 双侧乳腺 X 射线摄影 MLO 位、CC 位；C. 右侧乳腺 X 射线摄影 MLO 位、CC 位断层图像示右乳外下象限结构扭曲（箭）；D、E. T_1WI 平扫、T_2WI 平扫示右乳外下象限见一卵圆形肿块，T_1WI 呈等信号，T_2WI 呈稍高信号，边缘欠清；F、G. DWI 呈高信号，ADC 呈高信号，ADC 值为 $1.45\times10^{-3}mm^2/s$；H～K. T_1WI 脂肪抑制动态增强扫描、T_1WI 脂肪抑制增强矢状位示病灶均匀强化（箭）；L. TIC 呈快速流入 - 平台型。

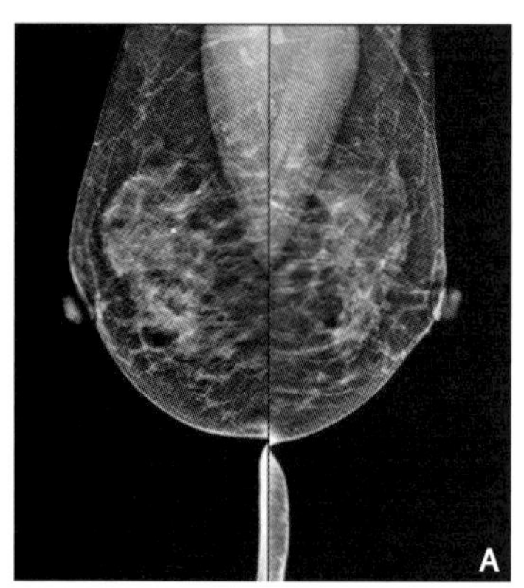

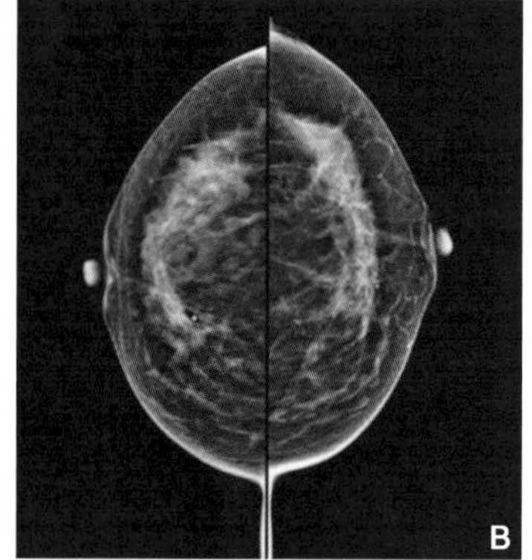

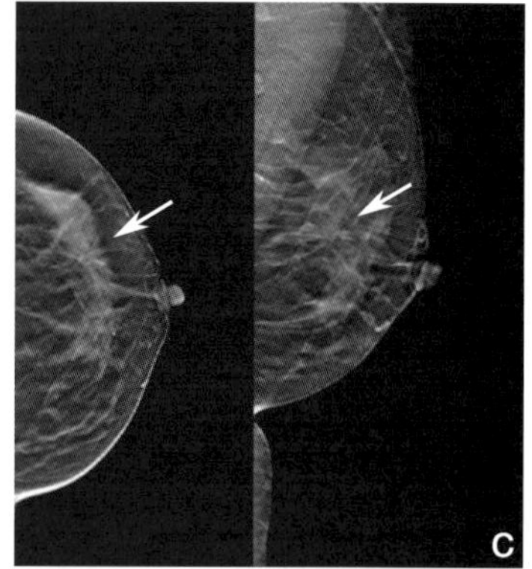

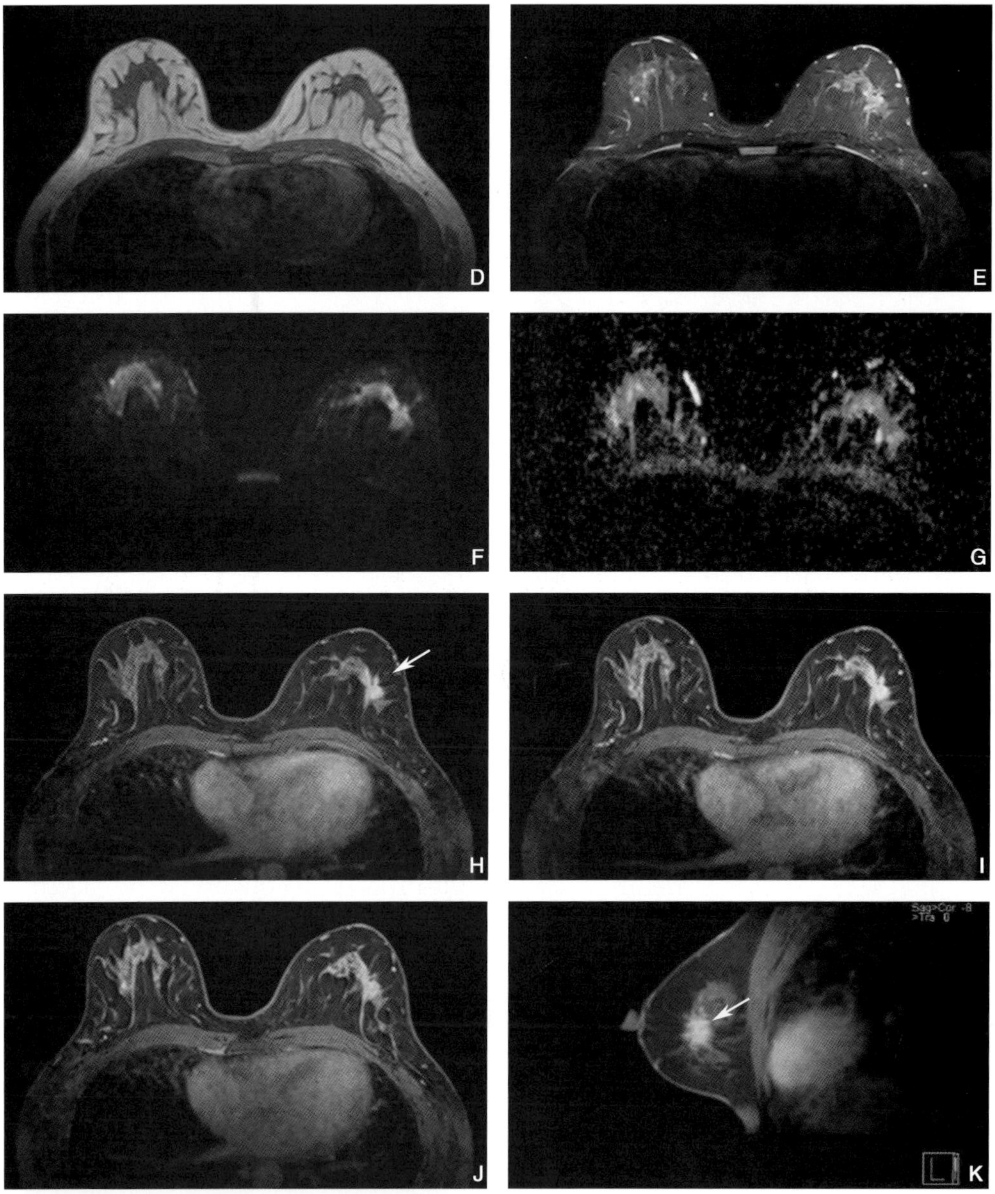

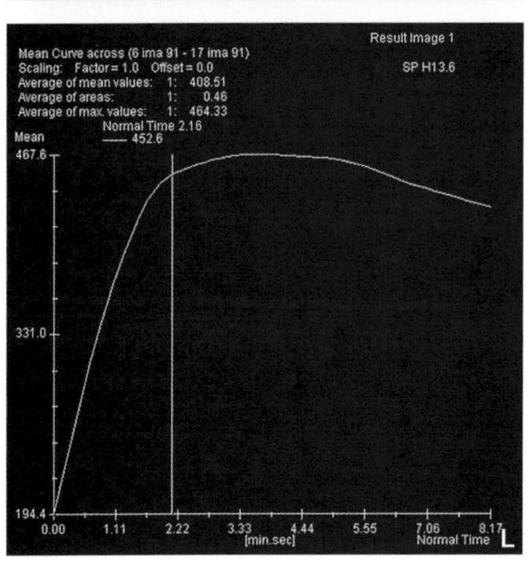

图 3-2-16　导管原位癌

患者，女性，49 岁。A、B. 双侧乳腺 X 射线摄影 MLO 位、CC 位；C. 左侧乳腺 X 射线摄影 MLO 位、CC 位断层图像示左乳外下象限结构扭曲（箭）；D、E. T_1WI 平扫、T_2WI 平扫示左乳外下象限见一不规则肿块，T_1WI 呈等信号，T_2WI 呈等信号，边缘不清楚；F、G. DWI 呈高信号，ADC 呈低信号，ADC 值为 $0.96\times10^{-3}mm^2/s$；H～K. T_1WI 脂肪抑制动态增强扫描、T_1WI 脂肪抑制增强矢状位示病灶明显不均匀强化（箭）；L. TIC 呈快速流入 - 流出型。

第三节 钙化分析思路

一、术语描述

乳腺良、恶性病变均可出现钙化。通常良性病变的钙化多较粗大，形态可呈颗粒状、“爆米花”样、粗棒状、蛋壳样、新月形或环形，密度较高，分布比较分散；而恶性病变的钙化形态多呈细小多形性、细线样或细分枝状，大小不等，浓淡不一，分布上常密集成簇或呈线样及段样走行。钙化的大小、形态和分布是鉴别乳腺良、恶性病变的重要依据。

二、表现为钙化的疾病分类

1. **良性病变** 纤维腺瘤、积乳囊肿、脂肪坏死、腺病。
2. **恶性病变** 导管原位癌、佩吉特病（Paget disease）、浸润性导管癌。

三、钙化的影像分析

（一）良性病变

1. **纤维腺瘤** 纤维腺瘤好发于 40 岁以下的年轻女性，无明显自觉症状，多为偶然发现的乳腺肿块，部分纤维腺瘤在乳腺 X 线上可见钙化，钙化可位于肿块的边缘部分或中心，多呈粗颗粒状、树枝状或斑点状，钙化也可逐渐发展，相互融合而成为大块状钙化或骨化，占据肿块的大部或全部，某些病例可单纯凭借粗大颗粒状或特征性的“爆米花”样钙化而作出纤维腺瘤的诊断（图 3-3-1）。

2. **积乳囊肿** 积乳囊肿是在泌乳时由多种原因引起乳汁排出不畅、淤积，导致所属乳腺导管、终末导管及腺泡扩张，融合而形成的囊性病变。病变可累及单个或多个导管，呈薄壁单房或多房蜂窝状囊肿。

根据囊肿形成时间长短、囊内容物成分不同，影像学检查表现可各异。积乳囊肿形成早期水分较多，表现为圆形、卵圆形肿块，边界清楚，密度均匀与腺体接近。当脂肪聚集时乳腺 X 线上可见小透亮区，囊壁较厚，周围可有完整或不完整的透亮环，此种表现类型可称为致密结节型积乳囊肿。随时间延长，水分吸收，囊内容物变黏稠，脂肪含量增多，表现为部分或全部高度透亮的圆形、卵圆形肿块，囊壁光滑整齐，此型称为透亮型积乳囊肿。当积乳囊肿出现水脂分离时，可见脂 - 液平面的混杂密度。后期在乳腺 X 线上还可见环形钙化及粗大不规则钙化（图 3-3-2）。

3. **脂肪坏死** 乳腺脂肪坏死常为外伤或医源性损伤导致局部脂肪细胞坏死液化后引起的非化脓性无菌性炎症反应，中老年女性多见。根据原因可将乳腺脂肪坏死分为原发性和继发性两种。绝大多数为原发性脂肪坏死，由外伤引起，外伤多为钝器伤；继发性脂肪坏死可由于导管内容物淤积并侵蚀导管上皮，使具有刺激性的导管内容物溢出到周围的脂肪组织内，导致脂肪坏死，也可由于手术、炎症等原因引起。

在乳腺 X 线上病变多位于较表浅的皮下脂肪层部位。病变早期，若皮肤有红肿、瘀斑，则可显示非特异性的皮肤局限增厚与皮下脂肪层致密浑浊。出血区可表现为密度略高而境界不清的浸润或结节样影，边缘可出现毛刺。有的可出现粗颗粒样钙化，或类似乳腺癌的细小多形性钙化（图 3-3-3）。

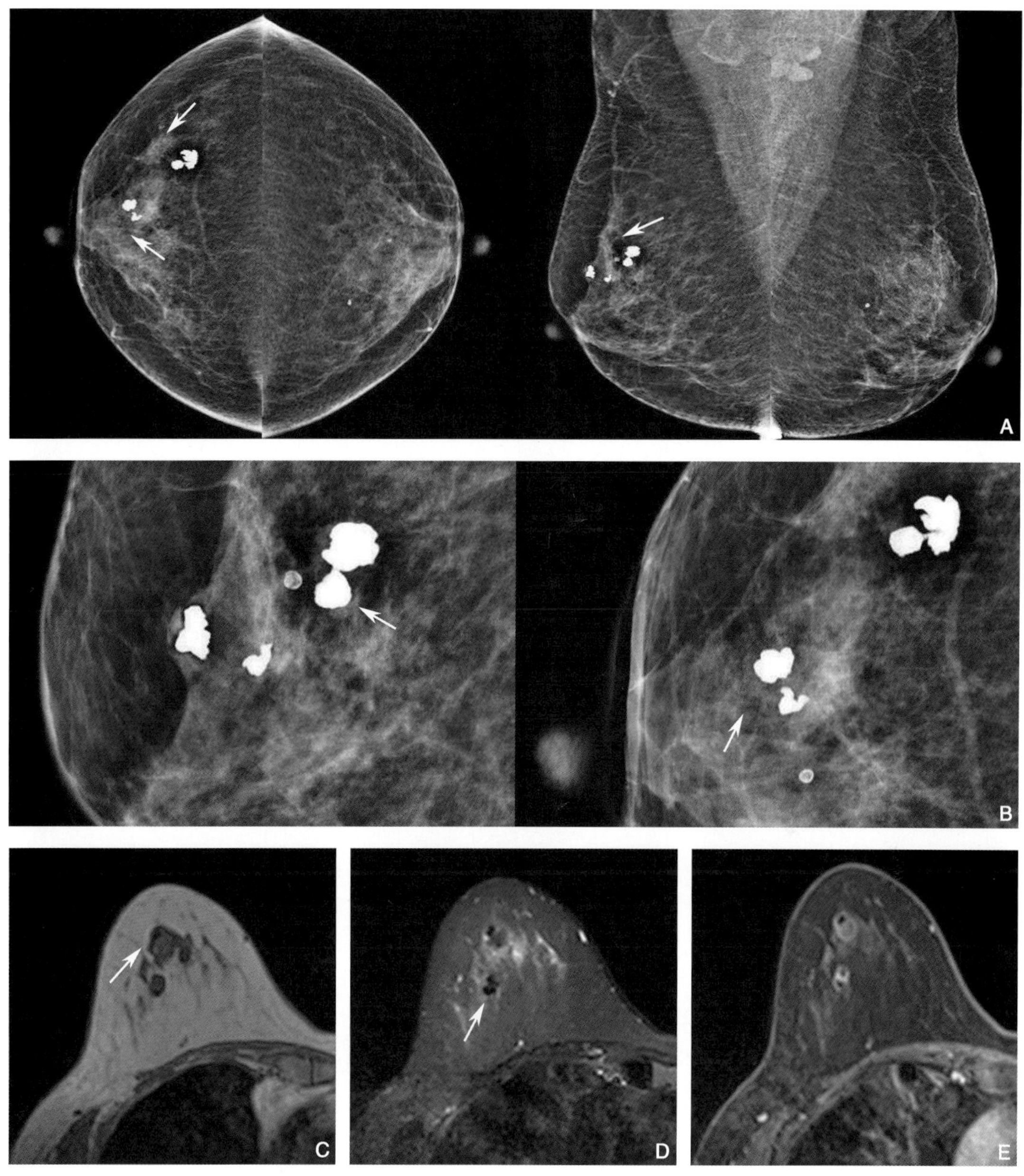

图 3-3-1　纤维腺瘤

患者，女性，65 岁。A. 双侧乳腺 X 射线摄影 CC 位、MLO 位示右乳外上象限两个卵圆形肿块（箭），其内见“爆米花”样钙化；B. 右侧乳腺 X 射线摄影 CC 位、MLO 位局部放大影像示右乳外上象限病灶内钙化为“爆米花”样（箭）；C. T_1WI 平扫示右乳外上象限两个混杂信号肿块，T_1WI 呈等、低信号（箭）；D. T_2WI 平扫示病灶呈稍高、低信号（箭）；E. T_1WI 脂肪抑制增强示实性成分有强化，钙化无强化。

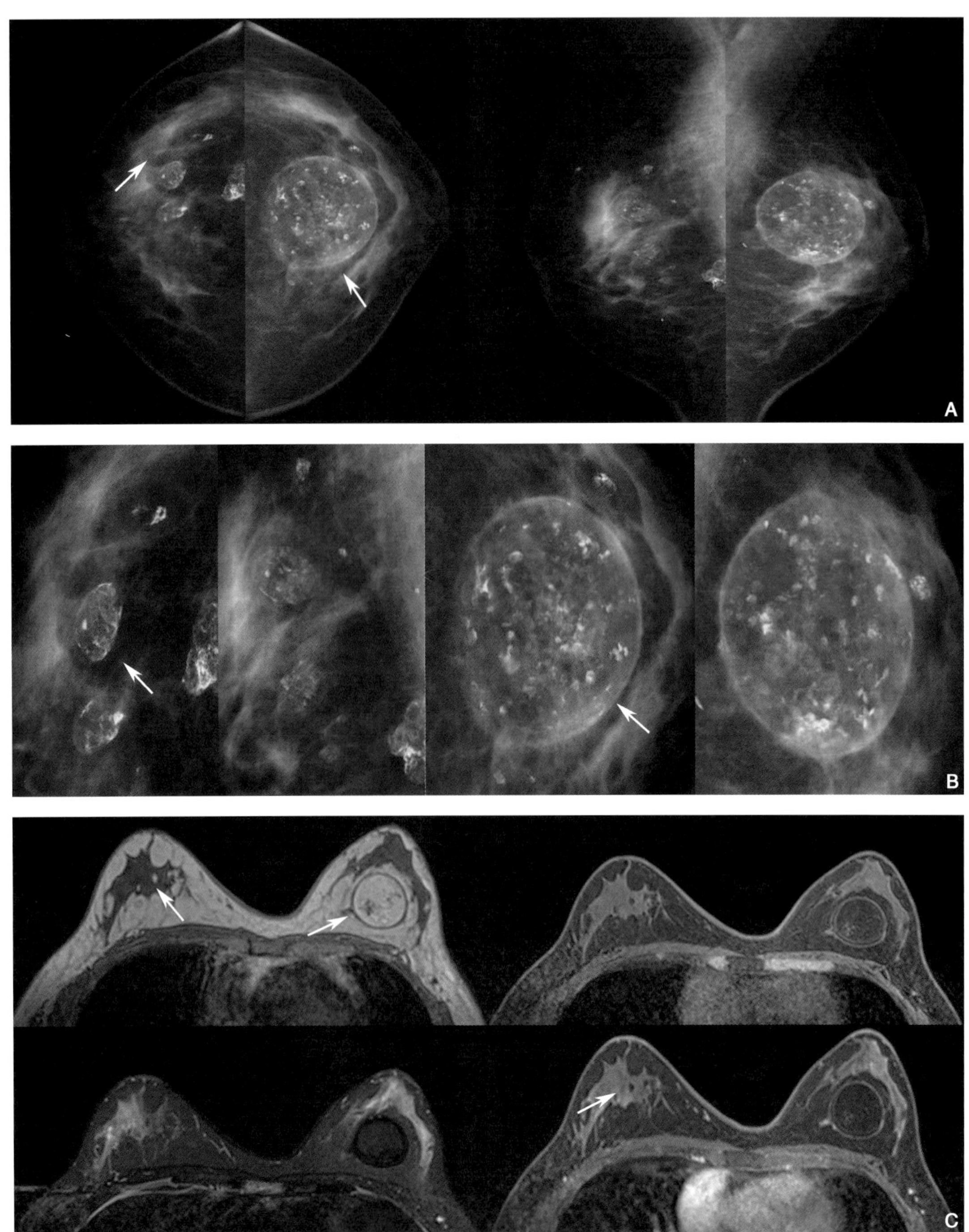

图3-3-2　积乳囊肿

患者，女性，39岁。A. 双侧乳腺X射线摄影CC位、MLO位示双侧乳腺内多发卵圆形肿块及结节（箭），其内见较多颗粒状及粗大不规则钙化；B. 双侧乳腺X射线摄影CC位、MLO位局部放大影像示病灶内钙化为颗粒状、粗大不规则（箭）；C. T_1WI平扫、T_1WI平扫脂肪抑制、T_2WI平扫、T_1WI增强示双侧乳腺内病灶见脂肪组织，T_1WI不脂肪抑制上呈高信号（箭），T_1WI脂肪抑制上信号减低，T_2WI上呈低信号，增强扫描无强化（箭）。

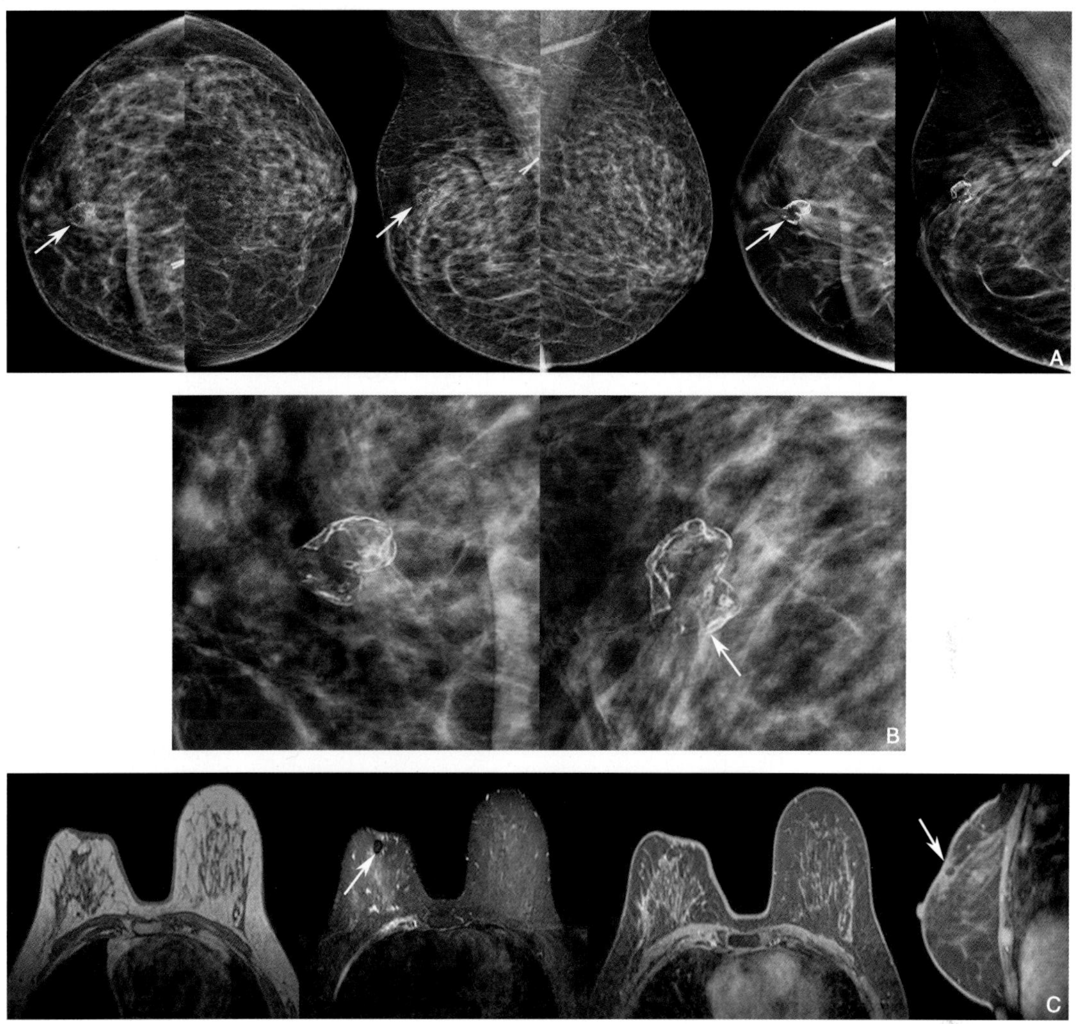

图 3-3-3　乳腺癌保乳术后

患者，女性，49 岁。A. 双侧乳腺 X 射线摄影 CC 位、MLO 位示右乳上份术后改变，术区见一脂肪密度结节（箭），其内见蛋壳样钙化；右侧乳腺 X 射线摄影 CC 位、MLO 位断层图像示病灶边界显示更清（箭）；B. 右侧乳腺 X 射线摄影 CC 位局部放大影像示病灶内钙化为蛋壳样（箭）；C. T_1WI 平扫、T_2WI 平扫、T_1WI 增强、T_1WI 脂肪抑制增强矢状位示右乳上份见混杂信号结节（箭），T_1WI 不脂肪抑制呈高信号，T_2WI 脂肪抑制呈低信号，增强后无强化。

4. 乳腺腺病　乳腺腺病是起源于终末导管 - 小叶单位的乳腺上皮和纤维组织的良性增生性病变，其主要改变是乳腺腺泡和小导管的明显局灶性增生，并伴不同程度的结缔组织增生，小叶结构基本失去正常形态，甚者腺泡上皮细胞散居于纤维基质中。

在乳腺 X 射线摄影中表现为局限性的片状密度增高影，边缘模糊；CC 位和 MLO 位均可见且病变范围及形态类似，变换体位病变持续存在。通常合并良性或可疑钙化，钙化点光滑、大小相近，形态以点状、颗粒状或无定形钙化多见（图 3-3-4），少数表现为细小多形性或大杆状（图 3-3-5）。钙化形态较恶性病变规整，密度均匀。钙化多散在分布，部分可呈团簇状或段样分布。乳腺腺病表现为上述影像时容易诊断。

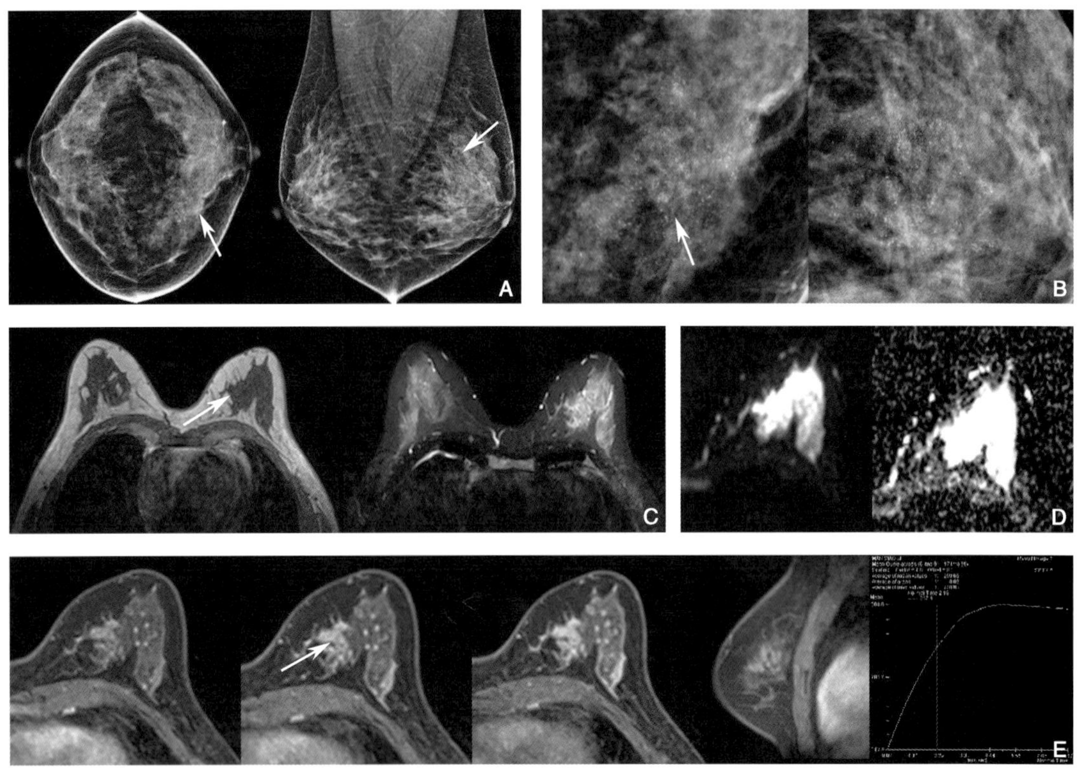

图 3-3-4　乳腺腺病(一)

患者，女性，48岁。A. 双侧乳腺X射线摄影CC位、MLO位示左乳内上象限局部腺体致密(箭)，其内见较多无定形、细小多形性钙化(箭)，沿导管呈段样分布，周围腺体结构紊乱；B. 左侧乳腺X射线摄影CC位、MLO位局部放大影像示病灶内钙化为细线样、细小多形性(箭)；C. T_1WI平扫、T_2WI平扫示左乳内上象限局部腺体增厚(箭)，T_1WI呈等信号，T_2WI信号稍高；D. DWI未见异常高信号，ADC图未见异常低信号；E. T_1WI脂肪抑制动态增强、T_1WI增强矢状位示病灶不均匀渐进性强化(箭)，TIC呈快速流入-平台型。

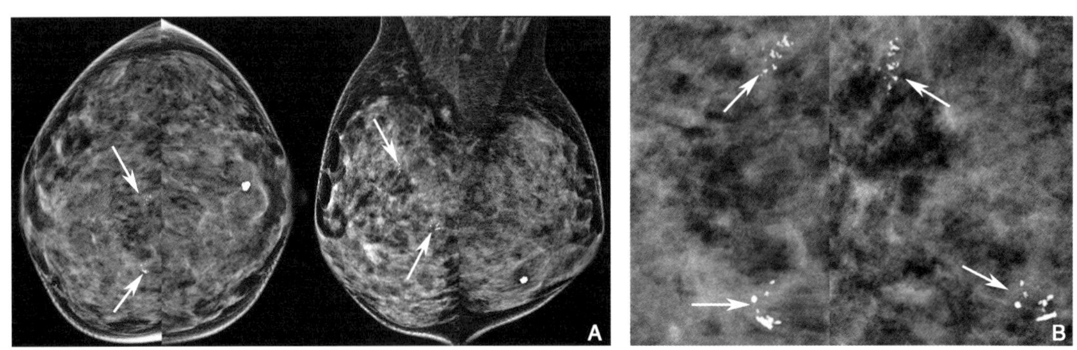

图 3-3-5　乳腺腺病(二)

患者，女性，44岁。A. 双侧乳腺X射线摄影CC位、MLO位示右乳上份及内份分别见团簇状分布钙化(箭)，为粗杆状、颗粒状钙化；B. 右侧乳腺X射线摄影CC位、MLO位局部放大影像示病灶内钙化为粗杆状、颗粒状(箭)。

（二）恶性病变

1. **乳腺导管原位癌**　乳腺导管原位癌（ductal carcinoma in situ，DCIS）是指局限在乳腺导管或终末小叶的上皮细胞异形性增生，未突破基底膜，属于非浸润性癌，具有发展成为浸润性导管癌的潜在可能性。

微小钙化是 DCIS 常见的乳腺 X 线表现。90% 乳腺癌微小钙化灶为原位病变，其中 80% 为 DCIS。钙化多为细小多形性、细线分枝状，部分为无定形或粗糙不均质钙化（图 3-3-6）。分布方式以线样、段样及团簇状为主。

2. **Paget 病**　Paget 病的特征是被称为 Paget 细胞的恶性细胞浸润乳头表皮。乳腺

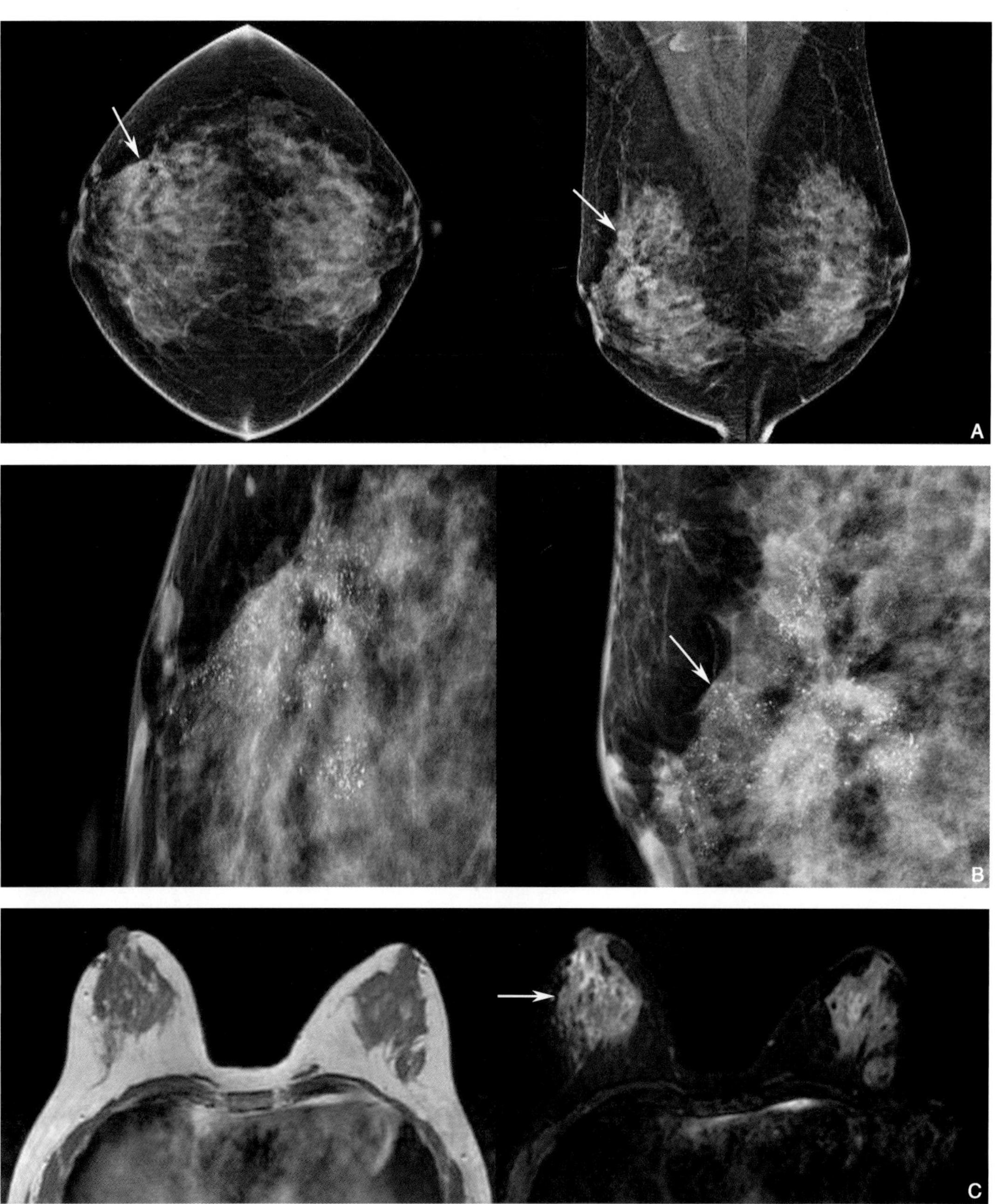

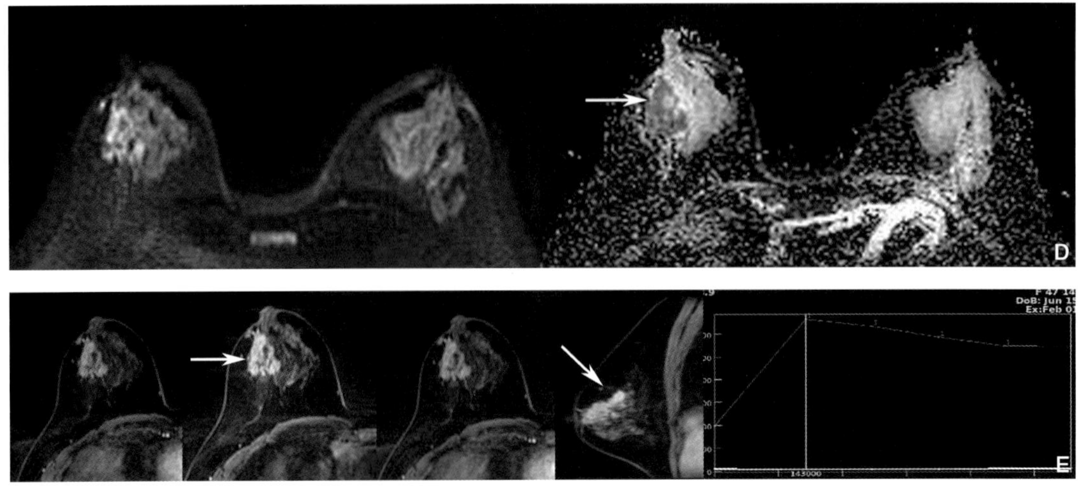

图 3-3-6　导管原位癌

患者，女性，47 岁。A. 双侧乳腺 X 线摄影 CC 位、MLO 位示右乳外上象限局部腺体致密（箭），其内见较多细小多形性、细线样钙化，沿导管呈段样分布至乳晕后；B. 右侧乳腺 X 线摄影 CC 位、MLO 位局部放大影像示病灶内钙化为细小多形性、细线样（箭）；C. T_1WI 平扫、T_2WI 平扫示右乳外上象限腺体片状增厚（箭），T_1WI 稍低信号，T_2WI 呈不均匀稍高信号；D. DWI 呈不均匀高信号，ADC 图呈低信号；E. T_1WI 脂肪抑制动态增强示病灶不均匀强化，T_1WI 增强矢状位病灶呈非肿块段样强化，TIC 呈快速流入 - 流出型。

Paget 是一种罕见疾病，占所有乳腺癌病例的 1%～3%。超过 90% 的 Paget 病病例与其他潜在的乳腺恶性肿瘤相关，最常见的是与乳头乳晕复合体下乳管内的导管原位癌相关，伴或不伴浸润性导管癌。Paget 病临床表现随病程发展程度和阶段而不同，初期：乳头发红，乳晕区瘙痒；进展期：乳头潮湿、结痂、湿疹样改变导致溃疡形成等。Paget 病伴导管原位癌乳房内可无可触及的肿块，或仅仅表现为腺体的增厚。

在乳腺 X 线上表现为乳头、乳晕和乳晕下异常，包括皮肤增厚、乳头扁平或乳头内陷、恶性钙化，以及乳头 - 乳晕复合体水平的肿块。钙化表现为细线分枝状、细小多形性或无定形、粗糙不均质钙化，呈线样或段样分布，部分可合并不对称或结构扭曲（图 3-3-7）。

3. **浸润性导管癌**　浸润性导管癌是浸润性乳腺癌中最常见的类型，是最大的一组乳腺浸润性癌，占所有乳腺浸润性癌的 65%～75%。浸润性导管癌指癌细胞突破导管基底膜并

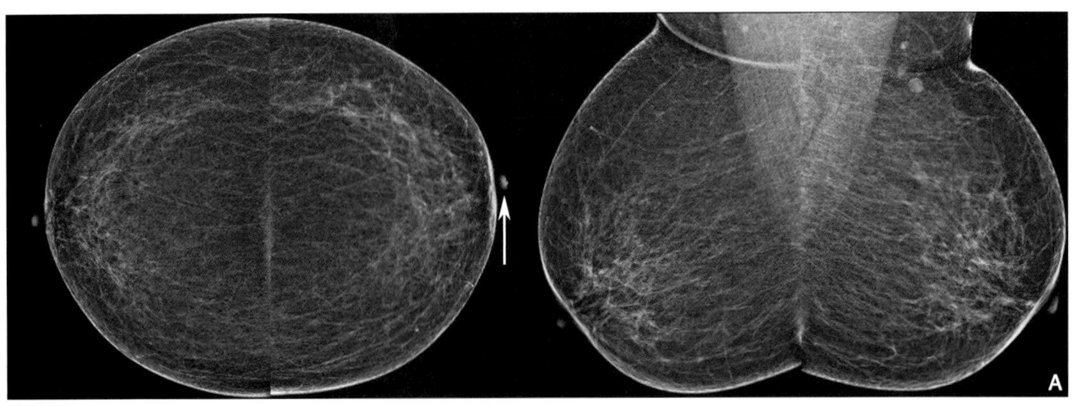

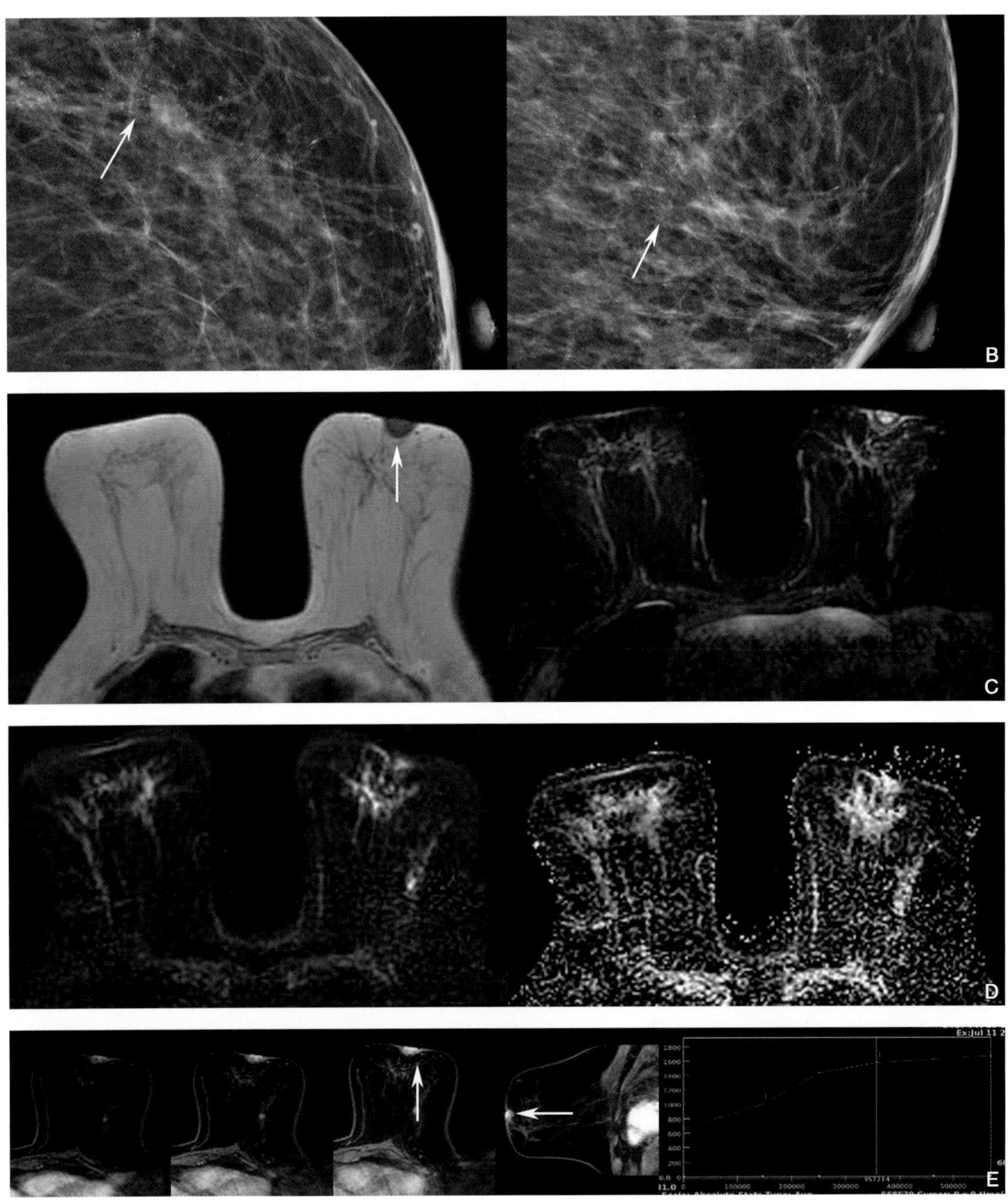

图 3-3-7　Paget 病

患者，女性，69 岁。A. 双侧乳腺 X 射线摄影 CC 位、MLO 位示左乳外份见较多细线样、无定形钙化，沿导管呈段样分布，周围腺体局部密度稍高，乳晕区皮肤稍厚，乳头形态欠规整（箭），密度增高，可见粗糙不均质、无定形钙化；B. 左侧乳腺 X 射线摄影 CC 位、MLO 位局部放大影像示病灶内钙化为细线样、无定形、粗糙不均质（箭）；C. T_1WI 平扫、T_2WI 平扫示左乳头增大、凹陷、乳晕皮肤稍增厚（箭），T_1WI 呈稍低信号，T_2WI 呈不均匀稍高信号；D. DWI 呈不均匀高信号，ADC 图呈稍低信号；E. T_1WI 脂肪抑制动态增强、T_1WI 增强矢状位示乳头不均匀强化（箭），TIC 呈快速流入 - 平台型。

侵入非特化的小叶间质中，组织学形态不一，缺乏规律性的结构特征，可同时伴有其他类型的乳腺癌。

在乳腺 X 线上可表现为肿块伴边缘毛刺或边界欠清，密度增高且不均匀；部分分化良好的乳腺癌可表现为圆形、卵圆形肿块，边缘清楚或部分清楚或模糊。恶性钙化也是浸润性导管癌的常见征象，呈多种形态，典型表现为细线分枝状、细小多形性钙化，部分可表现为无定形或粗糙不均质钙化。恶性钙化伴软组织成分时通常提示浸润性乳腺癌合并有 DCIS（图 3-3-8、图 3-3-9）。

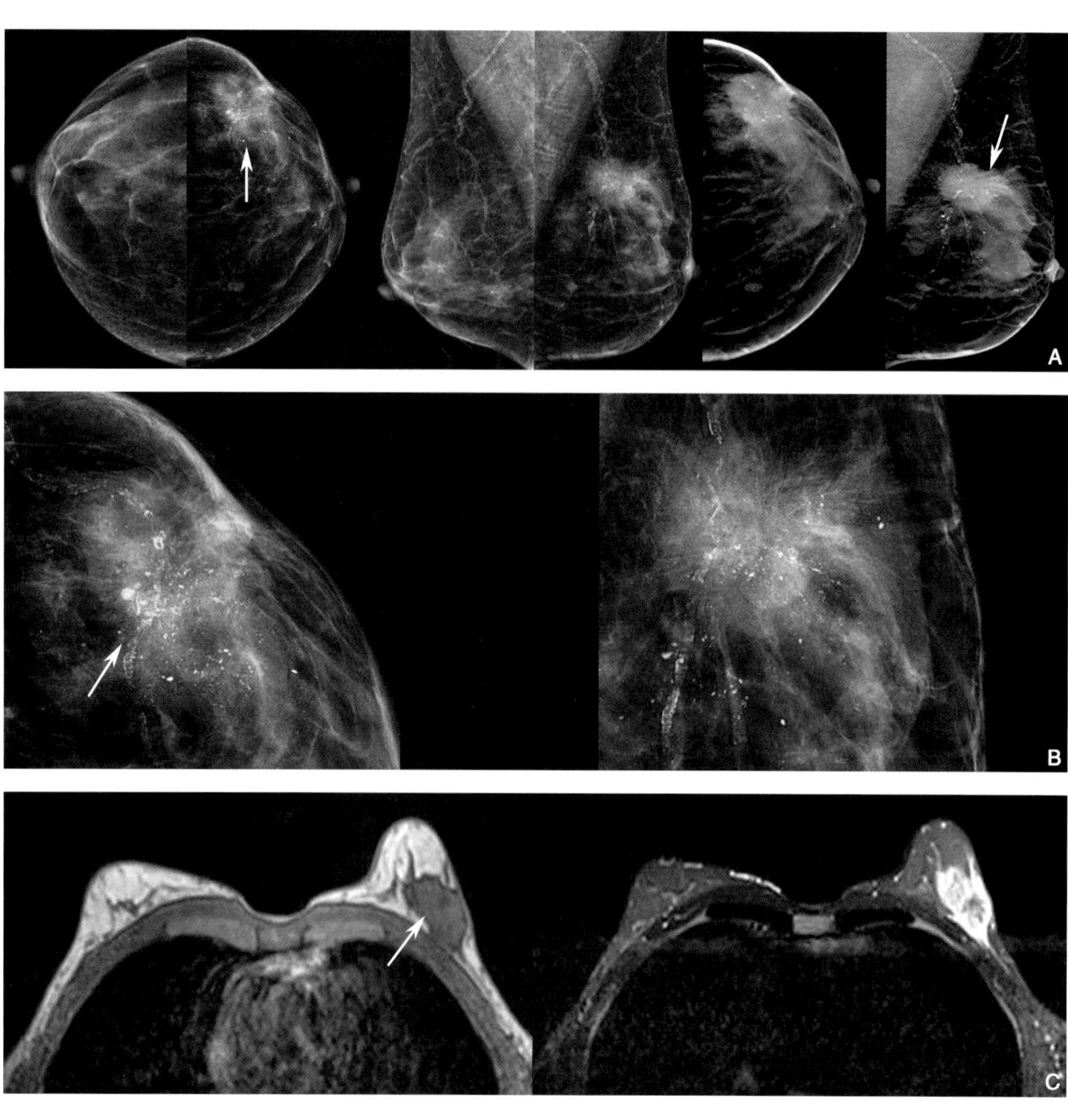

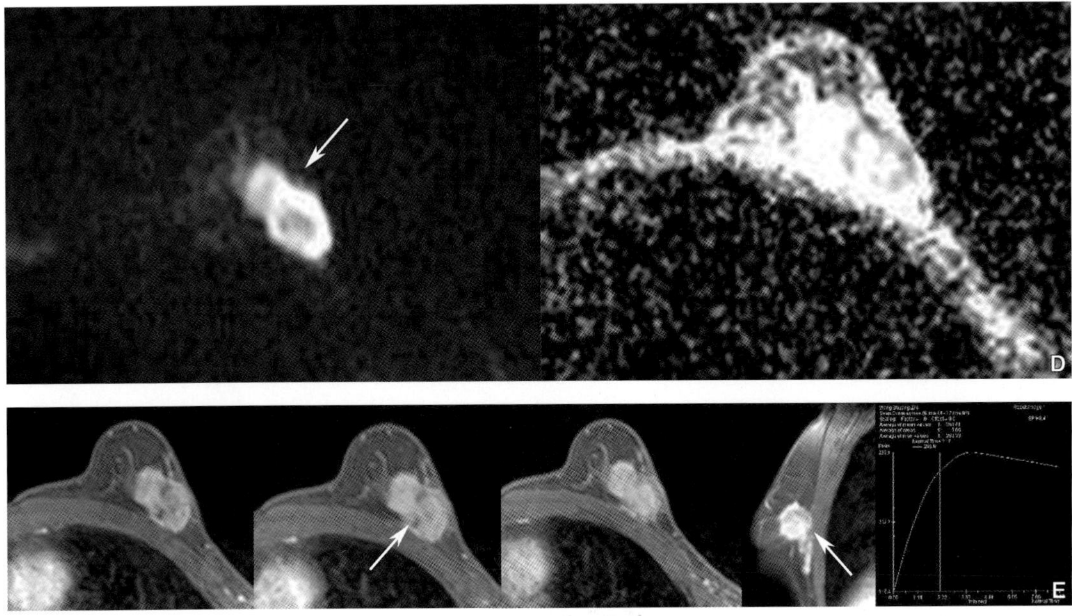

图 3-3-8　浸润性导管癌（一）

患者，女性，54 岁。A. 双侧乳腺 X 射线摄影 CC 位、MLO 位示左乳外上象限见不规则肿块（箭），边缘毛糙见长短不一毛刺，其内及周围见较多细线样、细小多形性、粗糙不均质钙化（箭），周围腺体结构紊乱、纠集，邻近皮肤增厚牵拉；左侧乳腺 X 射线摄影 CC 位、MLO 位断层图像示病灶边界显示更清（箭）；B. 左侧乳腺 X 射线摄影 CC 位、MLO 位局部放大影像示病灶内钙化为细线样、细小多形性、粗糙不均质（箭）；C. T_1WI 平扫、T_2WI 平扫示左乳外上象限见不规则肿块（箭），邻近皮肤增厚，T_1WI 呈稍低信号，T_2WI 呈不均匀稍高信号；D. DWI 呈不均匀高信号（箭），ADC 图呈低信号；，E. T_1WI 脂肪抑制动态增强病灶呈不均匀强化（箭），T_1WI 增强矢状位见病灶粘连邻近胸大肌（箭），TIC 呈快速流入 - 流出型。

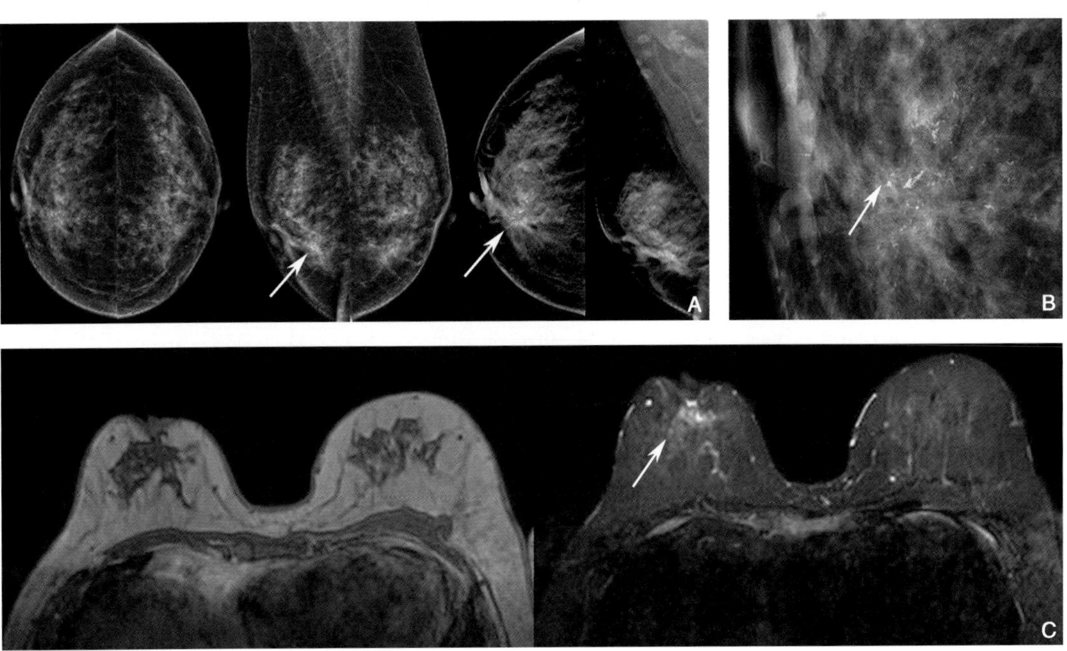

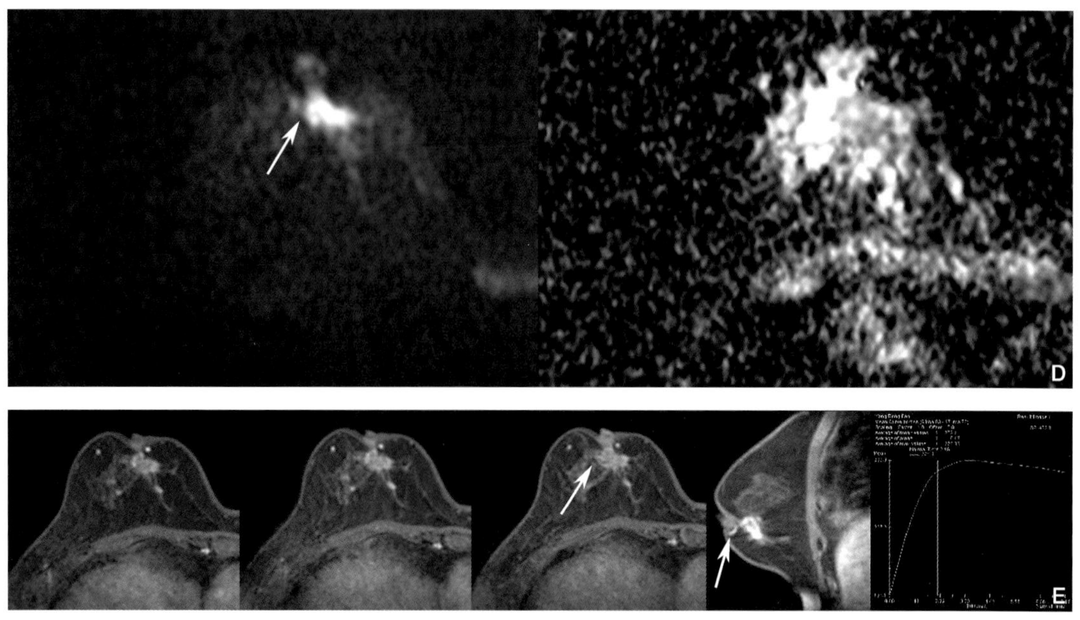

图 3-3-9　浸润性导管癌（二）

患者，女性，54 岁。A. 双侧乳腺 X 射线摄影 CC 位、MLO 位示右乳内下象限见不规则肿块（箭），边缘毛糙见长短不一毛刺，其内见较多细线样、粗糙不均质钙化，周围腺体结构紊乱、纠集，邻近皮肤增厚牵拉，乳头内陷；右乳 CC 位、MLO 位断层图像示病灶边界显示更清（箭）；B. 右侧乳腺 X 射线摄影 CC 位局部放大影像示病灶内钙化为细线样、粗糙不均质（箭）；C. T_1WI 平扫、T_2WI 平扫示右乳内下象限见不规则肿块（箭），T_1WI 呈稍低信号，T_2WI 呈不均匀稍高信号；D. DWI 呈不均匀高信号（箭），ADC 图呈低信号；E. T_1WI 脂肪抑制动态增强病灶呈不均匀强化，T_1WI 增强矢状位见病灶牵拉邻近皮肤，乳头内陷（箭），TIC 呈快速流入 - 流出型。

四、钙化的影像诊断思路（图 3-3-10～图 3-3-13）

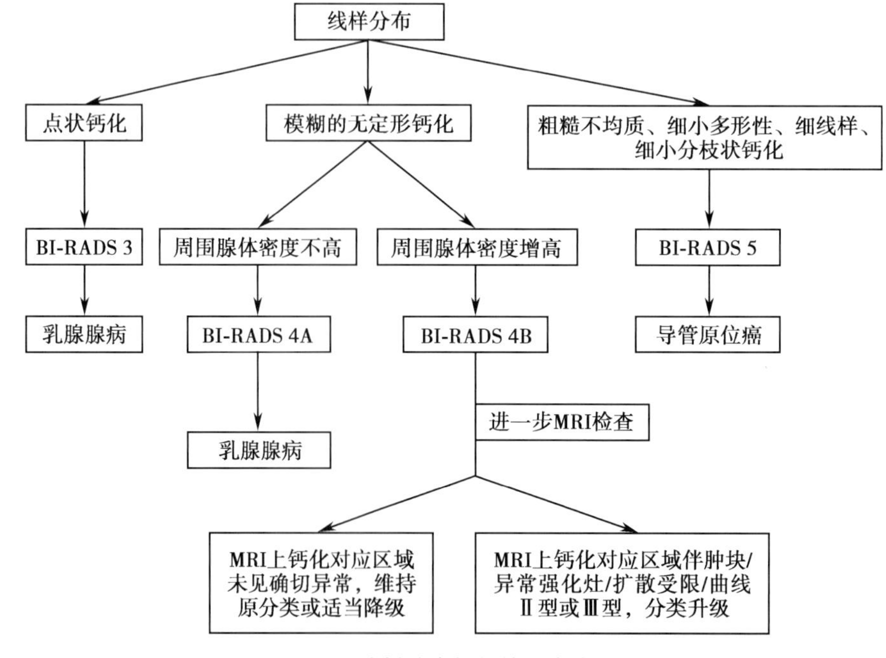

图 3-3-10　线样分布钙化的影像诊断思路

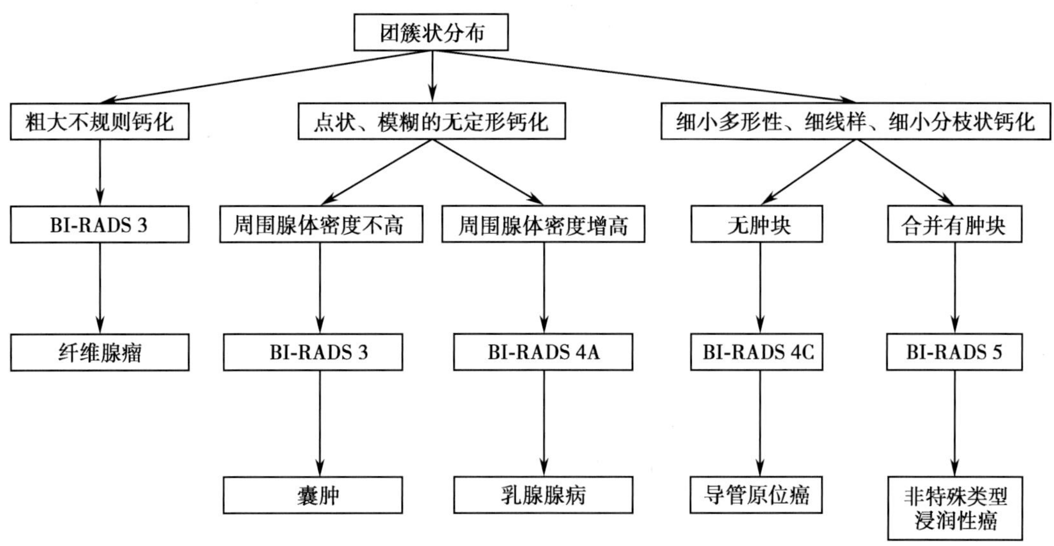

图 3-3-11　簇状分布钙化的影像诊断思路

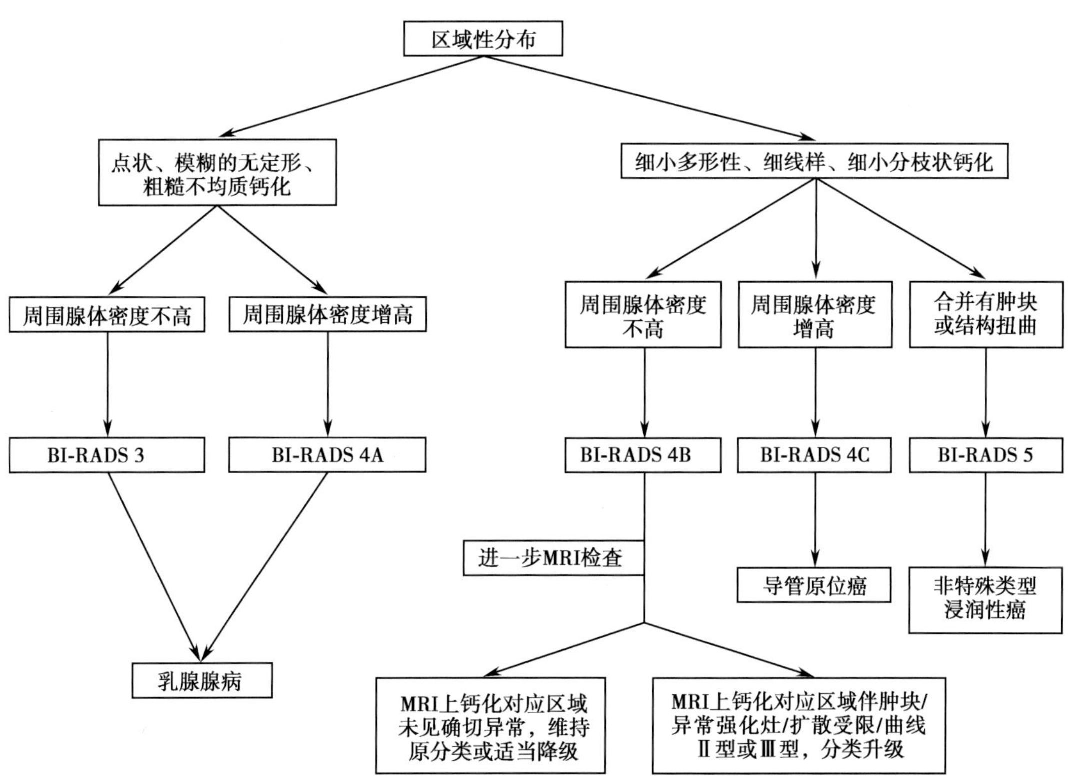

图 3-3-12　区域性分布钙化的影像诊断思路

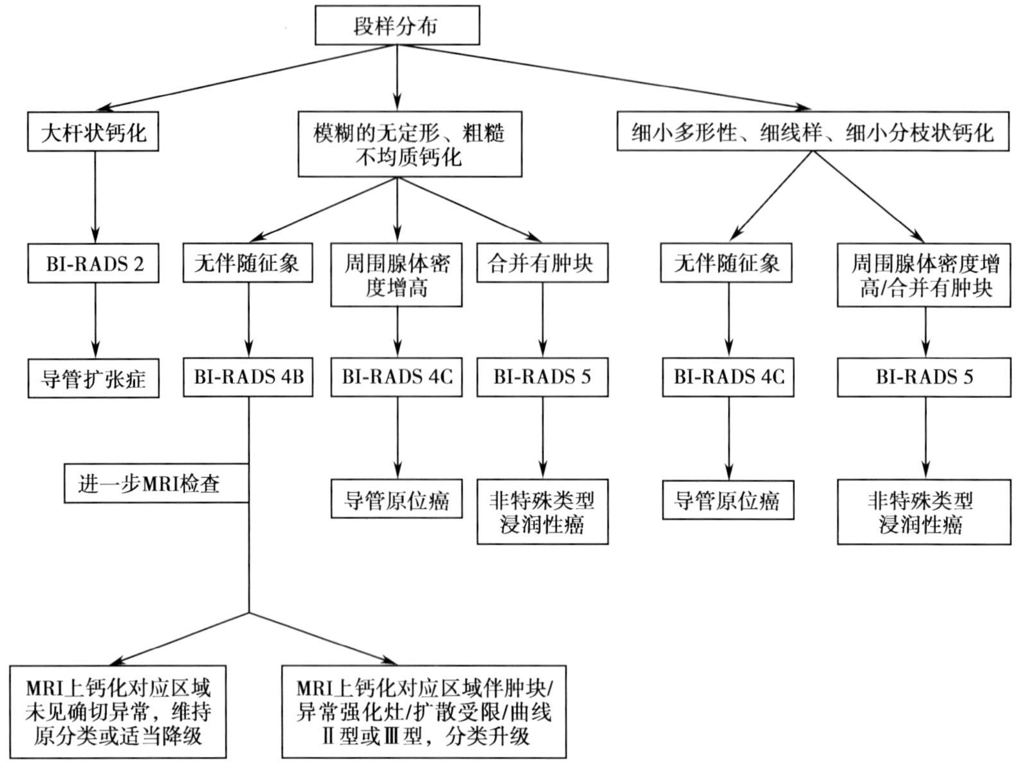

图 3-3-13　段样分布钙化的影像诊断思路

五、钙化的诊断分析要点

乳腺良、恶性病变均可出现钙化。通常良性病变的钙化多较粗大，形态可呈颗粒状、“爆米花”样、粗棒状、蛋壳样、新月形或环形，密度较高，分布比较分散；而恶性病变的钙化形态多呈细小多形性、细线分枝状、粗糙不均质，大小不等，浓淡不一，分布上常密集成簇或呈线样及段样走行。钙化的大小、形态和分布是鉴别乳腺良、恶性病变的重要依据。还需要进一步结合 MRI 检查，MRI 上钙化对应区域未见确切异常，维持原分类或适当降级；MRI 上钙化对应区域伴肿块/异常强化灶/扩散受限/曲线Ⅱ型或Ⅲ型，恶性概率升高，分类升级。

第四节　肿块分析思路

一、术语描述

肿块是一种三维占位性病变，它应在两个投照位都能被看到。如果仅在一个投照体位被看见，而不能确定有三维占位特征，则应该被定义为“不对称”。

肿块基本表现：

（1）形状：圆形、卵圆形、不规则形。

（2）边缘：清晰、遮蔽状、微分叶、模糊、毛刺。

（3）密度：高密度、等密度、低密度、含脂肪密度。

二、表现为肿块的疾病分类

1. **边缘清楚肿块** 大部分为良性。

(1)良性:含脂肪病变(脂肪岛、血管脂肪瘤、脂肪瘤、错构瘤、含脂囊肿、透亮型积乳囊肿)、纤维上皮源性肿瘤(纤维腺瘤、叶状肿瘤)、单纯囊肿、表皮样囊肿、导管内乳头状瘤、神经鞘瘤、管状腺瘤等少见良性肿瘤。

(2)恶性:黏液腺癌、导管内乳头状癌等其他恶性乳头状病变,其他少见恶性肿瘤(如髓样癌、恶性间叶性肿瘤等)。

2. **边缘不清楚肿块** 包括边缘微分叶、模糊、毛刺,大部分为恶性。

(1)良性:炎症、囊肿伴周围炎变、结节性筋膜炎、纤维瘤病等。

(2)恶性:恶性乳头状病变、浸润性小叶癌、浸润性导管癌等。

三、肿块的影像分析

(一)含脂肪肿块

1. **血管脂肪瘤** 血管脂肪瘤是一种富含毛细血管型小血管的脂肪瘤,小血管内常见纤维素性血栓。镜下见成熟脂肪细胞和分枝状毛细血管网,脂肪组织和血管比例不等。根据病变内血管含量不同分为两类,一类主要由血管和间质细胞及少量脂肪细胞组成,称为富于细胞性血管脂肪瘤;另一类主要由脂肪细胞及少量的血管组成,称为乏血管性血管脂肪瘤,此类需与脂肪瘤鉴别。临床表现常为皮下结节,常伴有触痛,当肿瘤停止生长时(一般达到2cm时)疼痛常减轻或消失。

血管脂肪瘤多发生于皮下脂肪层内,常多发,体积较小。乳腺X线上表现为圆形或卵圆形肿块,边缘清楚,密度不均匀,可呈等密度,其内夹杂极低脂肪密度(图3-4-1)。若病灶内有静脉石形成时可见点状钙化。

2. **脂肪瘤** 脂肪瘤是一种由无异质性的成熟脂肪细胞构成的良性肿瘤。乳腺脂肪瘤发生于皮下脂肪层、乳腺小叶间脂肪或深层肌肉内的脂肪组织,为乳腺最常见的间叶源性肿瘤。乳腺脂肪瘤常见于中年及以上的女性,多见于乳房丰满、肥胖者。一般无症状,缓慢生长,临床触诊表现为质软、光滑可活动的肿块,常伴有其他部位的脂肪瘤。乳腺X线表现为圆形或卵圆形脂肪密度肿块,偶呈分叶状,可见完整纤细而致密的包膜(图3-4-2)。有时密度欠均匀,其内可见纤细的纤维分隔。病灶较大时可推挤周围乳腺组织。脂肪瘤常见于皮下脂肪层内,切线位点压乳腺摄影有助于完整显示病灶。

3. **错构瘤** 错构瘤为正常乳腺组织的异常排列组合而形成的一种少见的瘤样病变。病变主要由脂肪组织组成,脂肪组织可占病变的80%,余为不同比例的腺体和纤维组织。触诊肿物质地软或软硬不一。X线片上,混杂密度为乳腺错构瘤的典型表现,即低密度的脂肪组织及较高密度的纤维腺体样组织,且多以低密度的脂肪组织为主,可见纤细包膜影,具有明确的边界,依据此特征性表现即可明确诊断(图3-4-3)。

4. **含脂囊肿** 创伤后,病变区域脂肪发生坏死,在早期形成含脂囊肿。病灶可位于腺体内、皮下脂肪层或乳后间隙,典型者多位于较表浅的皮下脂肪层内。乳腺X射线摄影可见病灶呈脂肪密度,囊壁薄而均匀并可见弧形或环形钙化(图3-4-4)。

5. **透亮型积乳囊肿** 积乳囊肿比较少见,它是由于泌乳期一支或多支乳导管发生阻塞、乳汁淤积形成,常发生在哺乳期或哺乳期后妇女。根据积乳囊肿形成的时间及内容物

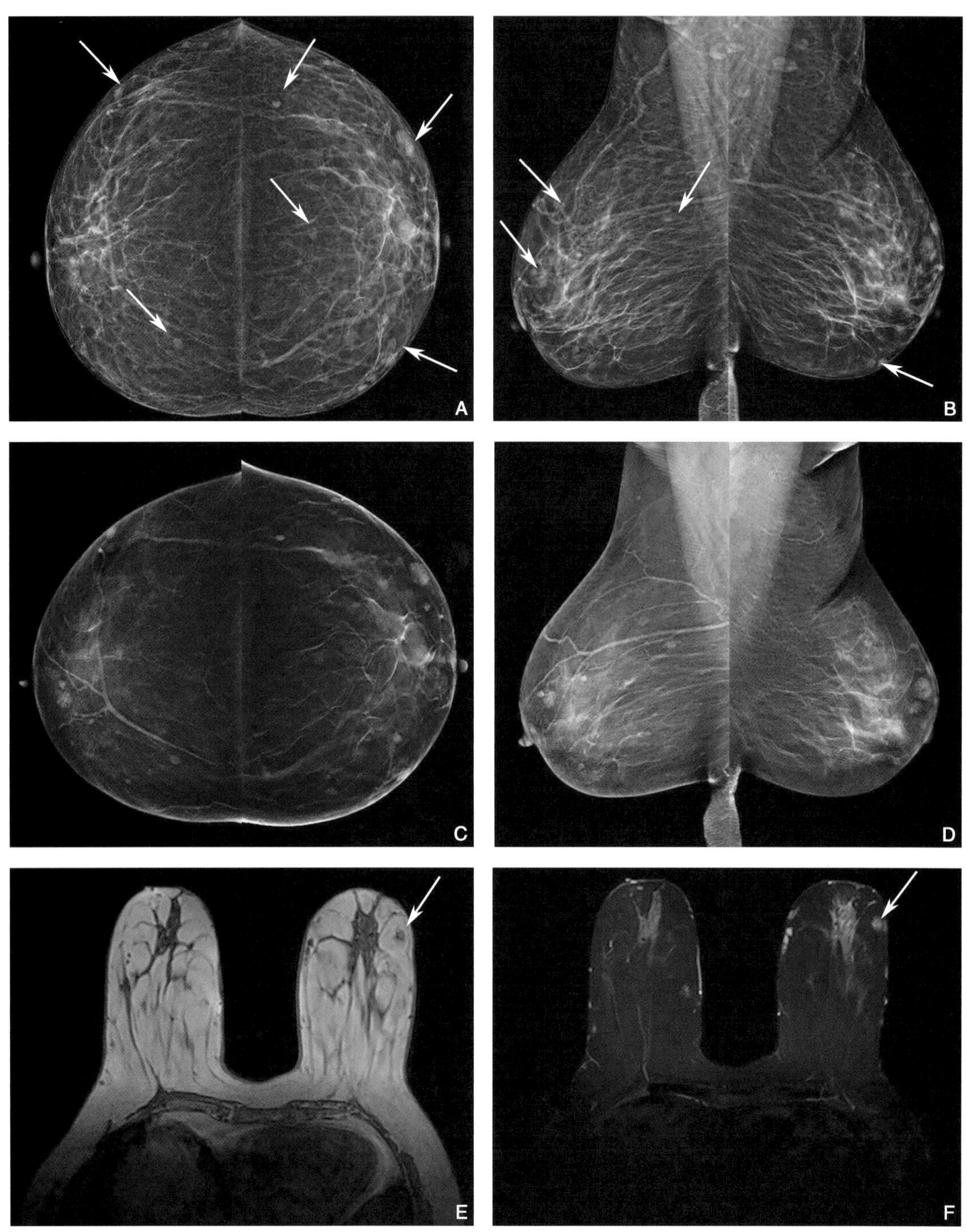

图 3-4-1　血管脂肪瘤

患者，女性，62 岁。A、B. 双侧乳腺 X 射线摄影 CC 位、MLO 位示双侧乳腺皮下脂肪层内见多发卵圆形结节（箭头所指为其中一部分）；C、D. 双侧乳腺 X 射线摄影 CC 位、MLO 位断层图像显示病灶更清晰，边缘清楚，密度欠均匀，部分病灶内见少许脂肪密度影，未见异常血管影及恶性钙化；E、F. T_1WI 平扫、T_2WI 平扫示双侧乳腺皮下脂肪层内多个卵圆形结节（箭），边缘清晰，T_1WI 稍高信号，T_2WI 高信号。

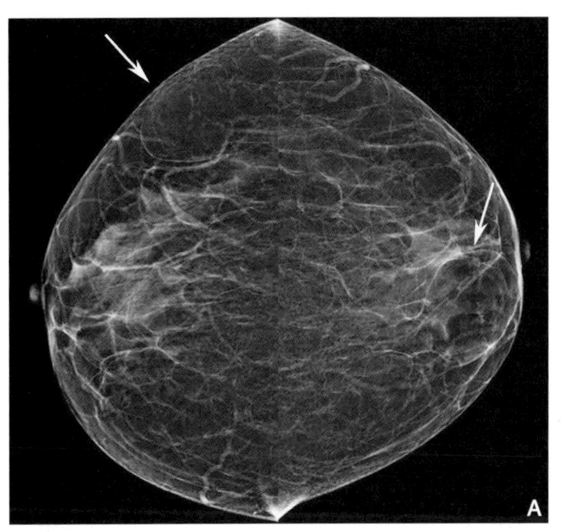

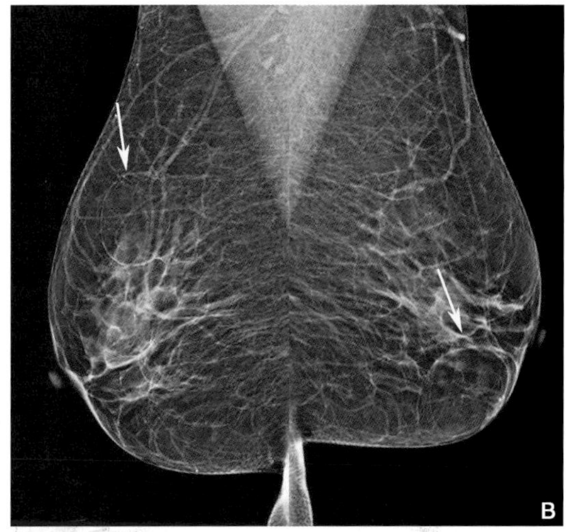

图3-4-2　脂肪瘤

患者，女性，56岁。A、B. 双侧乳腺X射线摄影CC位、MLO位示右乳外上象限及左乳内下象限见脂肪密度肿块（箭），边缘清楚，见纤细完整包膜影，密度均匀，未见异常血管影及恶性钙化，周围腺体受推挤。

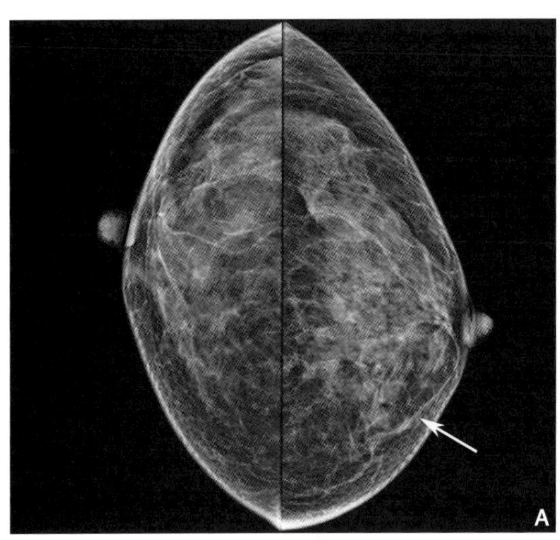

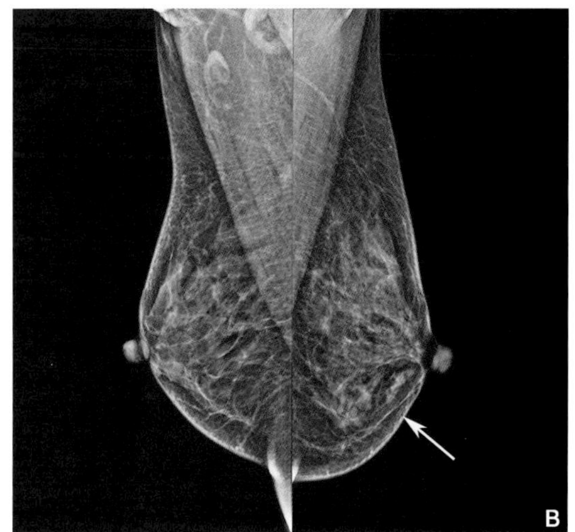

图3-4-3　错构瘤

患者，女性，61岁。A、B. 双侧乳腺X射线摄影CC位、MLO位示左乳内下象限腺体浅层见一混杂密度肿块（箭），其内脂肪与腺体夹杂分布，边缘清楚，可见线样包膜影，未见异常血管影及恶性钙化。

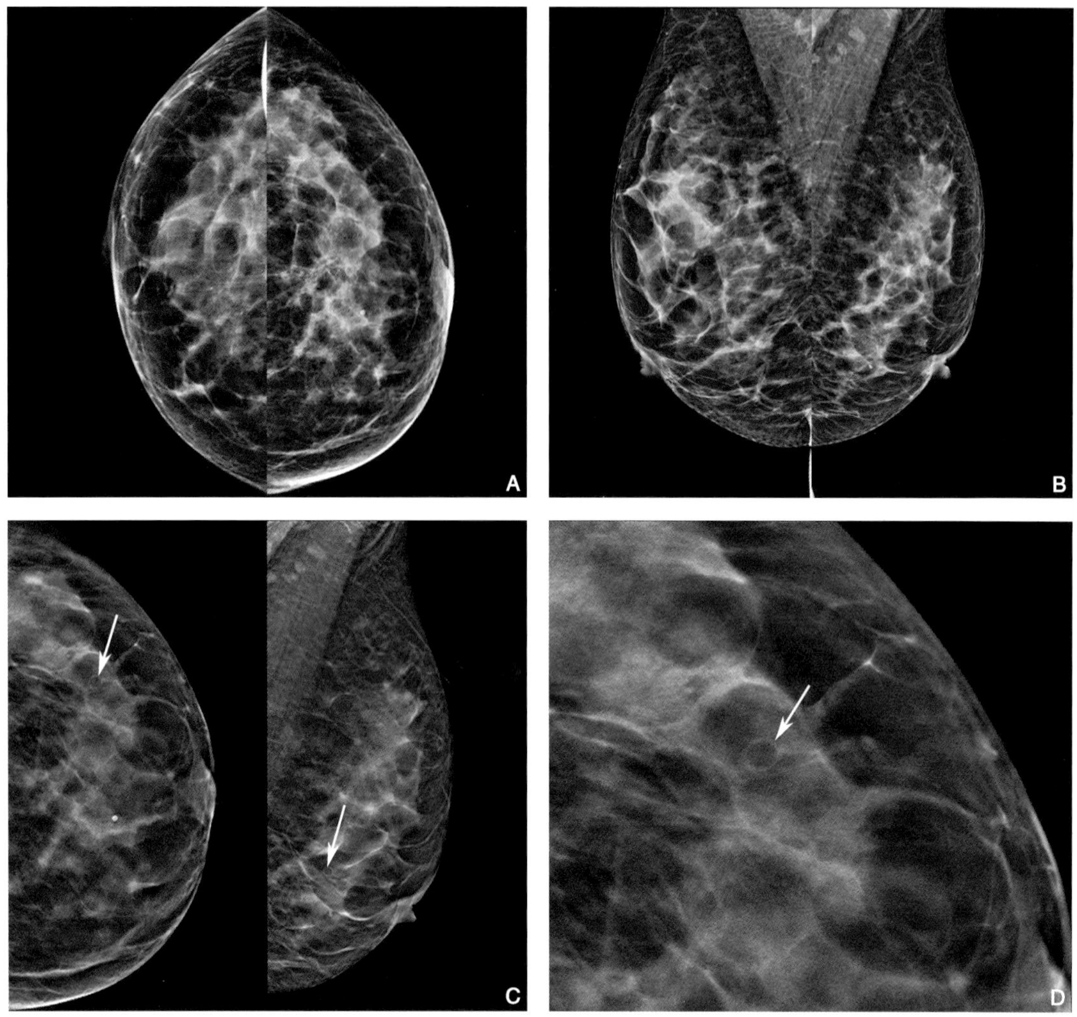

图 3-4-4　含脂囊肿

患者，女性，46 岁，患者左乳纤维腺瘤术后 1 年复查。A、B. 双侧乳腺 X 射线摄影 CC 位、MLO 位示左乳外下象限局部术后改变；C、D. 左侧乳腺 X 射线摄影 CC 位、MLO 位、CC 位局部放大断层图像示术区圆形脂肪密度结节（箭），边缘清楚，包膜稍厚。

成分不同，X 线片上呈不同表现类型；其中致密结节型积乳囊肿表现为圆形或卵圆形致密结节影，密度可均匀，或因脂肪聚集而出现小透亮区，边缘光滑锐利，周围亦可有完整或不完整的透亮环，此型与纤维腺瘤不易鉴别，多依靠临床病史及体检加以区别；透亮型积乳囊肿内含大量脂肪，表现为圆形或卵圆形部分或全部高度透亮的囊性结构，囊壁光滑整齐且较厚，MRI 增强囊壁强化（图 3-4-5）。

（二）边缘清楚肿块

1. 良性病变

（1）纤维腺瘤：最常见的乳腺良性肿瘤，患者多为 40 岁以下的年轻女性，单发或多发，无明显自觉症状，多为偶然发现。触诊表面光滑，瘤体较小，活动度良好。X 线片上表现为卵圆形肿块，边缘清晰，可有分叶，密度均匀且近似正常腺体密度，部分可见粗颗粒状钙化，钙化可位于肿块的边缘部分或中心，钙化也可逐渐发展，相互融合而成为大块状钙化，占据

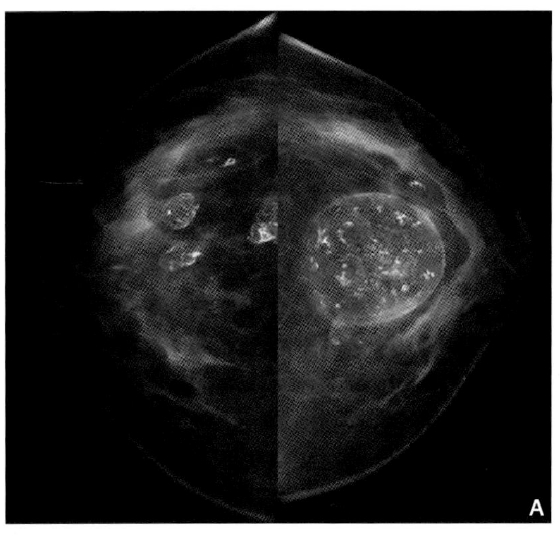

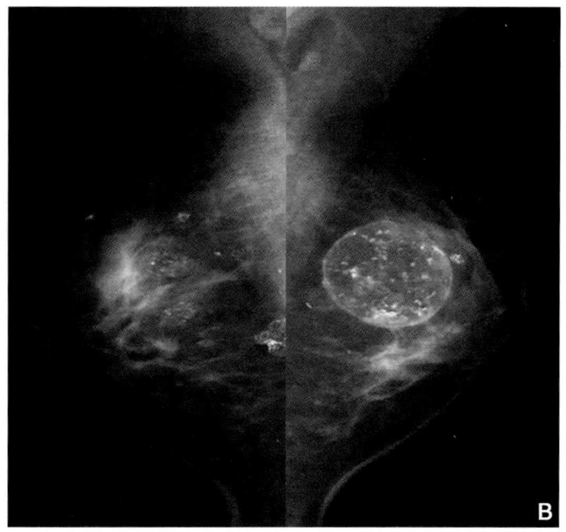

图 3-4-5　透亮型积乳囊肿

患者，女性，39 岁，患者发现左乳肿块 10 年，肿块逐渐增大，伴胀痛。A、B. 双侧乳腺 X 射线摄影 CC 位、MLO 位示双侧乳腺内多发大小不等卵圆形脂肪密度肿块，大者位于左乳上份，边缘清楚，见包膜影，包膜较厚，密度不均匀，其内见较多颗粒状及粗大不规则钙化。

肿块的大部或全部，为其特征性影像学表现（图 3-4-6）。

（2）叶状肿瘤：叶状肿瘤是一种少见的纤维上皮性肿瘤，根据间质细胞的丰富程度、核分裂象、细胞异型性、间质过度生长及肿瘤边界或边缘等组织学特征，叶状肿瘤分为良性、交界性和恶性。临床上乳腺叶状肿瘤可发生于任何年龄的女性，但以中年女性居多，平均年龄在 45 岁。肿瘤增长缓慢，病程较长，部分患者有肿块在短期内迅速增大的病史，对诊断此病有提示意义。肿块边界多清楚，活动性好。

X 线上当肿瘤较小时多表现为边缘清晰的结节，呈圆形或卵圆形，密度均匀，与纤维腺瘤难以区别。肿瘤较大时表现为分叶状、高密度、边缘清晰锐利的肿块，此征象为叶状肿瘤较特征性表现（图 3-4-7、图 3-4-8）。皮肤多数正常或被下方肿块顶起而变得菲薄。肿瘤内可出现钙化，但较少见。MRI 检查可显示肿瘤内的囊腔，有重要的鉴别诊断价值。

（3）单纯囊肿：乳房常见良性病变，单纯囊肿属于乳腺增生性疾病，是一类以乳腺组织增生和退行性变为特征的病变。囊肿由末梢导管扩张而成，单个或多个，大小不等。单纯囊肿的囊壁常由双层上皮组成，其中一些上皮明显减少或缺乏，囊肿周围没有弹性纤维，且不合并其他疾病。临床上表现为乳房胀痛并可触及肿块，肿块大小不一，质韧，边界清楚。症状常与月经周期有关，主要为雌孕激素失调引起。X 线表现为大小不等圆形、卵圆形肿块，边缘清楚，部分可被腺体组织遮挡呈遮蔽状，密度均匀，多发病变间密度可不一致，边缘可形成弧形钙化。根据囊内容物的含量和成分的不同，囊肿的密度亦有所不同，当囊肿内部张力较高或内容物较黏稠时，亦可表现为较高密度；如囊内容物为脂性成分时，X 线上表现为透亮低密度。肿块较大时可推挤邻近纤维腺体组织，表现为“晕圈征”（图 3-4-9）。常为多发性，局限或弥漫性遍布全乳。

（4）表皮样囊肿：表皮样囊肿是胚胎发育过程中皮肤附属器组织迷离错构，或因外伤后导致表皮残留包埋于真皮层内形成的一种良性病变，为角质囊肿的一种，约占角质囊肿的 90%。表皮样囊肿起源于毛囊漏斗部，内容物包含鳞屑、脱落的角化上皮细胞、胆固醇结晶及类脂质成分等，少数还可有新旧不一的出血、钙盐沉积。可发生在全身各部位，临床上最常见于身体毛发根部，包括头皮、面部、颊部、躯干及背部等，在乳腺中亦可见。乳腺表皮样囊肿临床表现为乳房肿块，可活动或固定于皮肤，若合并炎症或破溃可出现疼痛。

X线表现为边缘清楚的圆形或卵圆形肿块，呈等密度或稍高密度，部分肿块可见边缘型或营养不良性钙化，可能与囊内陈旧性出血及含铁血黄素沉积、角化脱屑物质发生皂化或钙化有关。伴炎症时肿块密度可增高，边界不清，邻近皮下脂肪层密度增高，皮肤增厚。大部分表皮样囊肿位置表浅，与皮肤关系密切，DBT或切线位点压乳腺摄影有助于帮助诊断；若肿块位于腺体内，则术前X线诊断较困难（图3-4-10）。

（5）导管内乳头状瘤：导管内乳头状瘤发病高峰是40～50岁，临床症状多表现为自发性乳头溢液，溢液可为血性、浆液性或透明液体，偶尔可触及肿块。占乳腺良性肿瘤的5.3%，5年生存率约95%。根据病理类型可分为中央型（70%～90%）和外周型。

X线表现上肿块多为圆形或卵圆形、边缘清晰，典型者位于乳晕周围（图3-4-11）。周边

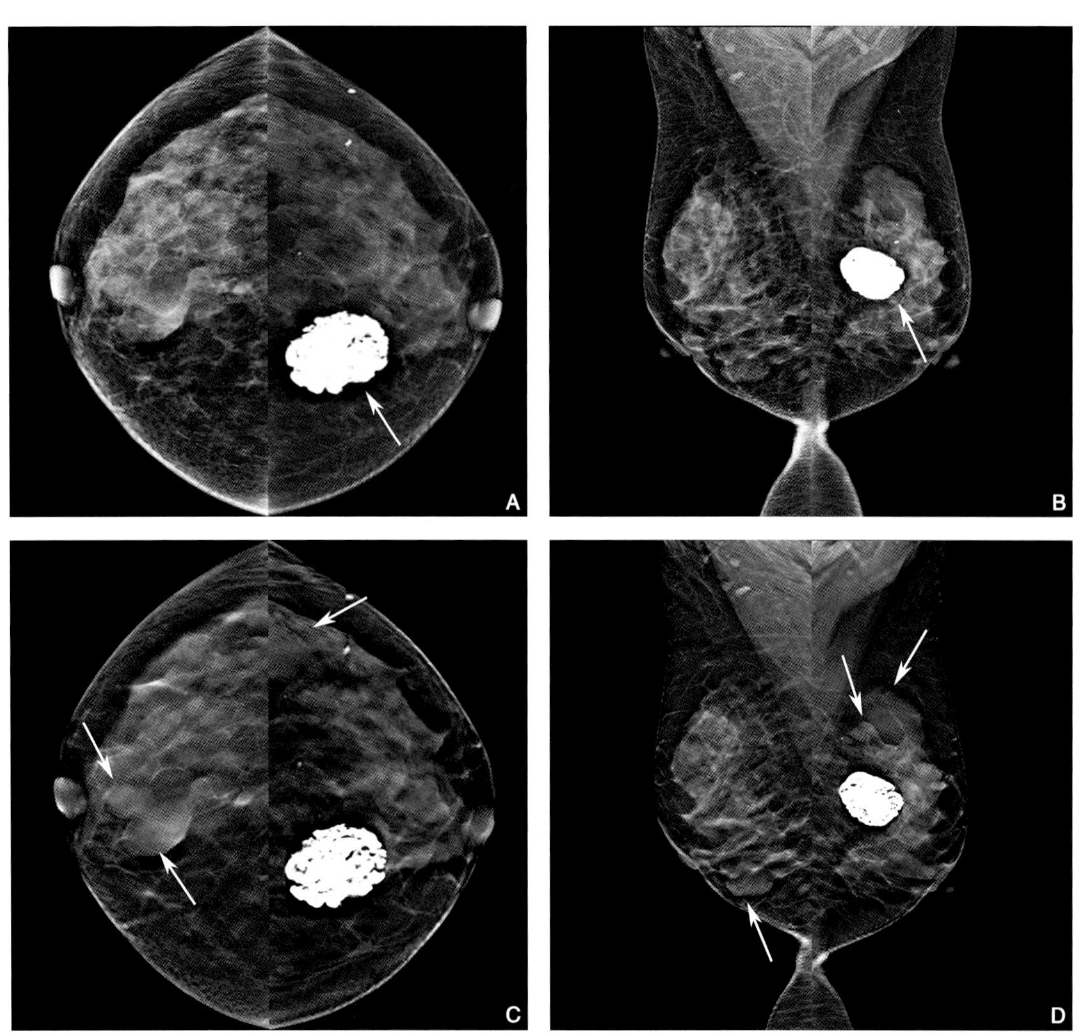

图3-4-6 纤维腺瘤

患者，女性，40岁。A、B. 双侧乳腺X射线摄影CC位、MLO位示双侧乳腺多发大小不等卵圆形肿块，边缘大部分清楚，部分与腺体重叠，等或略低密度，未见异常血管影及恶性钙化；左乳内下象限钙化肿块，钙化形态呈“爆米花”样，是典型纤维腺瘤钙化（箭）；C、D. 双侧乳腺X射线摄影CC位、MLO位断层图像显示实性病灶更清楚（箭）。

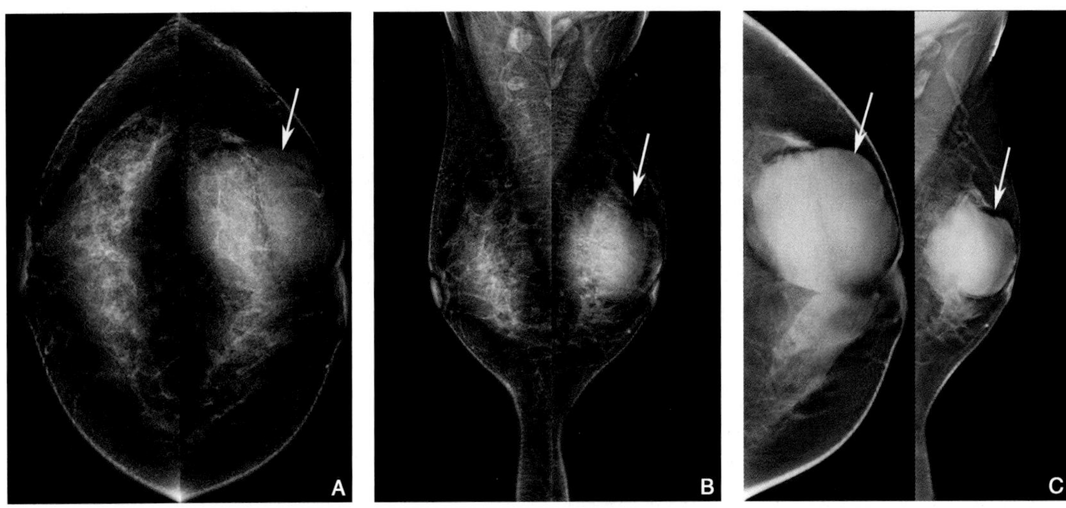

图 3-4-7　良性叶状肿瘤

患者，女性，50 岁，发现左乳肿块 4 年，肿块逐渐增大。A、B. 双侧乳腺 X 射线摄影 CC 位、MLO 位示左乳外上象限卵圆形肿块（箭），长径约 8.2cm，密度均匀高于腺体，周围乳腺小梁增粗，血管影增多；C. 左侧乳腺 X 射线摄影 CC 位、MLO 位断层图像显示病灶边缘清楚（箭）。

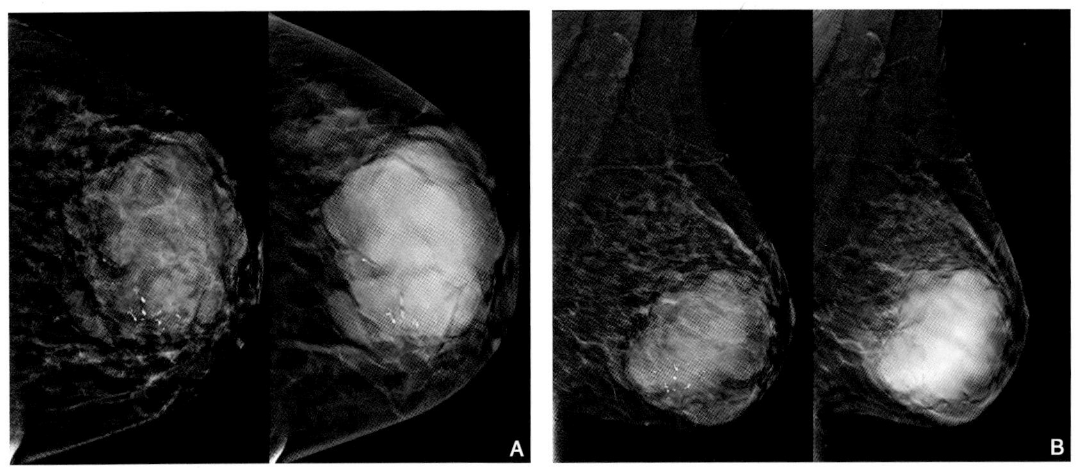

图 3-4-8　交界性叶状肿瘤

患者，女性，57 岁，患者发现左乳肿块 4 年，肿块逐渐增大半年。A、B. 左侧乳腺 X 射线摄影 CC 位及断层图像、MLO 位及断层图像示左乳内不规则巨大肿块，边缘大部分清楚，局部稍模糊，呈分叶状，分叶多且不规则，密度增高且不均匀，其内可见颗粒状及不规则钙化，周围腺体结构紊乱、纠集，乳腺小梁增粗，血管影增多、增粗。

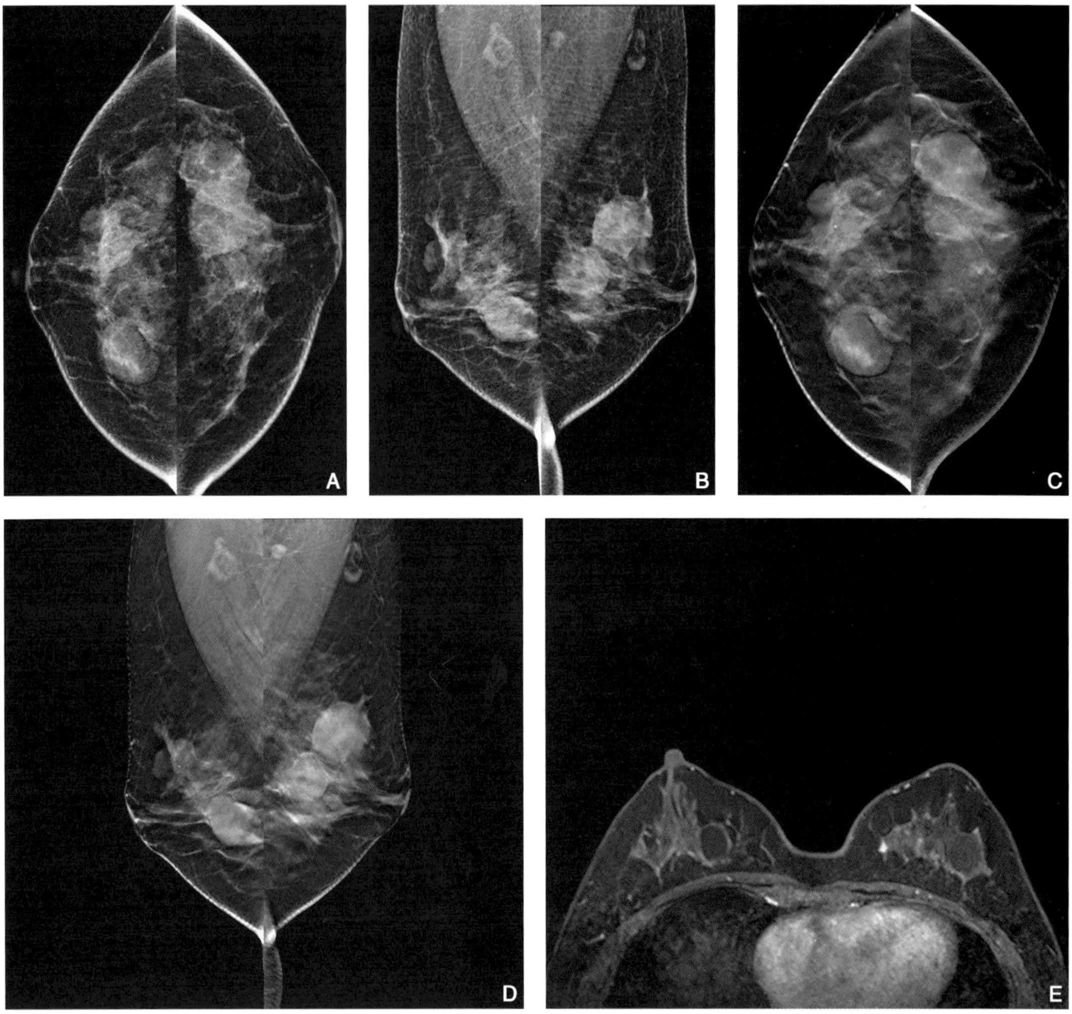

图 3-4-9　单纯囊肿

患者，女性，45 岁。A～D. 双侧乳腺 X 线摄影 CC 位、MLO 位、CC 位断层、MLO 位断层图像示双侧乳腺多发卵圆形肿块，边缘清楚，密度均匀与腺体接近，未见异常血管影及恶性钙化；E. T_1WI 增强示病灶未见强化。

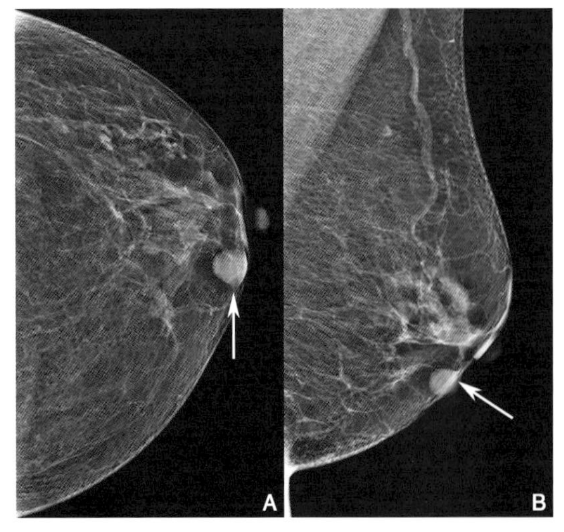

图 3-4-10　表皮样囊肿

患者，女性，70 岁。A. 左侧乳腺 X 射线摄影 CC 位示左乳内下象限近乳晕区皮下卵圆形肿块（箭）；B. 左侧乳腺 X 射线摄影 MLO 位示病灶呈宽基底与皮肤相连（箭），边缘清楚，密度尚均匀，未见异常血管影及恶性钙化。

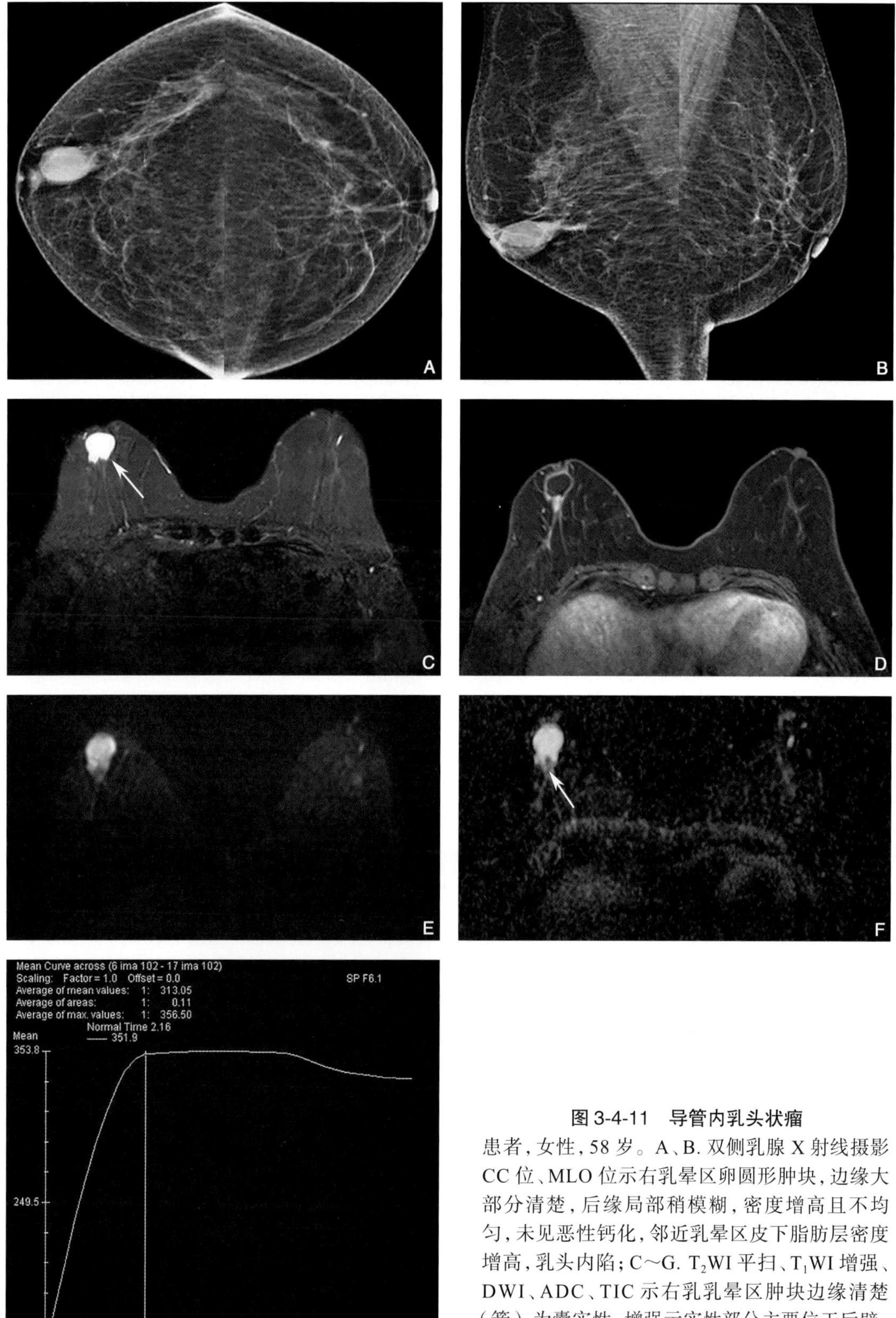

图 3-4-11　导管内乳头状瘤

患者，女性，58 岁。A、B. 双侧乳腺 X 射线摄影 CC 位、MLO 位示右乳晕区卵圆形肿块，边缘大部分清楚，后缘局部稍模糊，密度增高且不均匀，未见恶性钙化，邻近乳晕区皮下脂肪层密度增高，乳头内陷；C～G. T_2WI 平扫、T_1WI 增强、DWI、ADC、TIC 示右乳乳晕区肿块边缘清楚（箭），为囊实性，增强示实性部分主要位于后壁，扩散受限（箭），TIC 呈平台型；X 线上后缘模糊部分主要为肿块的实性部分，向外生长。

不伴结构紊乱，有时可见肿物周围有透明环，部分可表现为多发肿物。25%左右的乳头状瘤，肿物内存在微钙化或粗大钙化。较小的中央型导管内乳头状瘤，在乳腺X线检查中很难发现，瘤体较大时，可表现为导管扩张成条索状影或肿块。外周型乳头状瘤在乳腺X线片上常无异常改变，部分可表现为外周型微钙化或多发小结节，密度较高。

（6）神经鞘瘤：神经鞘瘤是一种起源于神经鞘施万细胞的良性神经源性肿瘤，常见于头颈部、四肢屈侧、腹膜后和后纵隔。发生在乳腺的神经鞘瘤有良、恶之分，良性少见，恶性更罕见。乳腺良性神经鞘瘤好发于30～50岁女性，肿瘤常为单发结节型，瘤体生长缓慢，通常无自觉症状，致使病程较长。临床查体可触及圆形、椭圆形或梭形肿块，边界清楚，表面光滑，可活动，质韧，瘤体较大时可伴发出血、黏液变性或囊性变，触诊时可有囊性感。X线上肿块圆形、卵圆形多见，边缘清楚，密度均匀呈等密度，一般不伴钙化，不具特征性（图3-4-12）。在MRI图像上可见神经进入肿块（神经出入征）或血管与之伴行（血管贴边征），为其特征性表现。

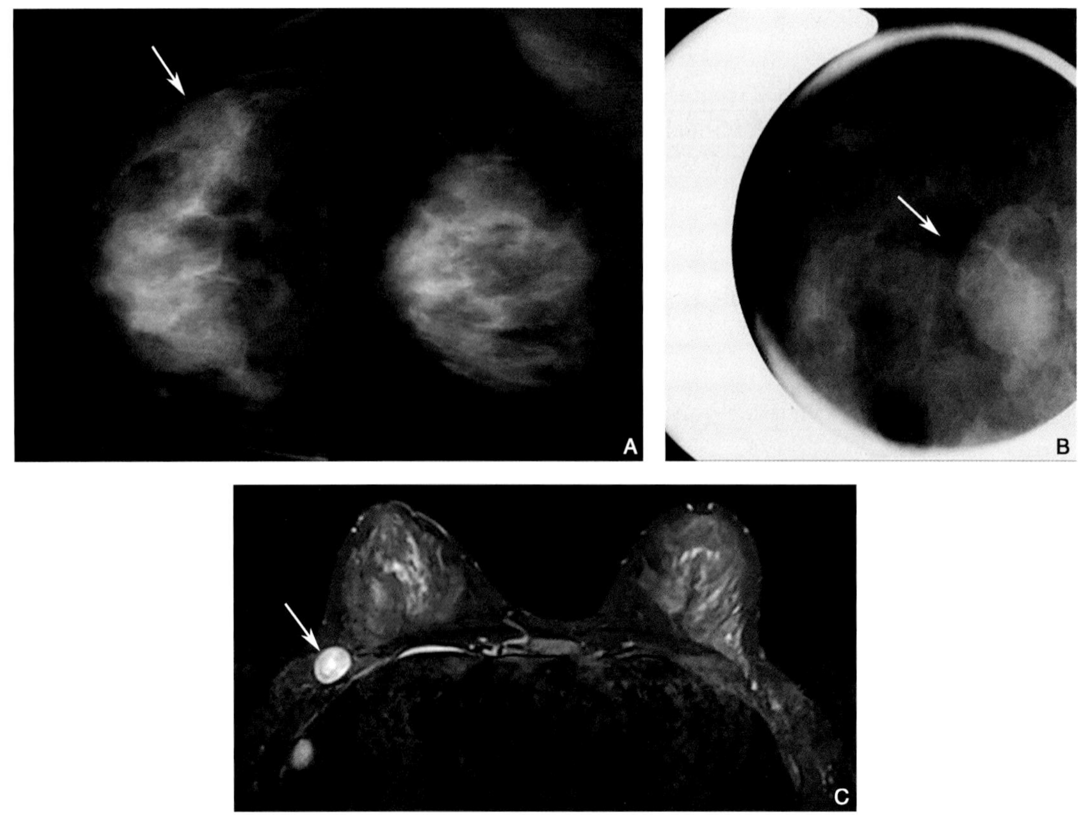

图3-4-12　神经鞘瘤

患者，女性，43岁。A、B. 右侧乳腺X射线摄影CC位、MLO位、点压示右乳外份卵圆形肿块（箭），MLO位病灶显示不清，点压病灶边缘尚清晰，密度均匀与腺体接近，未见异常血管影及恶性钙化；C. T_2WI平扫示肿块边缘清晰（箭），T_2WI高信号。

（7）管状腺瘤：乳腺管状腺瘤是罕见的良性上皮来源肿瘤。好发于育龄期女性，青春期前和绝经后少见。肿瘤生长缓慢，病程较长。临床通常无症状，表现为无痛性、可触及的肿物，无皮肤或乳头改变，活动度良好，质地较纤维腺瘤稍软，边界规整，腋窝淋巴结一般不肿大。管状腺瘤极少复发，预后较好。X 线上肿块以圆形、卵圆形、分叶状多见，边缘清晰，部分边缘不清伴钙化，不具特征，影像难以诊断（图 3-4-13）。

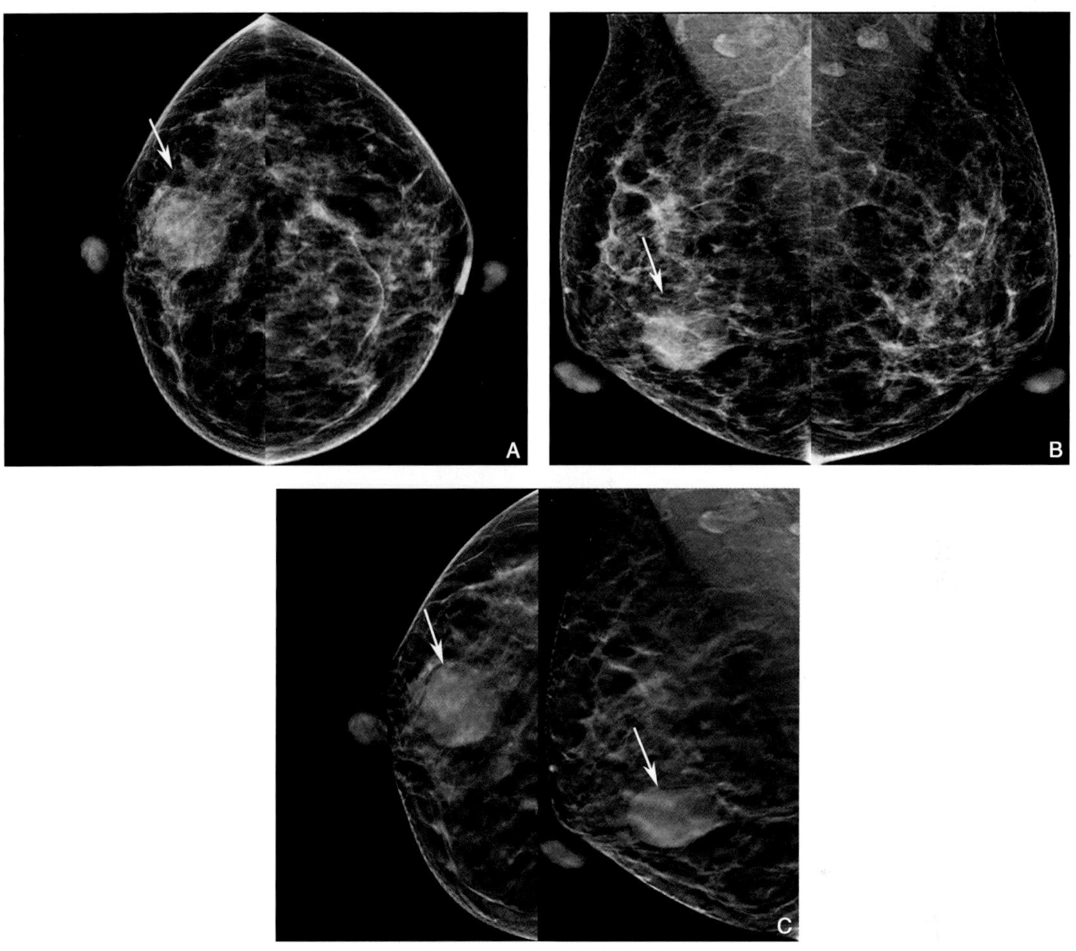

图 3-4-13　管状腺瘤

患者，女性，46 岁。A、B. 双侧乳腺 X 射线摄影 CC 位、MLO 位示右乳外下象限圆形肿块（箭），边缘部分清晰，部分与腺体重叠，密度均匀与腺体接近，未见异常血管影及恶性钙化；C. 右侧乳腺 X 射线摄影 CC 位、MLO 位断层图像示肿块边缘清楚（箭）。

2. **恶性病变**

（1）包裹性乳头状癌：包裹性乳头状癌，也称囊内乳头状癌，是一种变异的乳头状癌，特点是中央的纤维血管核心被覆低等或中等级别的肿瘤细胞上皮，周围包绕一个纤维囊腔。大多数情况下，病灶中乳头状结构周围无肌上皮细胞层。常见于年龄较大的女性，平均年龄为 65 岁，发病率较低，占所有乳腺癌的 2% 左右。临床表现为边界光整的肿块，伴或不伴乳头溢液。

X 线多表现为圆形或卵圆形、边缘清晰的肿块，与乳腺良性病变表现相似，但少数肿块表现为分叶状，与某些乳腺恶性肿瘤（髓样癌或乳腺黏液腺癌）表现相似（图 3-4-14）。根据乳腺 X 线影像表现尚不能进行诊断。

（2）黏液腺癌：黏液腺癌多发生于老年或绝经后女性。50% 患者可扪及肿块，触诊肿

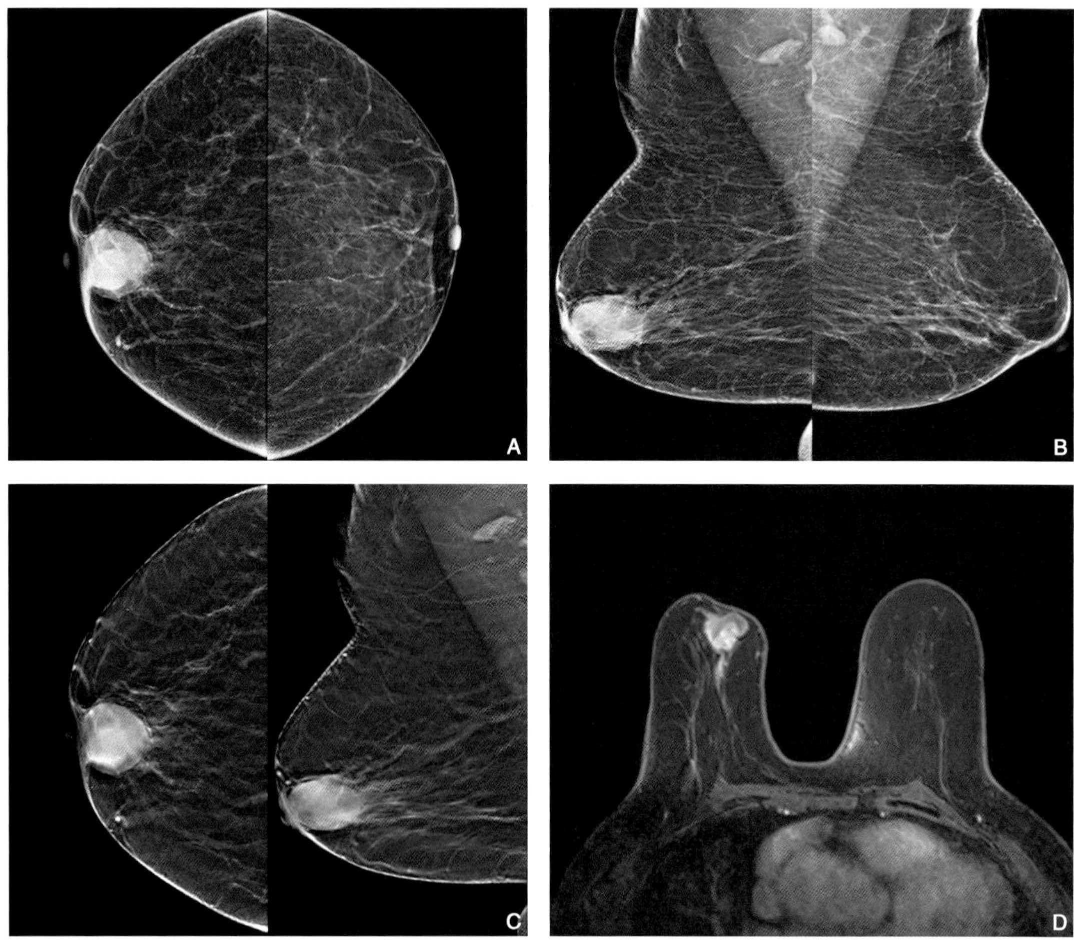

图3-4-14　包裹性乳头状癌

患者，女性，85岁。A、B. 双侧乳腺X射线摄影CC位、MLO位示右乳晕区卵圆形肿块，边缘清晰，密度增高且不均匀，未见恶性钙化，周围腺体结构紊乱，乳腺小梁增粗，血管影增多、增粗，邻近皮下脂肪层消失，乳晕区皮肤增厚；C. 右侧乳腺X射线摄影CC位、MLO位断层图像显示病灶边缘清楚；D. T_1WI脂肪抑制增强示肿块为囊实性。

块多边界清楚、质偏软。黏液腺癌以产生大量细胞外黏液为主要特征，根据其病理分型可分为：单纯型黏液腺癌（prue mucinous breast carcinoma，PMBC）、混合型黏液腺癌（mixed mucinous brast carcinoma，MMBC）。PMBC更常见于绝经后女性，生长缓慢，预后较好。MMBC更常见于绝经前女性，有侵袭性行为，预后相对较差。

X线肿块形状以圆形、椭圆形、分叶状多见（图3-4-15）。PMBC多边缘清楚，亦可见微分叶或模糊，毛刺少见；MMBC多表现为恶性边缘特征，呈模糊或毛刺。肿块伴钙化并不是黏液腺癌的典型表现，钙化多在黏液间质中或退变的癌细胞中，颗粒比较粗大、形态不规则；细小钙化往往伴随导管内癌细胞出现；部分病变可完全钙化。X线、超声缺乏特征性表现，本病主要依赖于MRI进行诊断。形态学为典型良性肿块，T_2WI呈明显高信号，DWI、ADC均呈高信号，有文献报道的ADC值范围[（2.02 ± 0.31）～（2.41 ± 0.28）]$\times10^{-3}mm^2/s$。强化方式为早期环形强化，向中心渐进性强化。

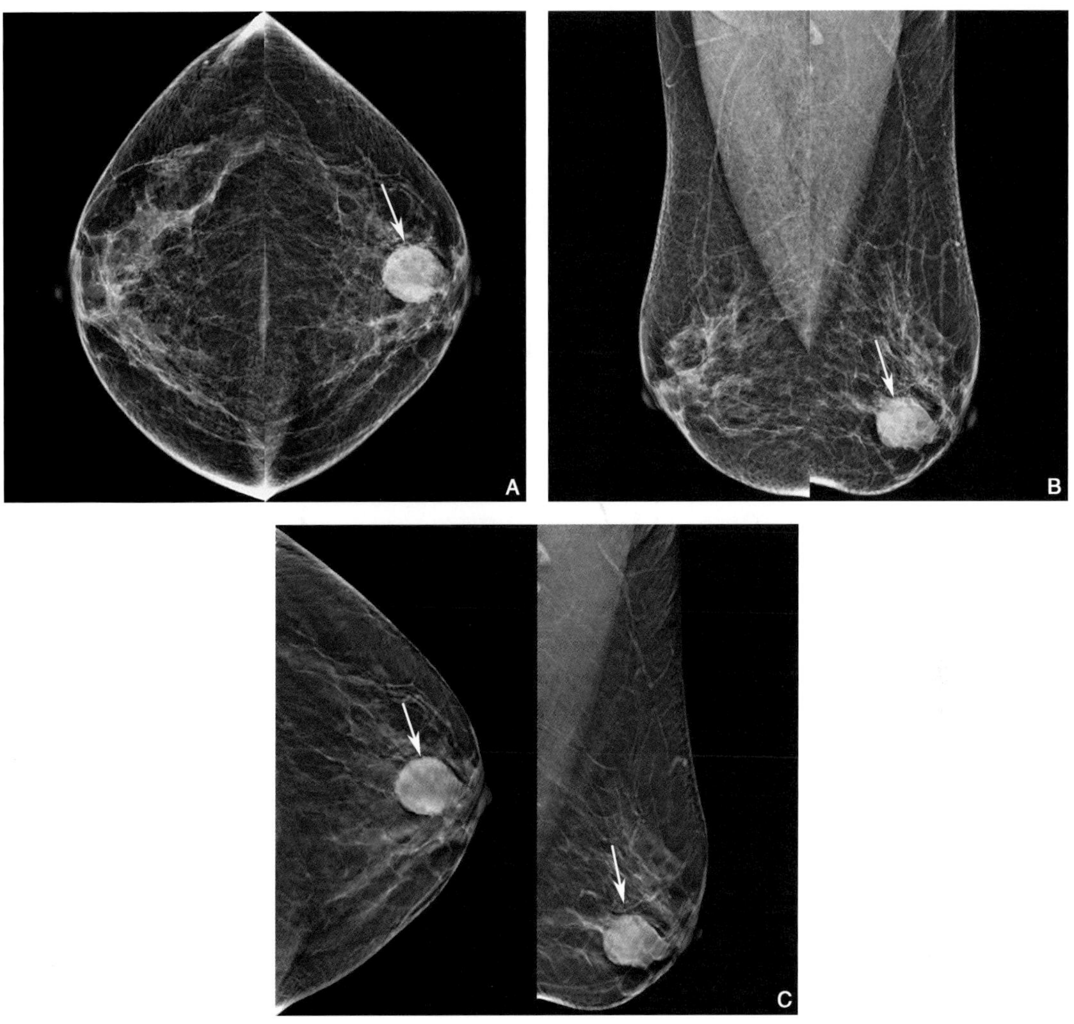

图 3-4-15 黏液腺癌

患者，女性，65 岁。A、B. 双侧乳腺 X 射线摄影 CC 位、MLO 位示左乳下份近乳晕区卵圆形肿块（箭），边缘清楚，密度增高且不均匀，未见恶性钙化，周围腺体结构紊乱、纠集，血管影增多、增粗；C. 左侧乳腺 X 射线摄影 CC 位、MLO 位断层图像示肿块边缘更清楚（箭）。

（三）边缘不清楚肿块

1. 良性病变

（1）炎症：急性乳腺炎是乳房的急性化脓性感染，临床上急性乳腺炎症治疗不及时或治疗不当可形成乳腺慢性炎症，慢性炎症也可能是由于低毒力细菌感染的结果，发病开始即是慢性炎症过程。通常，因急性乳腺炎患者常具有典型的临床表现，临床医生可据此作出正确诊断，而不需行 X 线检查。临床上慢性乳腺炎的特点是起病慢，病程长，不易痊愈。患者以乳房肿块为主要表现，触诊肿块质地较硬，边界不清，有压痛，可以与皮肤粘连，亦可伴有腋下淋巴结肿大，乳房局部可缺乏典型的红、肿、热、痛表现，发热、寒战、乏力等全身症状亦不明显。慢性乳腺炎因缺乏典型乳腺炎病史，影像学表现亦无特异性表现，易误诊为乳腺癌。

X 线上有明显水肿样表现，即腺体致密、模糊，乳腺小梁增粗，皮下脂肪浑浊，皮肤增厚，可伴局灶性不对称致密，不伴恶性钙化（图 3-4-16）。当伴脓肿形成时可见边缘模糊不

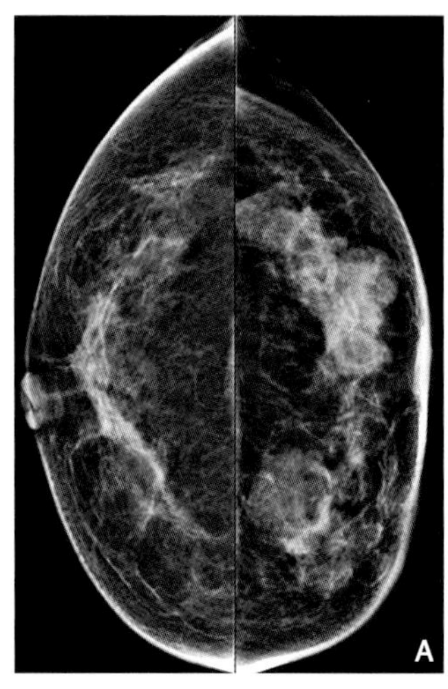

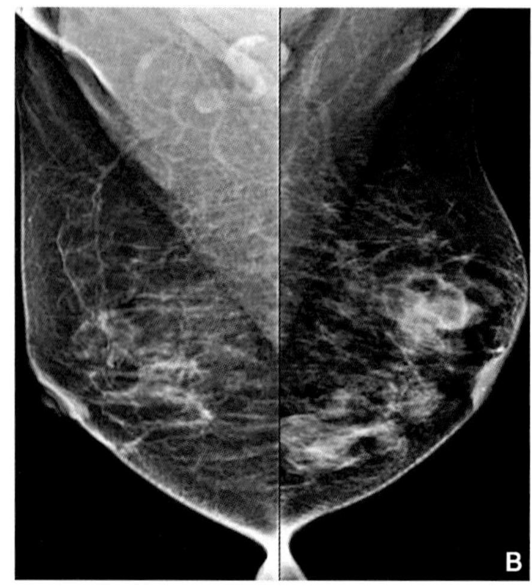

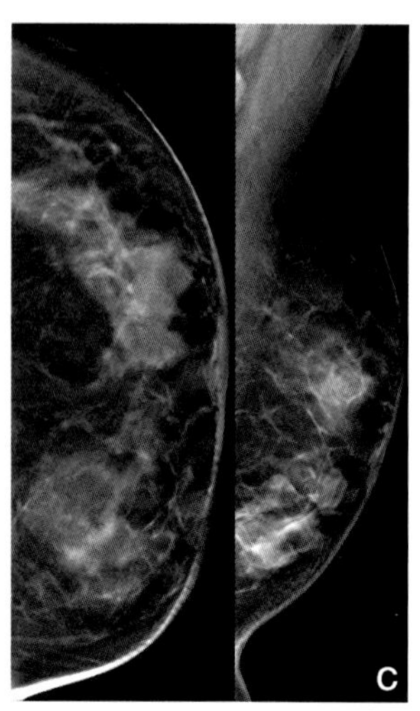

图 3-4-16　急慢性炎

患者，女性，38 岁。A、B. 双侧乳腺 X 射线摄影 CC 位、MLO 位示左乳多发不对称致密影，密度不均匀，边缘模糊，周围腺体致密、模糊、结构紊乱，乳腺小梁增粗，血管影增多、增粗，皮下脂肪层密度增高见条索影，皮肤增厚，乳头内陷；C. 左侧乳腺 X 射线摄影 CC 位、MLO 位断层图像示左乳多发形态不规则肿块，局部见毛刺影，乳腺小梁增粗。

清的肿块。

肉芽肿性乳腺炎好发于生育年龄、经产女性。以乳腺肿块就诊，无痛或轻微痛，常发生于单侧乳腺，乳腺任何部位均可发生，常远离乳晕区，但以外上象限为多，肿块质地硬、韧，边界不清，常与皮肤或周围组织粘连，可伴同侧腋下淋巴结肿大，但乳头溢液不常见。本病病理特点为病变以小叶为中心，呈多灶性分布，小叶末梢导管或腺泡大部分消失，小叶内有多种炎细胞浸润，以嗜中性粒细胞为主，另有淋巴细胞、上皮样细胞、巨噬细胞及巨细胞等，常可见微脓肿。

X 线表现缺乏特征性，易误诊为乳腺癌或一般炎症。X 线上可呈不对称致密、结构扭曲或边界不清的肿块等非特异性表现。表现为肿块样病变时，其边缘模糊不清，缺乏典型的肿块型乳腺癌毛刺征象，与同等体积的乳腺癌相比密度较淡，血供增多改变不如浸润性乳腺癌显著。动态增强 MRI 检查肉芽肿性乳腺炎多表现为不均匀强化区内伴多发环形微脓肿形成，且脓肿内壁光滑，此为较特征性表现。

浆细胞性乳腺炎主要侵犯较大导管，而不在小叶范围内，其组织学特征是受累导管高度扩张，导管周围可见大量浆细胞等炎细胞浸润。浆细胞性乳腺炎早期阶段主要表现为导管扩张，超声显示数支大导管呈中度或高度扩张，X 线上沿乳腺导管走行方向分布的点状、粗杆状及分枝状钙化为其较特征性表现，在 MRI 图像上常可见乳晕下大导管扩张，动态增强后导管壁呈轻度渐进性强化。在浆细胞性乳腺炎的炎性反应阶段，X 线上与肉芽肿性乳腺炎鉴别困难，但浆细胞性乳腺炎发病部位有一定特征，多位于乳晕后方，好发年龄为绝经期前后，多数患者有哺乳困难史；肉芽肿性乳腺炎发病起始部位常远离乳晕区，不具典型炎症病史，动态增强 MRI 检查多表现为不均匀、渐进性强化区内伴多发环形微脓肿形成，此为肉芽肿性乳腺炎较特征性表现。

（2）囊肿伴周围炎变：当囊肿周围出现炎细胞（主要为淋巴细胞）浸润时，可诊断为囊肿伴炎变。以乳房疼痛就诊，随月经周期出现疼痛，疼痛减轻甚至消失，触诊肿块质韧，边界不清，活动度不佳，伴触痛。X线上常在双侧乳腺多发囊肿背景上，出现其中一个或多个肿块边缘模糊，密度增高，周围腺体结构紊乱，乳腺小梁增粗。

（3）结节性筋膜炎：结节性筋膜炎是一种罕见良性病变，是一种纤维母细胞/肌纤维母细胞增生性病变。最常见于四肢、躯干和颈部的皮下软组织，但也可累及肌肉、筋膜和实质器官，几乎全身所有部位均可受影响，发生于乳腺罕见。该病变最常见位于皮下脂肪层，其次是深筋膜和肌肉内，亦可浸润周围正常组织。好发年龄为20～40岁，男女发病率相等，一般为单侧乳腺孤立性肿块，肿块生长迅速，病程短（<3个月）。

乳腺结节性筋膜炎的影像表现无特异性，病变若局限于筋膜内，多呈椭圆形，边界清晰；若向周围组织浸润，则常表现出恶性征象，与乳腺癌难以鉴别（图3-4-17）。值得注意的是该病的发生部位有助于诊断。

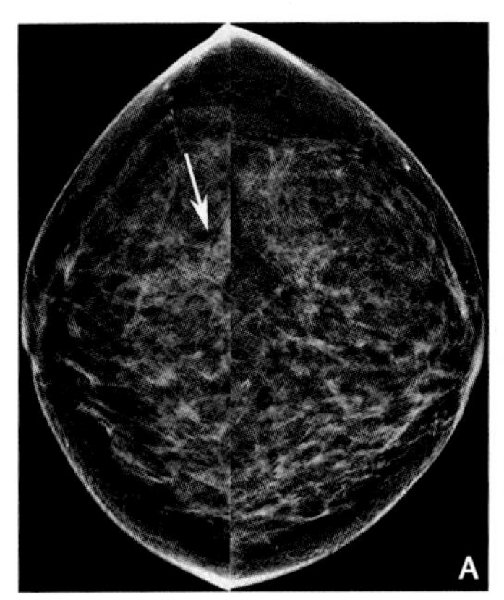

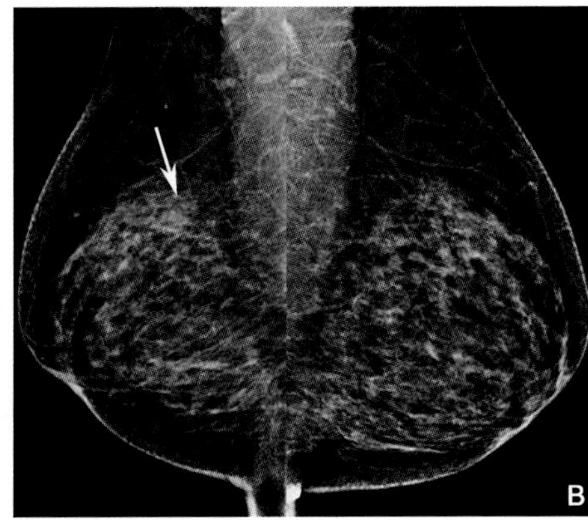

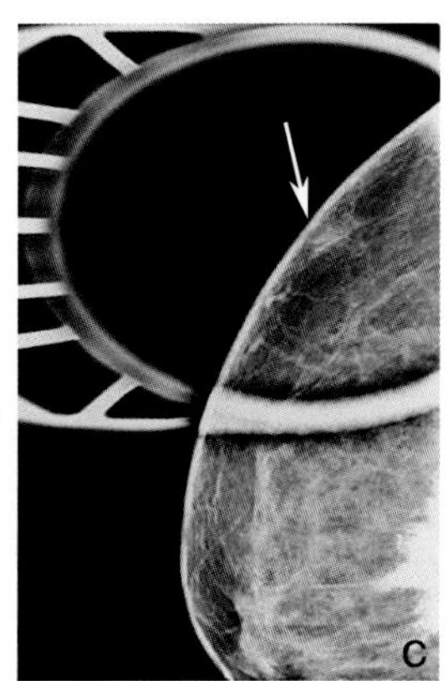

图3-4-17　结节性筋膜炎

患者，女性，65岁。A、B. 双侧乳腺X射线摄影CC位、MLO位示右乳外上象限不规则肿块（箭），边缘毛刺，密度增高且不均匀，未见恶性钙化，周围腺体结构紊乱；C. 点压切线位示肿块位于皮下脂肪层内（箭），邻近皮肤不厚。

（4）侵袭性纤维瘤病：侵袭性纤维瘤病十分罕见，双侧乳腺同时发病的概率可达4%。属于交界性肿瘤，具有局部侵袭性，局部切除后易复发，无转移及恶变潜能。临床常以无痛、质韧、可触及的肿块来就诊。好发年龄为13～80岁，平均为37岁。肿块随时间增长而增大，常可推动，来源于胸壁时可与胸壁肌肉固定。可伴有皮肤或乳头凹陷，乳房体积缩小，类似于乳腺癌的表现。

X线表现多为不规则、高密度肿块，边缘呈毛刺状，钙化不常见（图3-4-18）。可伴随皮肤增厚、凹陷，乳头回缩（偶见）。肿块体积较大时可引起乳房体积缩小，密度增高，不伴有淋巴结肿大。

2. 恶性病变

（1）导管内乳头状癌：导管内乳头状癌好发于中老年女性，在临床少见，占乳腺癌的1%～2%。多数以乳腺肿块为首发征象，一般病史较长，可伴有乳头溢液，少数患者仅以乳头溢液就诊，导管内乳头状癌可发生于乳腺导管系统内任何部分，且肿瘤的乳头状结构扭曲可继发梗死性出血，故可合并出血。难以与导管内乳头状瘤相鉴别，容易被漏诊、误诊。

X线上病灶常多发，囊实性，密度较高，恶变部分肿瘤向外浸润使得肿块形状不规

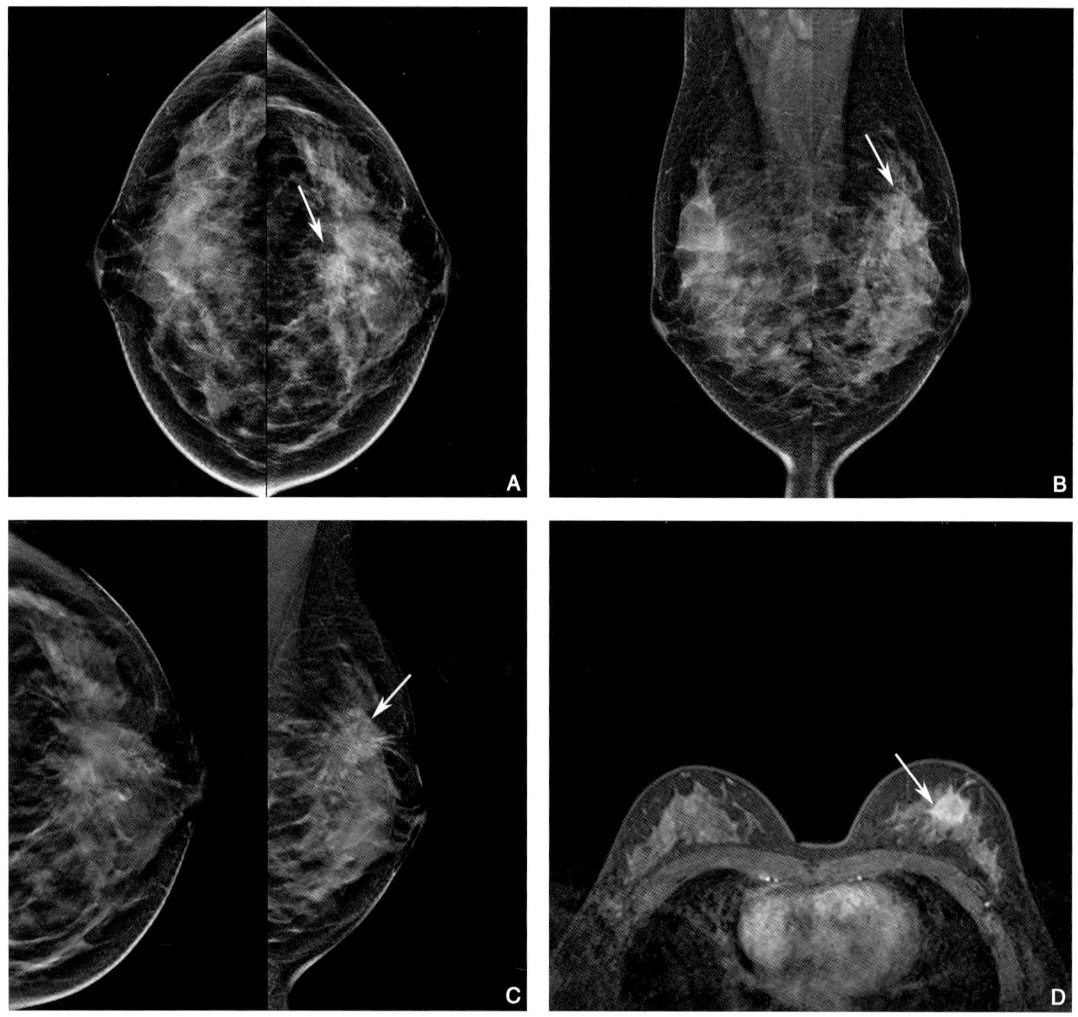

图 3-4-18 侵袭性纤维瘤病

患者，女性，19 岁。A、B. 双侧乳腺 X 射线摄影 CC 位、MLO 位示左乳上份见不规则肿块（箭），边缘模糊、见长短不一毛刺，密度增高且不均匀，其内未见钙化，周围腺体结构紊乱、纠集，邻近皮下脂肪层见条索影，局部皮肤受牵拉、增厚；C. 左侧乳腺 X 射线摄影 CC 位、MLO 位断层图像示左乳上份肿块毛刺多且长（箭），毛刺尖端及根部粗细一致；D. T_1WI 脂肪抑制增强亦可见病灶边缘多发毛刺影（箭），强化不均匀。

则，甚至形成毛刺，囊性部分多为卵圆形，边缘清晰、锐利、微分叶（图 3-4-19）。可见簇状钙化，周围有增粗血管。MRI 可以观察肿瘤内部成分而具有较高价值。

（2）浸润性小叶癌：浸润性小叶癌（invasive lobular carcinoma，ILC）是第二常见的乳腺癌组织学类型，占所有浸润性乳腺癌的 10%～15%。病理表现典型，由具有圆形核和稀疏细胞质的小而均匀的肿瘤细胞组成，以典型的单列模式排列。有扩散或在乳腺胶原纤维之间扩散的趋势，并产生很少的促结缔组织增生反应。这一病理特征导致其在临床主要表现为腺体局部增厚或边界欠清肿块，部分病灶可触不到肿块。50 岁以上年龄组发病率逐年增加，发病年龄比浸润性导管癌年长 1～3 岁。具有多灶性（跳跃性）、双侧发生及多中心的特点。

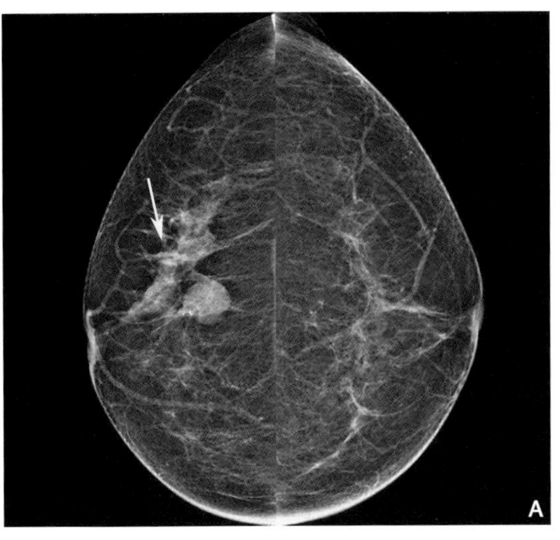

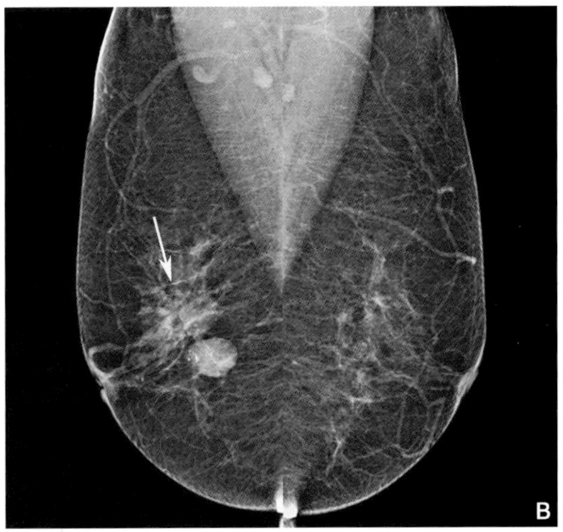

图 3-4-19　导管内乳头状癌

患者，女性，64 岁。A、B. 双侧乳腺 X 射线摄影 CC 位、MLO 示右乳外份多发肿块（箭），形状不一致，部分不规则形，个别卵圆形，卵圆形病灶边缘清楚，不规则病灶部分模糊，边缘见毛刺，密度增高且不均匀，其内见少量粗糙不均质钙化，周围腺体结构紊乱，血管影增多增粗。

X 线最常见的表现为肿块，通常伴有毛刺或边缘欠清，呈等密度或低于周围正常腺体（图 3-4-20、图 3-4-21）。结构扭曲是第二常见 X 线表现，表现为正常结构被扭曲，但无明确的肿块，可见包括从一点发出的放射状影的局灶性收缩，或者实质的边缘扭曲。有的仅表现为局部结构排列紊乱，在不同投照位置上表现亦不同，部分病例仅仅单一体位显示（CC 位或 MLO 位）。其生长方式是在形成肿块之前，常由病灶和周围组织改变形成局部高密度区，以中央密度略高，不破坏正常的组织解剖结构，也较少引起继发的纤维化改变，因此在影像上表现为不对称，这种生长方式也造成了临床虽可触摸到肿块，而 X 线片上较少形成肿块改变。ILC 出现钙化的概率低于其他常见浸润性癌，一旦出现可表现为可疑钙化或者点状（圆形）钙化。高达 30% 的浸润性小叶癌由于腺体遮挡以及病灶的低密度性在乳腺 X 射线摄影中为阴性表现。

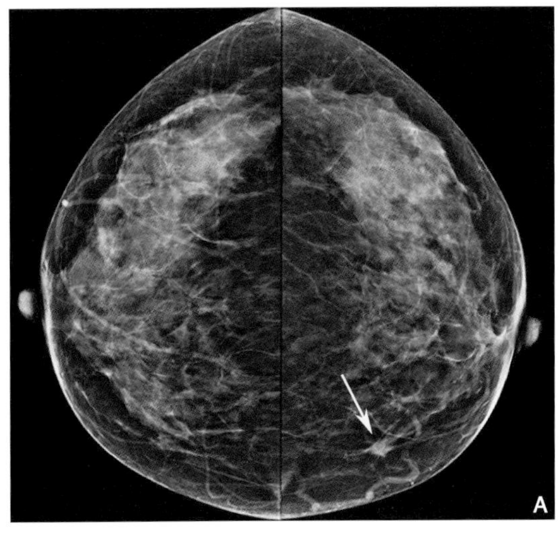

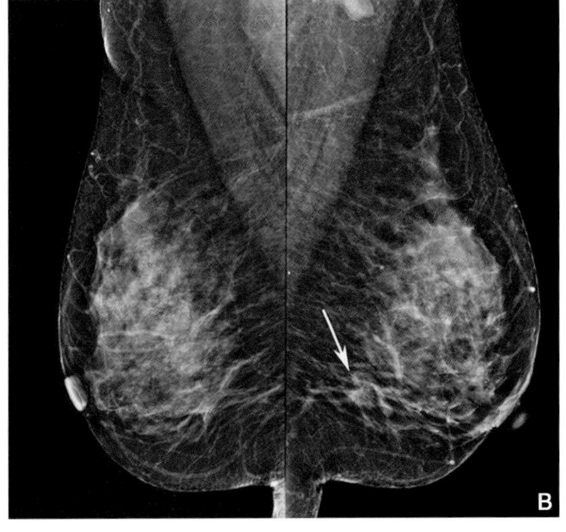

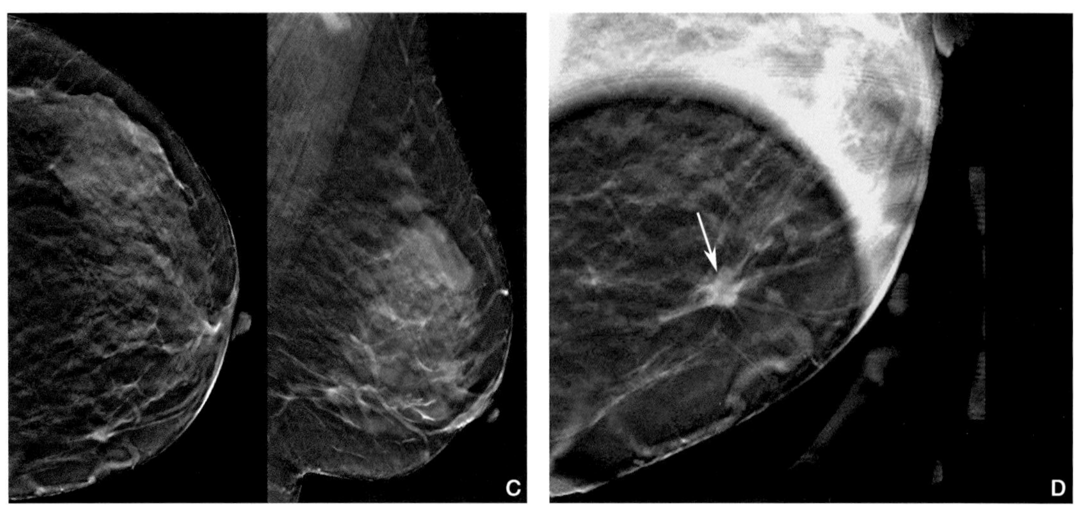

图3-4-20 浸润性小叶癌

患者，女性，45岁，患者发现左乳肿块5年，增大2年。A、B. 双侧乳腺X射线摄影CC位、MLO位示左乳内下象限不规则肿块（箭），边缘模糊见长短不一毛刺，密度增高且不均匀，未见恶性钙化，周围腺体结构紊乱、纠集，血管影增多、增粗；C、D. 左侧乳腺X射线摄影CC位、MLO位断层、断层点压图像示肿块较小但毛刺多且长，毛刺根粗尖细（箭）。

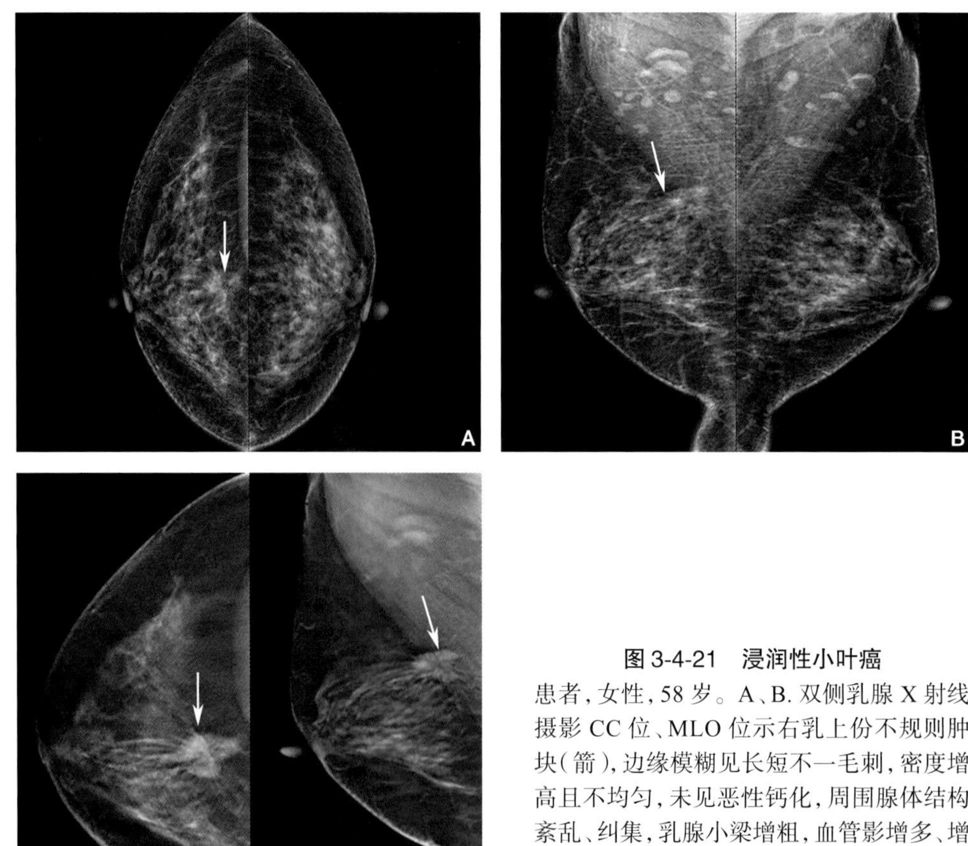

图3-4-21 浸润性小叶癌

患者，女性，58岁。A、B. 双侧乳腺X射线摄影CC位、MLO位示右乳上份不规则肿块（箭），边缘模糊见长短不一毛刺，密度增高且不均匀，未见恶性钙化，周围腺体结构紊乱、纠集，乳腺小梁增粗，血管影增多、增粗；C. 右侧乳腺X射线摄影CC位、MLO位断层图像显示病灶更清楚（箭）。

（3）浸润性导管癌

浸润性导管癌是乳腺浸润性癌中最常见的类型，是最大的一组乳腺浸润性癌，占所有乳腺浸润性癌的 65%～75%。浸润性导管癌指癌细胞突破导管基底膜并侵入非特化的小叶间质中，组织学形态不一，缺乏规律性的结构特征，可同时伴有其他类型的乳腺癌。多见于 40 岁以上的女性，年轻女性也可发生。临床上多可触及肿块，肿块质硬，边界不清，活动差，临床触诊病变大小常大于影像学检查所示病变大小。部分患者可合并有触痛，也可有乳头溢液、乳头内陷，当病灶位置较浅或累及皮肤时可出现皮肤凹陷或破溃。炎性乳腺癌可出现“橘皮样”外观。

X 线可表现为肿块伴边缘毛刺或边界欠清，密度增高且不均匀（图 3-4-22）；部分分化良好的乳腺癌可表现为圆形、卵圆形肿块，边缘清楚或部分清楚或模糊。恶性钙化也是浸润性导管癌的常见征象，典型表现为细线分枝状、细小多形性钙化，部分可表现为无定形或粗

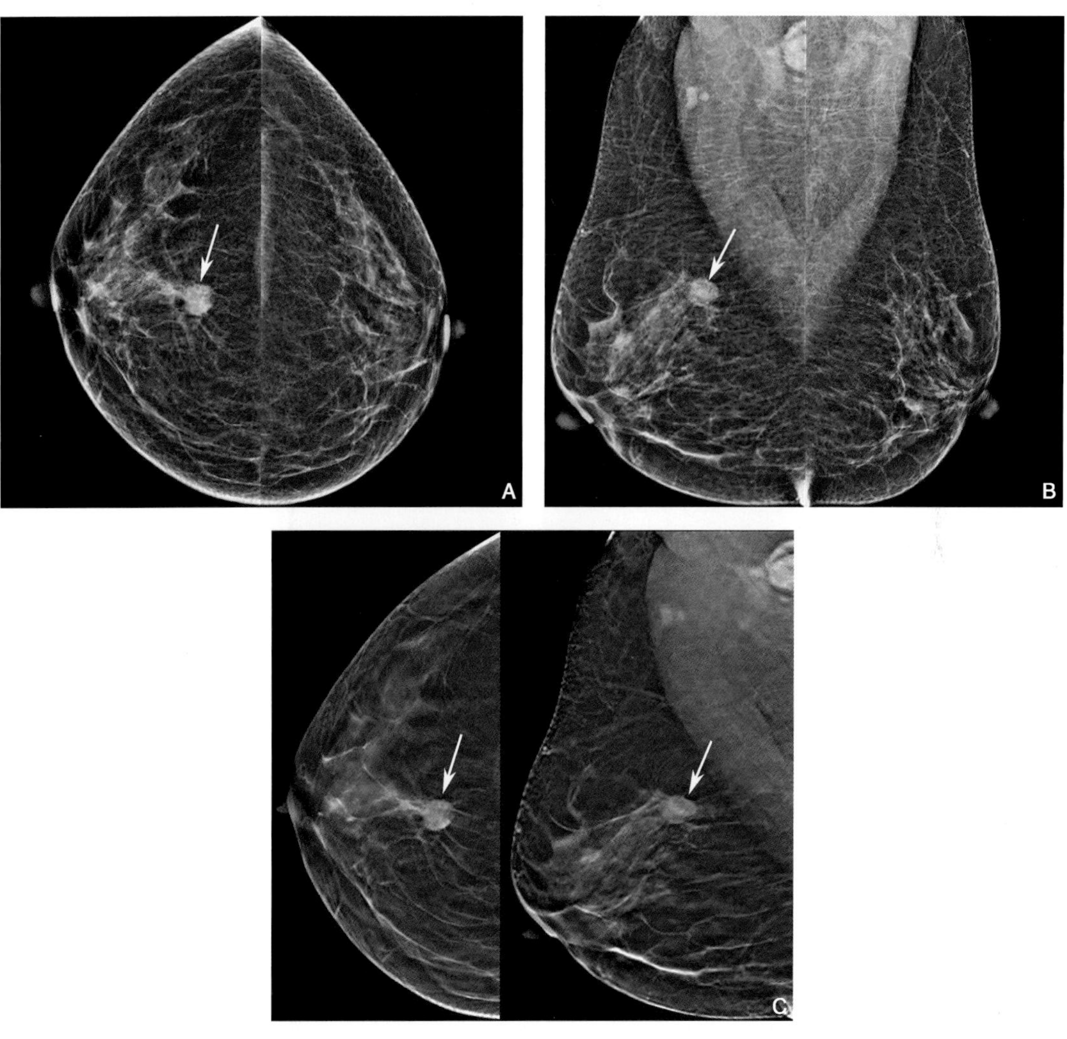

图 3-4-22　浸润性导管癌

患者，女性，56 岁。A、B. 双侧乳腺 X 射线摄影 CC 位、MLO 位示右乳上份后带卵圆形肿块（箭），边缘模糊见长短不一毛刺，密度增高且不均匀，未见恶性钙化，周围腺体结构紊乱、纠集，乳腺小梁增粗，血管影增多、增粗；C. 右侧乳腺 X 射线摄影 CC 位、MLO 位断层图像显示病灶边缘毛刺（箭）。

糙不均质钙化(图 3-4-23)。结构扭曲也是乳腺癌的一个重要征象，可单独出现或与其他征象伴发。Luminal A 型与 Luminal B 型肿块边缘常不规则，伴毛刺；人表皮生长因子受体-2(human epidermal growth factor receptor-2，HER-2)过表达型与三阴型更常表现为卵圆形，边缘无毛刺。其他少见征象为弥漫性网格状结构伴或不伴皮肤增厚，乳房增大或密度增加，悬韧带增粗等。晚期浸润性导管癌可合并皮肤增厚、凹陷，乳头内陷、破溃，小梁增粗及腋窝淋巴结肿大等征象。

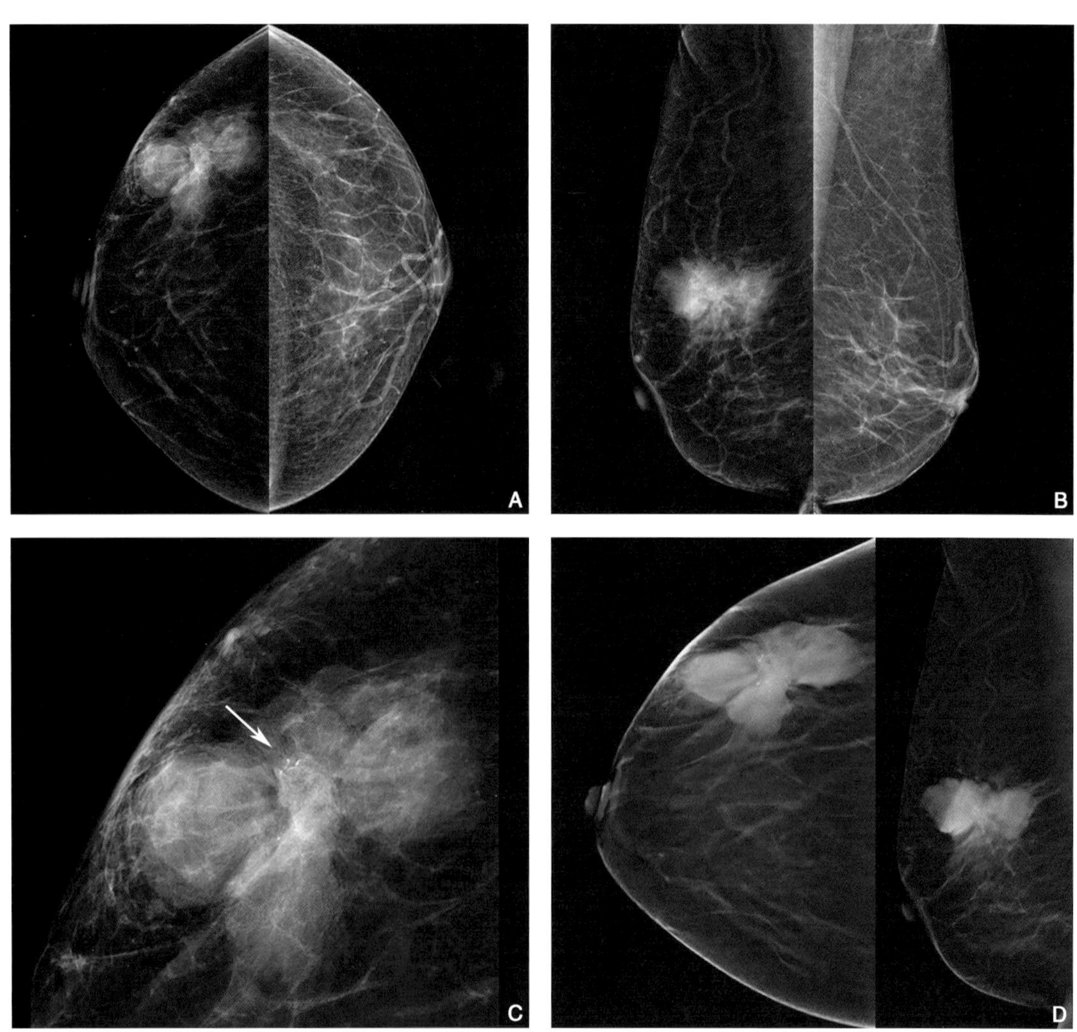

图 3-4-23　浸润性导管癌

患者，女性，70 岁，发现左乳肿块 50 年余，肿块增大近两年。A～C. 双侧乳腺 X 射线摄影 CC 位、MLO 位、CC 位局部放大示右乳外上象限不规则肿块，边缘模糊见长短不一毛刺，密度增高且不均匀，其内见细线样、无定形钙化(箭)，周围腺体结构紊乱、纠集，乳腺小梁增粗，血管影增多、增粗，邻近皮下脂肪层见条索影，皮肤增厚；D. 右侧乳腺 X 射线摄影 CC 位、MLO 位断层图像。

四、肿块的影像诊断思路

（一）含脂肪肿块（图 3-4-24）

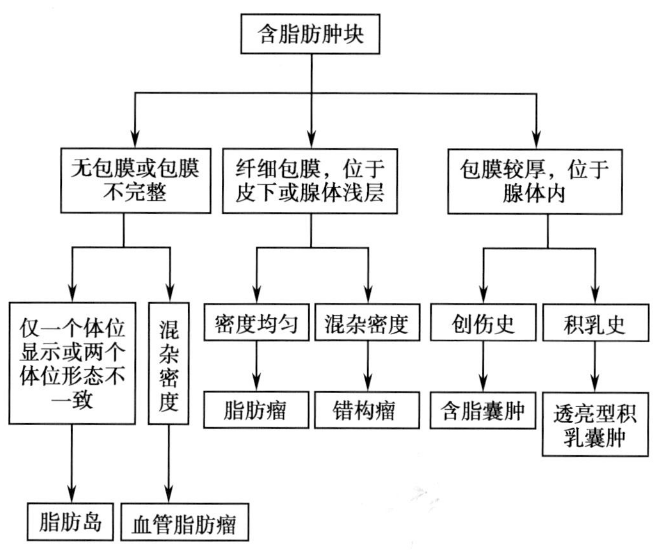

图 3-4-24　含脂肪肿块的影像诊断思路

（二）边缘清楚肿块（图 3-4-25）

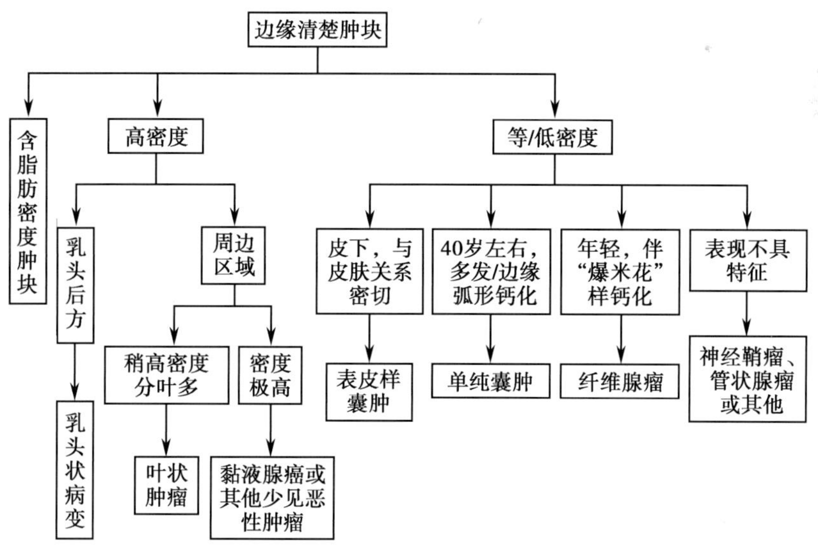

图 3-4-25　边缘清楚肿块的影像诊断思路

（三）伴有毛刺肿块（图 3-4-26）

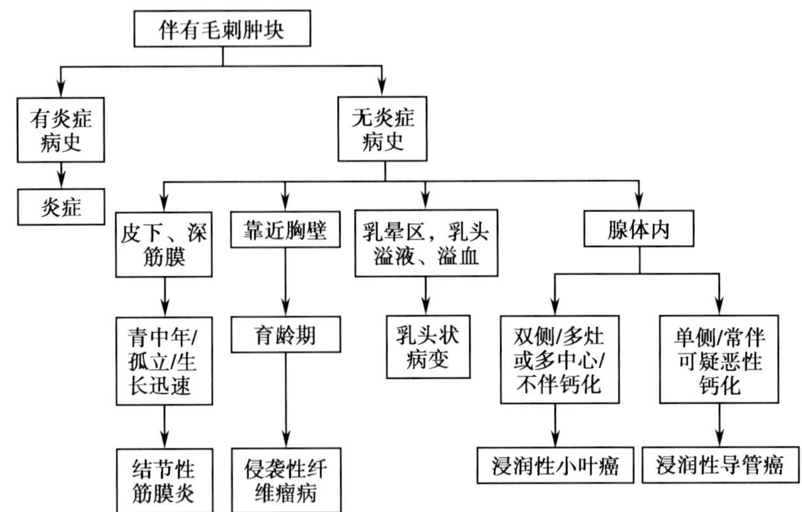

图 3-4-26 伴有毛刺肿块的影像诊断思路

参考文献

[1] 李美然，蒋涛. 数字乳腺体层合成的应用现状及发展[J]. 医学综述，2014，20(17)：3201-3203.
[2] 许良中，张廷璆. 乳腺病理学[M]. 上海：上海医科大学出版社，1999，46.
[3] 姚育修. 乳腺腺病的病理诊断标准[J]. 临床外科杂志，1994，2：116.
[4] 杨丽，时高峰，刘辉，等. 乳腺腺病的磁共振影像学特点[J]. 临床放射学杂志，2014，33(2)：190-193.
[5] 滕妍，郭吉敏，曹满瑞，等. 非哺乳期乳腺炎 X 线摄影及磁共振表现对照研究[J]. 中国 CT 和 MRI 杂志，2012，10(2)：58-61.
[6] 刘佩芳. 浆细胞性乳腺炎和肉芽肿性乳腺炎的影像诊断及鉴别诊断[J]. 国际医学放射学杂志，2009(3)：6.
[7] 刘佩芳. 乳腺影像诊断必读[M]. 北京：人民军医出版社，2007：79.
[8] 汪兴龙，夏玉明，胡必富，等. X 线不对称征象结合触诊在乳腺癌筛查中的价值[J]. 华南国防医学杂志，2015，29(9)：669-672.
[9] 姜婷婷，顾雅佳，彭卫军，等. 乳腺导管原位癌的影像学表现及与病理分级的关系[J]. 肿瘤影像学，2013，22(2)：162-165.
[10] 汪俐杉，张盛箭，李文波，等. 乳腺硬化性腺病影像特征及其病理基础[J]. 实用放射学杂志，2020，36(3)：401-405.
[11] 赵玉梅，刘佩芳，青春. 乳腺放射状瘢痕的 X 线表现[J]. 实用放射学杂志，2012，28(10)：1545-1548.
[12] 刘佩芳. 乳腺影像诊断必读[M]. 北京：人民军医出版社，2018.1.
[13] (美)美国放射学院. 乳腺影像报告与数据系统图谱[M]. 王殊，洪楠，主译. 北京：北京大学医学出版社，2016.6.
[14] 陈国梁. 乳腺钙化在乳腺钼靶诊断中的应用准确性探讨[J]. 影像研究与医学应用，2022，6(8)：28-30.
[15] 胡燕标，吴飞飞，张景峰，等. 乳腺低危团簇状分布钙化的 BI-RADS 分类建议及临床处理策略[J]. 放射学实践，2020，35(7)：883-887.
[16] 张毅力，梁挺，胡斌，等. 乳腺影像报告与数据系统Ⅳ类钙化的影像征象与病理的相关性研究[J]. 实用放射学杂志，2020，36(6)：905-908.
[17] 朱坤兵，刘启龙，张仁亚. 囊内乳头状癌的再认识[J]. 中华乳腺病杂志，2014，8(2)：124-126.

[18] 刘炳光，曹满瑞，滕妍，等. 乳腺黏液腺癌的 X 线和 MRI 诊断[J]. 实用放射学杂志，2013，29(11)：1774-1776.

[19] 徐晔，张修石，张红霞，等. 乳腺癌分子亚型与 MRI 表现的相关性[J]. 中国介入影像与治疗学，2014，11(8)：497-501.

[20] AMERICAN COLLEGE OF RADIOLOGY. Breast imaging reporting and data system：BI-RADS atlas(5th ed)[M]. Reston，VA：American college of Radiology，2013.

[21] IGLESIAS A，ARIAS M，SANTIAGO P，et al. Benign breast lesions that simulate malignancy：magnetic resonance imaging with radiologic-pathologic correlation[J]. Curr Probl Diagn Radiol，2007，36(2)：66-82.

[22] BAUM F，FISCHER U，VOSSHENRICH R，et al. Classification of hypervascularized lesions in CE MR imaging of the breast[J]. Eur Radiol，2002，12(5)：1087-1092.

[23] LIU H，PENG W. Morphological manifestations of nonpuerperalmastitis on magnetic resonance imaging[J]. Magn Reson Imaging，2011，33(6)：1369-1374.

[24] UNAI O，KOPARAN HI，AVCUS，et al. The diagnostic value of diffusion weighted magnetic resonance imaging in soft tissue abscesses[J]. Eur J Radiol，2011，77(3)：490-494.

[25] SICKLES EA. The subtle and atypical mammographic features of invasive lobular carcinoma[J]. Radiology，1991，178(1)：25-26.

[26] RAKHA EA，EL-SAYED ME，POWE DG，et al. Invasive lobular carcinoma of the breast：response to hormonal therapy and out comes[J]. Eur J Cancer，2008，44(1)：73-83.

[27] YODER BJ，WILKINSON EJ，MASSOLL NA. Molecular and morphologic distinctions between infiltrating ductal and lobular carcinoma of the breast[J]. Breast，2007，13(2)：172-179.

[28] SHANTANU G，VANDANA D，PRISCILLA JS，et al. Architectural distortion of the breast[J]. AJR Am J Roentgenol，2013，201(5)：W662-670.

[29] CHOPIER J，ROEDLICH MN，MATHELIN C. Breast imaging of mass，architectural distortion and asymmetry：Clinical practice guidelines[J]. J Gynecol Obstet Biol Reprod(Paris)，2015，44(10)：947-959.

[30] TAN H，ZHANG H，LEI Z，et al. Radiological and clinical findings in sclerosing adenosis of the breast[J].Medicine(Baltimore)，2019，98(39)：e17061.

[31] AMERICAN COLLEGE OF RADIOLOGY. Breast imaging reporting and data system：BI-RADS atlas[M]. 5th ed. Reston，VA：American college of Radiology，2013.

[32] MANN RM，VELTMAN J，HUISMAN H，et al. Comparison of enhancement characteristics between invasive lobular carcinoma and invasive ductal carcinoma[J]. J Magn Reson Imaging，2011，34(2)：293-300.

[33] KRECKE KN，GISVOLD JJ. Invasive lobular carcinoma of the breast：mammographic findings and extent of disease at diagnosis in 184 patients[J]. AM J Roentgenol，1993，161(5)：957-960.

[34] DARLING ML，BABAGBEMI T O，SMITH D N，et al.Mammographic and Sonographic Features of Angiolipoma of the Breast[J]. Breast J，2000，6(3)：166-170.

第四章　基于 MRI 征象的影像诊断思路

第一节　肿块强化

一、基于 T_2WI 高信号肿块表现的诊断思路

（一）术语描述

T_2WI 高信号：在 MRI 的 T_2WI 图像上，与周围正常腺体信号相比较，将病灶信号分为低信号、等信号及高信号，而将与血管相当或更高的信号定义为高信号。

（二）T_2WI 高信号表现乳腺病变的病理学基础

1. **囊性病变**　如单纯囊肿。

2. **含黏液性基质**　如纤维瘤黏液变性、黏液腺癌、乳头状病变。

3. **富含间质细胞**　如血管肉瘤、富于细胞性纤维腺瘤、叶状肿瘤、梭形细胞瘤。

4. **肿瘤广泛坏死、出血**　如浸润性导管癌（三阴性乳腺癌）、乳腺化生性癌。

（三）表现为 T_2WI 高信号肿块的乳腺疾病分类

1. **上皮性肿瘤**　黏液腺癌、乳头状肿瘤、浸润性导管癌（伴坏死）、乳腺化生性癌、髓样癌、腺样囊性癌。

2. **纤维上皮性肿瘤**　纤维腺瘤、叶状肿瘤。

3. **肉瘤**　血管肉瘤、纤维肉瘤等。

4. **其他肿瘤**　淋巴瘤。

（四）表现为 T_2WI 高信号肿块的乳腺疾病影像分析

1. **单纯囊肿**　乳腺单纯囊肿（simple cyst of breast，SCB）可发生于任何年龄，最常见于 35～50 岁。65% 绝经前女性可有囊肿；绝经后女性未行激素疗法者 38% 可有囊肿，若行激素疗法，特别是单独雌激素，66% 可有囊肿；在有囊肿的女性中，48% 为双侧。单纯囊肿通常无明显症状，多于体检发现，也可表现为局部疼痛 / 压痛，月经前症状明显，囊肿可长大、迅速或多年后缩小。单纯囊肿无恶性潜能，但多发囊肿有轻微增高的恶性概率（＜2%）。囊液浑浊可为黄色或绿色，也可为深灰色 / 黑色；若为棕色，多考虑陈旧性出血。

单纯囊肿的阻塞机制可为导管或小叶起源：①导管起源：局限性上皮细胞增生导致导管梗阻或者导管内容物浓缩 / 挤压进入邻近间质发生炎症，进而使导管周围纤维化而发生阻塞。②小叶起源：小叶上皮细胞萎缩使腺泡融合，进而液体充盈间隙而呈侵袭性扩张，最终闭塞的终末导管小叶单位由囊肿替代。

单纯囊肿形态多为圆形或卵圆形，其边缘清晰，囊壁薄，囊肿内部呈囊性，主要为水分。弥散加权成像（DWI）表现为高信号，表观扩散系数（ADC）值较高，动态增强扫描无强化（图 4-1-1）。

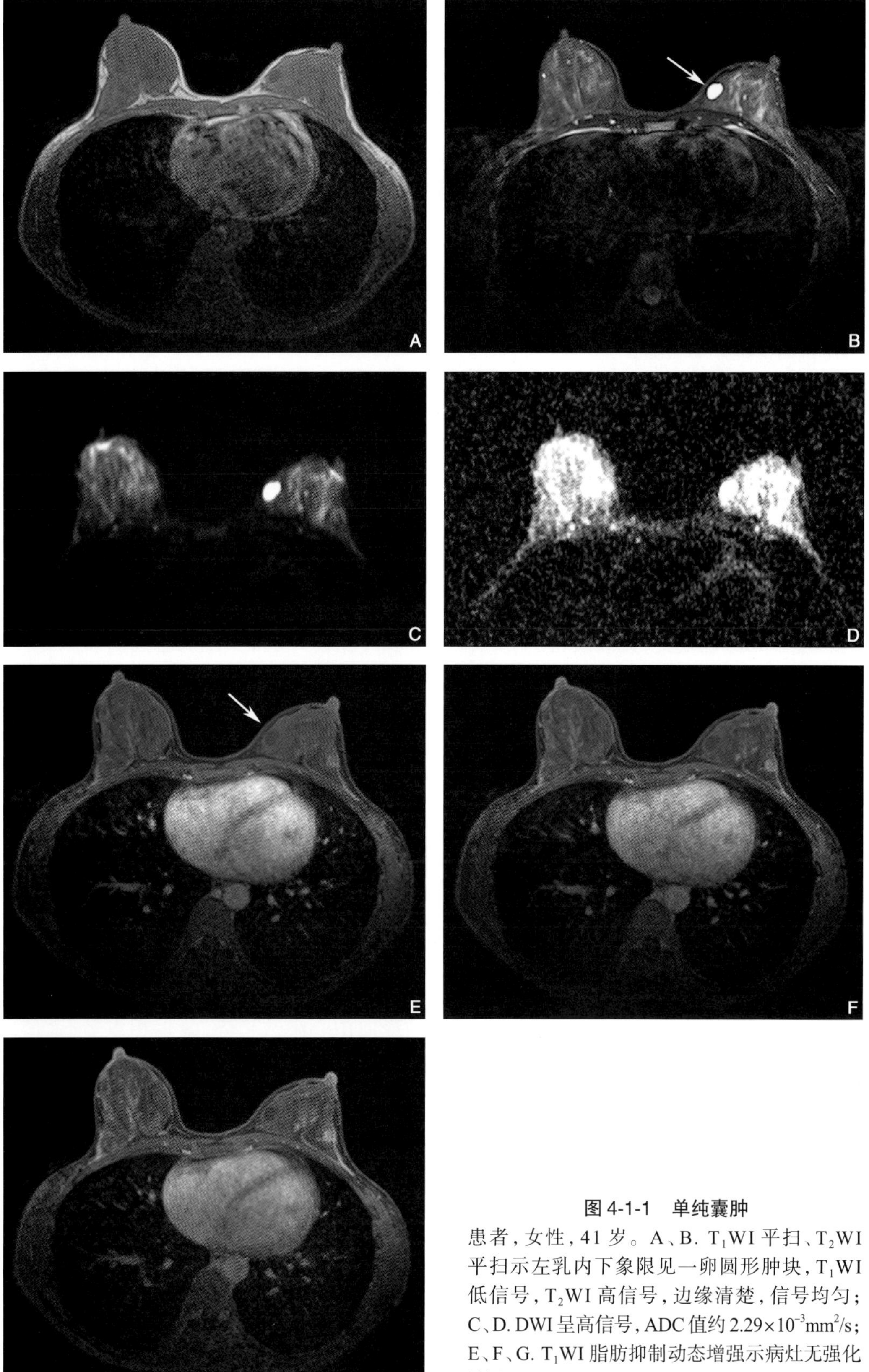

图 4-1-1　单纯囊肿

患者，女性，41 岁。A、B. T_1WI 平扫、T_2WI 平扫示左乳内下象限见一卵圆形肿块，T_1WI 低信号，T_2WI 高信号，边缘清楚，信号均匀；C、D. DWI 呈高信号，ADC 值约 $2.29\times10^{-3}mm^2/s$；E、F、G. T_1WI 脂肪抑制动态增强示病灶无强化（箭）。

2. 含黏液囊肿样病变

（1）黏液囊肿样病变

1）临床表现：黏液囊肿样病变（mucocele-like lesions，MLL）好发于 20～40 岁年轻女性，通常无明显症状，常在乳腺 X 射线摄影筛查中发现或表现为临床可触及的肿块，或因其他原因在乳腺活检标本中偶然发现。

2）病理特点：黏液囊肿样病变是由于黏液分泌过量或导管堵塞所致，即内含黏液的囊肿或导管部分破裂使黏液外溢，黏液溢出至纤维间质内，以囊内大、粗糙钙化及外溢的黏液为其主要特征。可与导管不典型增生、导管原位癌并存。粗针活检发现伴有非典型性的黏液囊肿样病变病理升级为恶性的概率为 21%，其中 6% 可升级为浸润性癌，且多数为乳腺黏液腺癌；而不伴有非典型性的黏液囊肿样病变病理升级为恶性的概率为 4%，其中 50% 可升级为浸润性癌。

3）影像表现：黏液囊肿形态多为圆形、类圆形或分叶状，边缘光整，其内部呈囊性，主要为黏液，信号可表现为 T_1WI 低信号 /T_2WI 高信号、T_1WI 高信号 /T_2WI 高信号、T_1WI 高信号 /T_2WI 低信号，DWI 呈高信号，ADC 值高 / 低，动态增强扫描时，病灶如果合并慢性炎症，则囊壁环形强化（图 4-1-2）。

（2）纤维腺瘤伴黏液变性

1）临床表现：纤维腺瘤伴黏液变性（fibroadenoma with mucinous deformation）好发于育龄期女性，30～40 岁多见，临床上多表现为乳房可触及质地较硬、边缘欠光整肿块，双侧乳腺皮肤多无颜色改变、无破溃、无橘皮样改变，双侧乳腺头多无凹陷及溢液。

2）病理特点：纤维腺瘤组织间质出现黏液蛋白类物质聚集称为黏液变性，病理上乳腺纤维腺瘤内部可伴有不同程度的黏液变性，包括局限性和广泛性的黏液变性，当发生广泛黏液变性时，纤维腺瘤伴黏液变性和黏液腺癌存在较多重叠之处，二者鉴别有一定困难。

3）影像表现：纤维腺瘤伴黏液变性病灶的形态多为圆形、卵圆形，其边缘清楚、光滑，其内部为实性成分，T_2 高信号主要为间质黏液变性，部分病灶内部可见低信号分隔，DWI 呈高信号，ADC 值较高（常高于典型纤维腺瘤），增强扫描早期以中心不均匀强化多见；延迟期多趋于均匀强化。时间 - 信号强度曲线（TIC）以流入型多见、少数可呈平台型（图 4-1-3）。

4）鉴别诊断：①黏液腺癌：好发于绝经后妇女，黏液腺癌较纤维腺瘤伴黏液变性肿块边缘多不光滑，且较少出现低信号分隔。黏液腺癌动态增强早期表现为以边缘强化为主，肿块内部呈轻度渐进性强化，强化方式由边缘向中心渗透趋势，延迟相多呈不均匀强化，而纤维腺瘤伴黏液变性边缘强化少见，延迟相较少出现内部不均匀强化。②叶状肿瘤：好发于 40～50 岁中年女性，肿瘤体积通常较大（＞3cm），肿瘤内部信号不均，增强扫描呈不均匀强化，无强化囊壁区，恶性叶状肿瘤 ADC 值较低。

（3）黏液腺癌

1）临床表现：黏液腺癌（breast mucinous adenocarcinoma）可分为单纯型和混合型，单纯型好发于绝经后女性，平均年龄为 63 岁；混合型则多见于绝经前女性 / 年轻女性。临床上 50% 患者可扪及肿块，肿块触诊界清、质韧，肿块增大时可能与皮肤和胸壁粘连固定，疼痛及乳头溢液不常见，部分患者也可能无症状。黏液腺癌发病率较低（1%～4%），恶性程度较低，预后较好，临床上病程较长，生长缓慢、复发率低。

2）病理特点：黏液腺癌又称胶样癌，是一种特殊类型的浸润性癌，起源于乳腺导

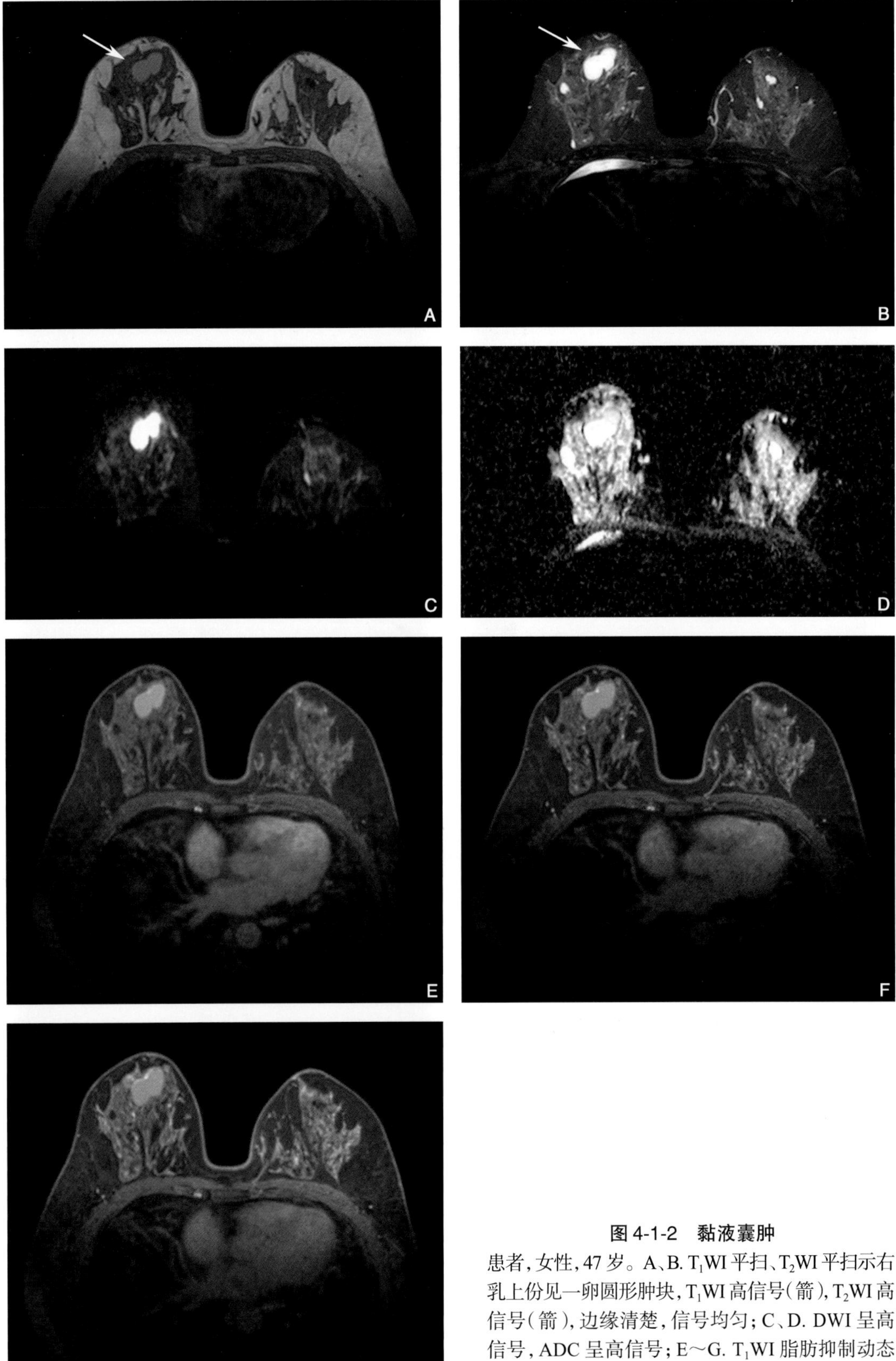

图4-1-2　黏液囊肿

患者，女性，47岁。A、B. T_1WI平扫、T_2WI平扫示右乳上份见一卵圆形肿块，T_1WI高信号（箭），T_2WI高信号（箭），边缘清楚，信号均匀；C、D. DWI呈高信号，ADC呈高信号；E～G. T_1WI脂肪抑制动态增强示病灶无强化。

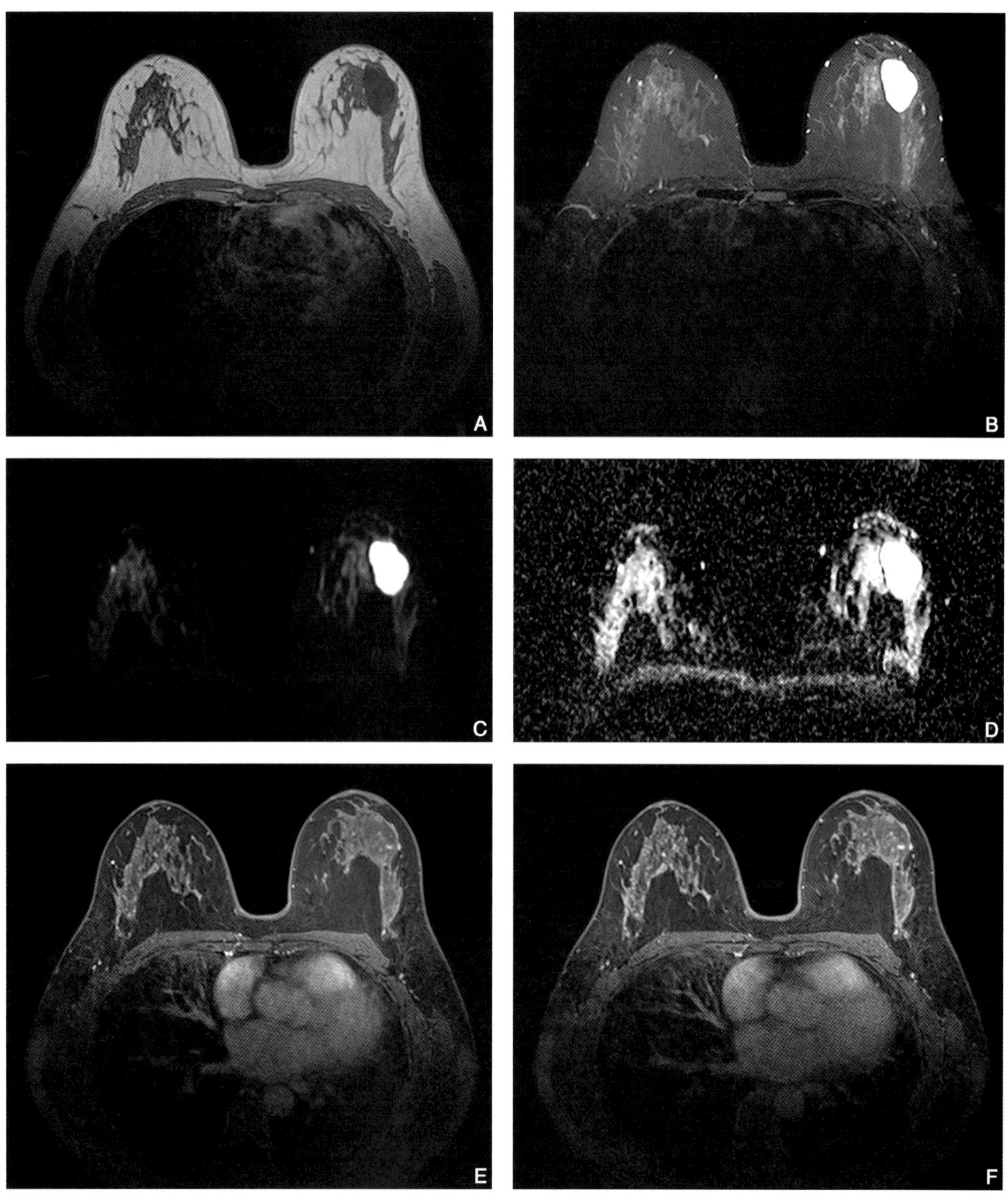
A
B
C
D
E
F

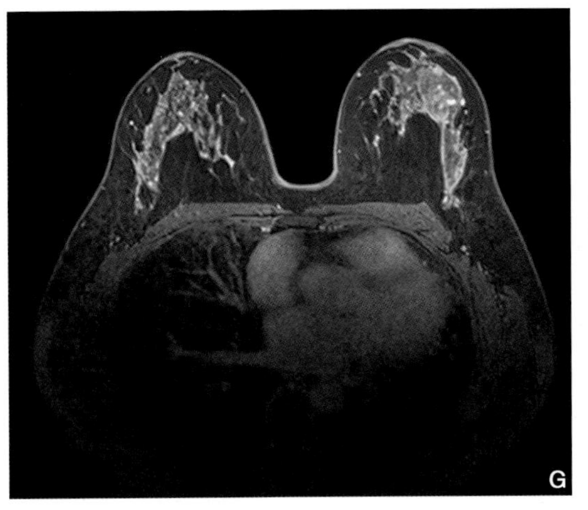

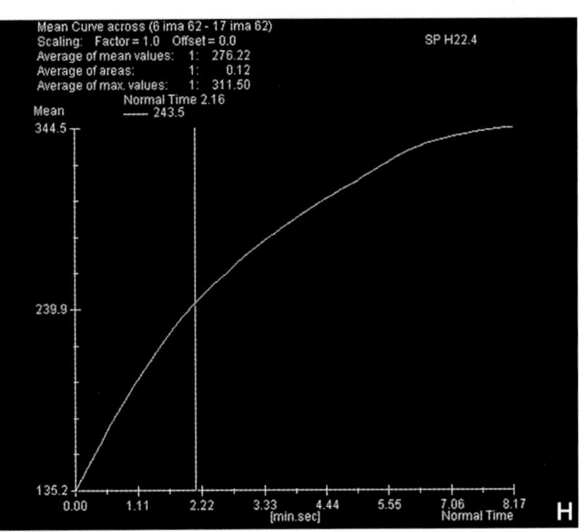

图 4-1-3　纤维腺瘤伴黏液变性

患者，女性，45 岁。A、B. T_1WI 平扫、T_2WI 平扫示左乳外上象限见一卵圆形肿块，T_1WI 低信号，T_2WI 高信号，其边界清楚，信号欠均；C、D. DWI 呈高信号，ADC 呈高信号，ADC 值约 $2.26\times10^{-3}mm^2/s$；E～G. T_1WI 脂肪抑制动态增强示肿块不均匀强化；H. TIC 呈缓慢流入 - 流入型。

管上皮，病理上以产生大量细胞外黏液为主要特征。大量细胞外黏液中漂浮簇状增生的癌细胞，组成细胞簇的细胞小且一致，多为低至中等核级，腺体和导管形成不常见。90%ER（+）；50%～68%PR（+）；HER-2（+）≤5%。根据细胞含量多少，可分为少细胞型和富细胞型黏液腺癌，根据所含癌细胞的病理类型，可分为单纯型黏液腺癌（PMBC）和混合型黏液腺癌（MMBC）。6% 的单纯型黏液腺癌会发生腋窝淋巴结转移，混合型黏液腺癌的腋窝淋巴结转移概率为 30%～40%。75% 的黏液腺癌病例可合并有导管原位癌（DCIS），其常见于乳腺黏液腺癌病灶周围。

3）影像表现：黏液腺癌形态多表现为圆形、卵圆形或分叶状及不规则形，PMBC 边缘清楚、光滑；MMBC 边缘多表现为模糊、毛糙，T_2WI 上 PMBC 多为均匀高信号（病理学基础：含有黏液成分）；MMBC 呈不均匀等高信号。DWI 呈明显高信号，ADC 值较高，ADC 值为[（2.02 ± 0.31）～（2.41 ± 0.28）]$\times10^{-3}mm^2/s$，高于纤维腺瘤。增强扫描早期以边缘明显强化为特征（肿瘤细胞多位于边缘），延迟期呈向心性强化，强化欠均匀，TIC 以流入型多见、少数可呈平台型（图 4-1-4）。

4）鉴别诊断：①纤维腺瘤伴黏液变性：好发于 30～40 岁育龄期女性，边缘清楚光整，肿块内部大多可见低信号分隔，动态增强扫描早期中心不均匀强化、离心性强化，边缘强化少见，延迟期均匀强化。②叶状肿瘤：好发于 40～50 岁中年女性，体积通常较大（>3cm），肿瘤内部信号不均，增强扫描呈不均匀强化，其内无强化囊区，恶性叶状肿瘤 ADC 值较低。

3. 富含间质细胞肿瘤

（1）叶状肿瘤

1）临床表现：乳腺叶状肿瘤（breast phyllodes tumor，BPT）好发于中老年女性，中位年龄为 45～49 岁，触诊多为无痛性质韧的活动性肿块，界清，肿块可在几周内快速增大，肿块较大时表面皮肤紧绷一般无皮肤凹陷、乳头回缩、乳头溢液等恶性征象。部分患者有肿块短期内迅速增大的病史，对诊断此病具有提示意义。复发率为 4%～10%，多见于 2 年内。

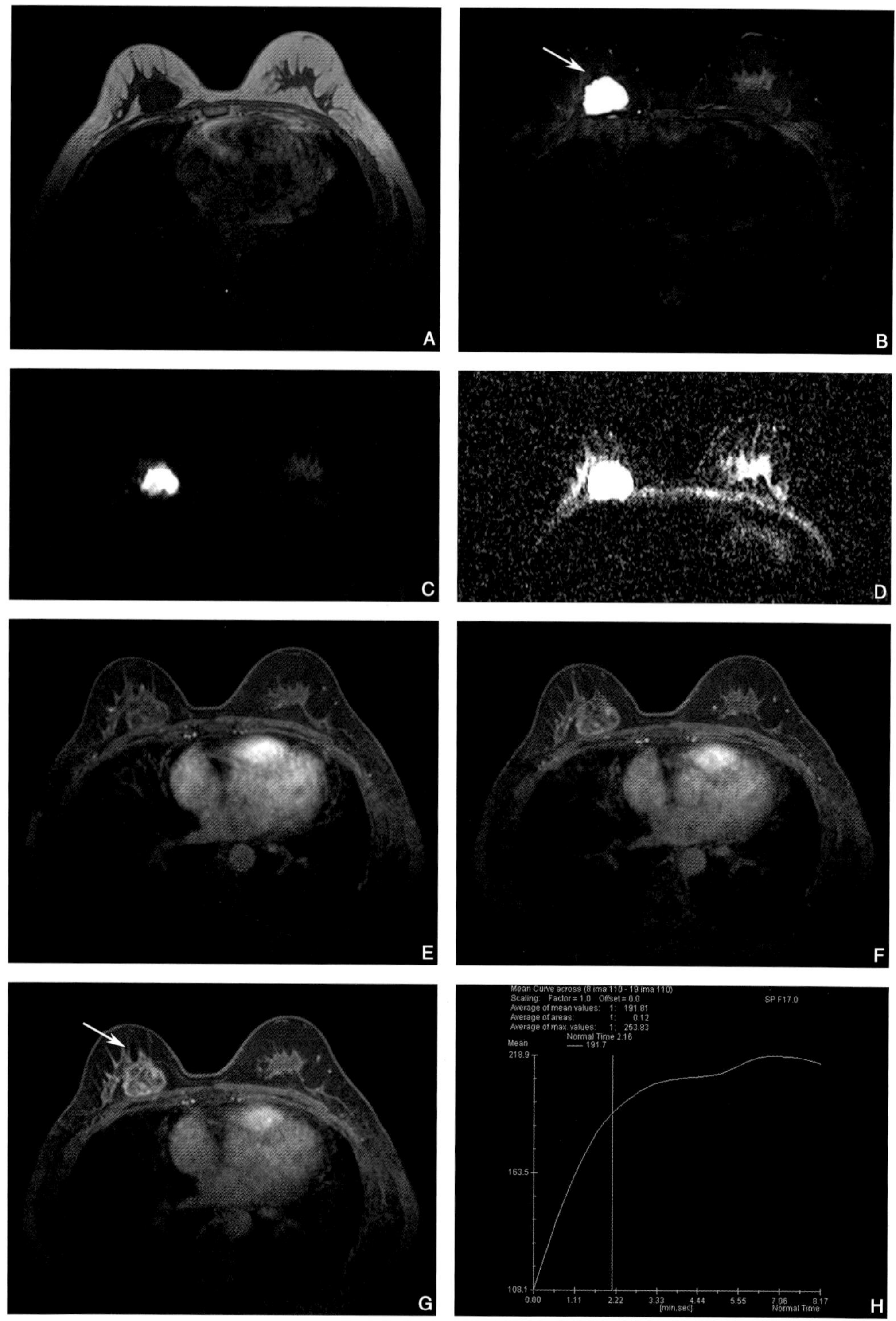

图 4-1-4 黏液腺癌

患者，女性，49 岁。A、B. T_1WI 平扫、T_2WI 平扫示右乳内上象限见一卵圆形肿块（箭），T_1WI 低信号，T_2WI 明显高信号，边缘清楚，呈分叶状，信号欠均匀；C、D. DWI 呈高信号，ADC 呈高信号，ADC 值约 $2.24\times10^{-3}mm^2/s$；E～G. T_1WI 脂肪抑制动态增强示肿块渐进性不均匀强化，并向心性强化（箭）；H. TIC 呈早期快速强化，延迟期流入型。

2）病理特点：叶状肿瘤是一种少见的纤维上皮性肿瘤，由良性上皮和间质细胞构成，以间质过度增生为特点，所有叶状肿瘤组织中都应含有上皮结构，较小的肿瘤多呈实性，较大的肿瘤常伴出血、囊变等改变。叶状肿瘤为异质性肿瘤，同一肿瘤的不同区域可能具有不同的形态特征。根据间质细胞的丰富程度、核异形性可分为良性、交界性和恶性，良性核分裂较少，间质分布相对均匀，边缘呈推挤状；高级别恶性肿瘤基质细胞显著增多，每 10 个高倍镜（high power field，HPF）（40 倍）＞5 个核分裂象，经常＞10 个，且边缘浸润，基质显著增生，上皮成分少；交界性（低级别恶性肿瘤）每 10 个高倍镜视野有 2～5 个分裂象，基质内血管内皮生长因子（VEGF）过表达而致血管生成，75% 表皮生长因子受体（EGRFR）过表达。交界性及恶性术后复发率高，易转移。

3）影像表现：叶状肿瘤形态多为卵圆形、圆形，其边缘清楚、光整；肿瘤巨大时可占据整个乳腺，但皮肤和皮下脂肪层仍较完整。肿瘤内部 T_2 呈不均匀高信号，是由于其内含丰富间质细胞；可见多个囊腔，内为出血（短 T_1、短 / 长 T_2 信号）、坏死或黏液样变，裂隙样囊腔是叶状肿瘤特征性改变。实性为增生的间质细胞，内部见低信号分隔，DWI 呈高信号，ADC 值根据细胞增殖程度不同而不同。良性的 ADC 值较高（与纤维腺瘤相同），交界性和恶性偏低（通常略高于乳腺癌），动态增强扫描良性呈缓慢渐进性强化，峰值多发生于 3 分钟以后；交界性或恶性早期快速、明显、不均匀强化，延迟期持续强化呈平台型。TIC 以流入型或平台型多见、少数可呈流出型（图 4-1-5）。

4）鉴别诊断：①纤维腺瘤：纤维腺瘤好发于 30～40 岁的年轻女性；常伴钙化，肿瘤体积通常较小，直径≤3cm，肿瘤细胞间质较少，无叶状结构。肿瘤内部 T_2WI 信号均匀，增强扫描呈均匀强化，ADC 值较高。②血管肉瘤：好发于 30～40 岁年轻女性，患者皮肤发青或变紫，肿瘤生长迅速，肿块内部常无低信号分隔，囊腔内出血较常见，由于血供丰富，肿块早期强化程度较高，早期肿块呈明显不均匀强化，延迟期持续强化并向心性填充。

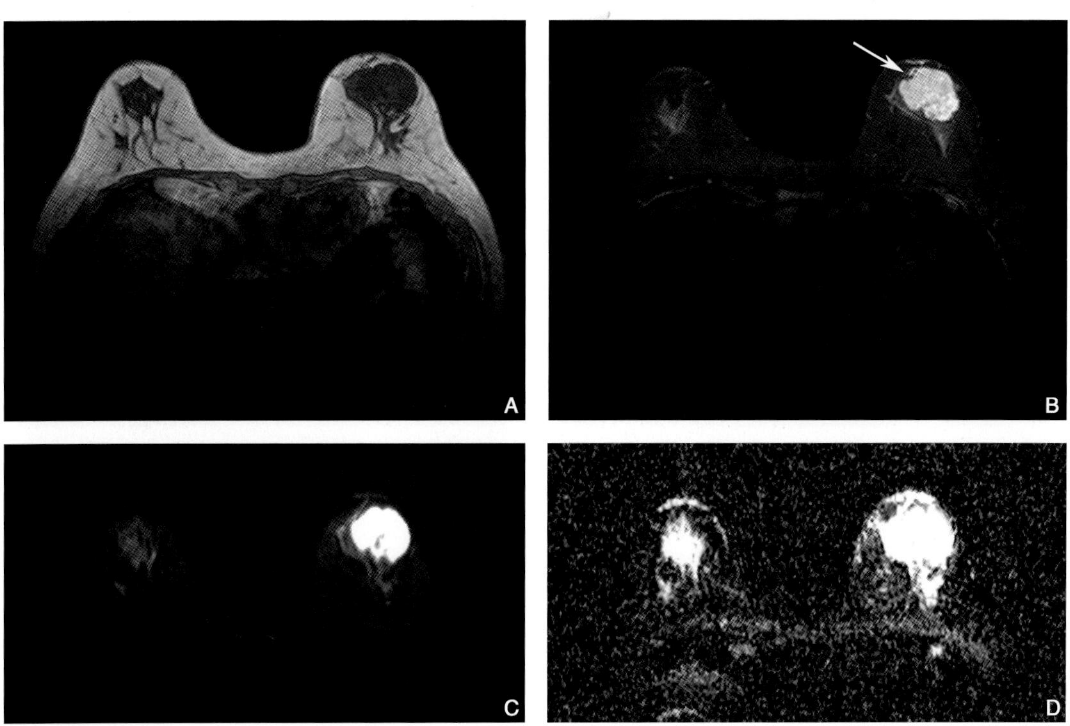

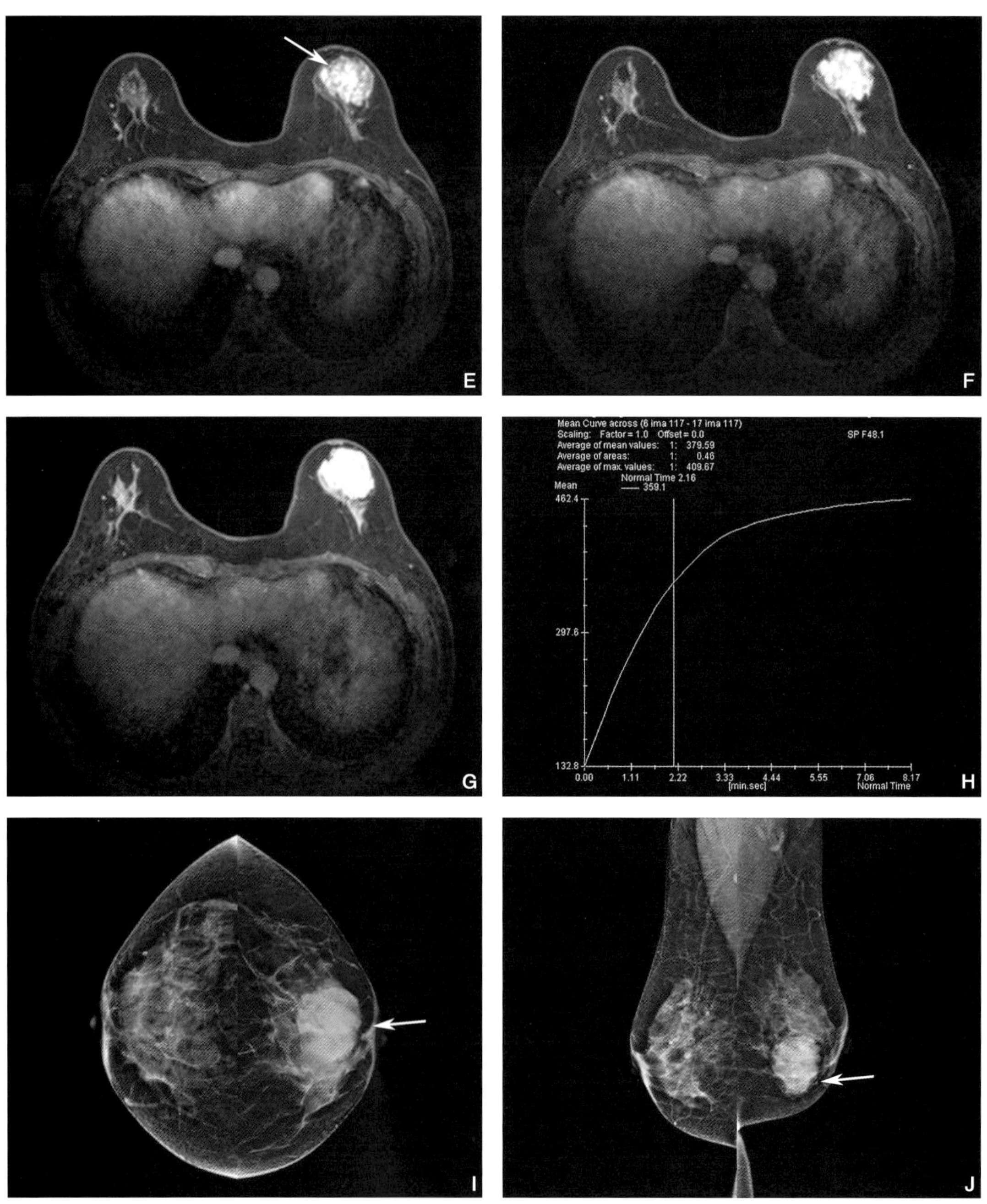

图 4-1-5 叶状肿瘤

患者，女性，51 岁。A、B. T_1WI 平扫、T_2WI 平扫示左乳外下象限见一卵圆形肿块，T_1WI 低信号，T_2WI 明显高信号（箭），边缘清楚，呈分叶状，信号不均匀，其内可见条状及点状极高信号；C、D. DWI 呈高信号，ADC 呈稍高信号；E～G. T_1WI 脂肪抑制动态增强示肿块不均匀强化，其内裂隙未见强化（箭）；H. TIC 呈快速流入 - 流入型；I、J. 双侧乳腺 X 射线摄影 CC 位、MLO 位示左乳下份见一不规则肿块，边缘模糊（箭），密度增高且不均匀，周围腺体结构紊乱、纠集，乳小梁增粗，血管影增多、增粗。

（2）纤维腺瘤

1）临床表现：乳腺纤维腺瘤（fibroadenoma，FA）是乳腺常见的良性肿瘤，起源于乳腺终末导管-小叶单位。其好发于青春期及年轻女性（30～40岁），占年轻女性所有肿瘤的75%，单发常见，病因尚不明确，主要由于雌、孕激素分泌失衡，雌激素升高所致。临床上多表现为活动度好、可触及的无痛质硬肿块，通常为多发或双侧发生，尤其是成年型；幼年型/巨大纤维腺瘤可表现为年轻女性快速增长的肿块。复发率为4%～12.38%，可转变为叶状肿瘤，术后需定期随访。

2）病理特点：纤维腺瘤由乳腺小叶内纤维组织和腺上皮增生而形成，增生的纤维组织围绕在腺管周围，可发生黏液样变性，或伴胶原化和玻璃样变性。当纤维组织增生显著时，可压迫其中的腺管，并使其伸长、弯曲而呈狭长的分枝状裂隙，呈交错排列，似乎将肿瘤分隔成许多个小叶。

3）影像表现：乳腺纤维腺瘤多表现为圆形或卵圆形肿块，边缘清楚、光滑，多伴分叶。其内部为实性，间质细胞、纤维成分及水含量不同而呈不同的信号强度；内部分隔及分叶状边缘为纤维腺瘤的特征性表现，内部分隔在T_2WI上表现为低信号且强化不明显；纤维腺瘤T_2WI上呈高信号（病理基础间质细胞丰富且分布密集），DWI呈稍高信号，ADC值较高（常低于纤维腺瘤伴黏液变性），增强扫描时均匀强化较为常见。TIC可表现为流入型、平台型、流出型，其中以流入型较为多见（图4-1-6）。

4）鉴别诊断：①黏液腺癌：黏液腺癌形状不规则、边缘不清晰，内部强化特征多表现为早期边缘强化，延迟期向心性不均质强化，ADC值较高。②叶状肿瘤：叶状肿瘤好发于40～50岁中年女性，肿瘤体积通常较大，直径＞3cm，肿瘤内部信号不均，增强扫描呈不均匀强化，无强化囊壁区，恶性叶状肿瘤ADC值较低。

4. 血管肉瘤

1）临床表现：血管肉瘤（primary mammary angiosarcoma，PMA）以年轻女性多见（30～40岁），临床上常表现为可触及的增长迅速的乳房肿块，多为单侧，皮肤发青或变紫为其特征性表现，肿瘤体积一般较大（＞4cm），预后较差；血行转移常转移到肺、骨、肝脏，因其局部复发率较高，所以多采用乳房全切，不做腋窝淋巴结清扫（极少转移）。

2）病理特点：血管肉瘤起源于乳腺结缔组织的恶性间叶肿瘤，世界卫生组织（World Health Organization，WHO）将其定义为一种具有内皮细胞分化的恶性肿瘤，肿瘤形成复杂的交通吻合血管网并缺少上皮成分，根据来源血管肉瘤可分为原发性（发于乳腺小叶或其周围毛细血管）或继发性（发生于保留乳房手术后接受放射治疗的患者）。

3）影像表现：血管肉瘤形态多为卵圆形、分叶状，边缘清楚、局部模糊；毛刺少见，其内部为囊实性，较少见到低信号分隔；T_2WI呈不均匀高信号；明显高信号提示肿瘤性血管通道内含有缓慢流动的血液，对血管源性肿瘤有重要提示意义；囊内出血较常见，出血区常呈短T_1、短/长T_2信号，由于血供丰富，早期强化程度明显高于叶状肿瘤，增强扫描早期大肿块呈明显不均匀强化，延迟期持续强化并呈向心性填充（图4-1-7）。部分病灶同侧腺体内可见增粗的供血血管但无皮肤粘连、凹陷、乳头溢液等乳腺癌常有的恶性征象。

4）鉴别诊断：①浸润性导管癌：好发于绝经前后的40～60岁妇女，肿块形态不规则，边缘可见毛刺，动态增强扫描信号强度趋于快速增强后快速减低。TIC多为Ⅲ型，肿块型

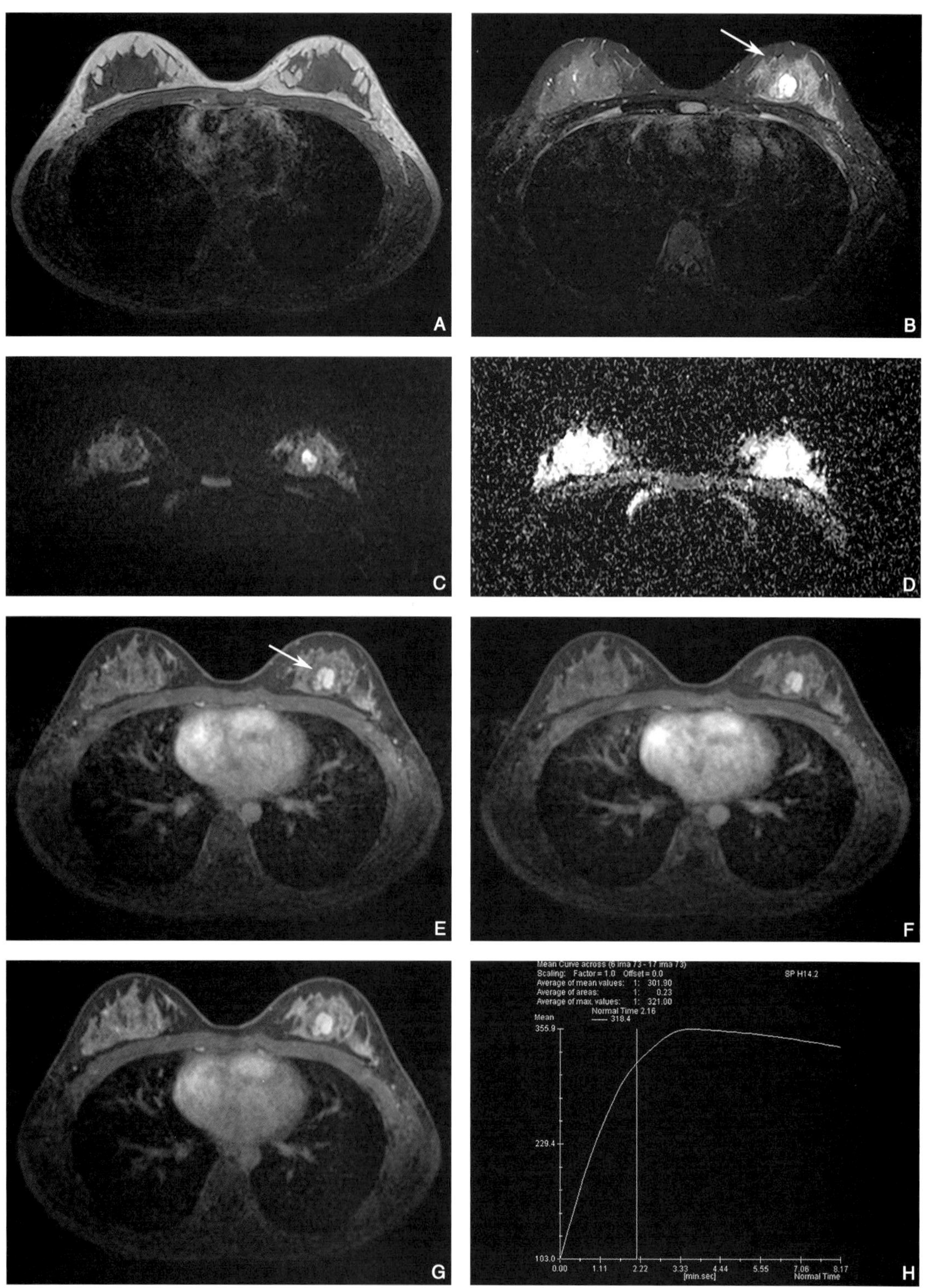

图 4-1-6 纤维腺瘤

患者，女性，17 岁。A、B. T_1WI 平扫、T_2WI 平扫示左乳内上象限见一分叶状肿块，T_1WI 低信号、T_2WI 高信号，边缘清楚，其内可见低信号分隔（箭）；C、D. DWI 呈高信号，ADC 值最低处约 1.35×10^{-3}mm^2/s；E～G. T_1WI 脂肪抑制动态增强示肿块不均匀强化，其内分隔未见强化（箭）；H. TIC 呈快速流入 - 平台型。

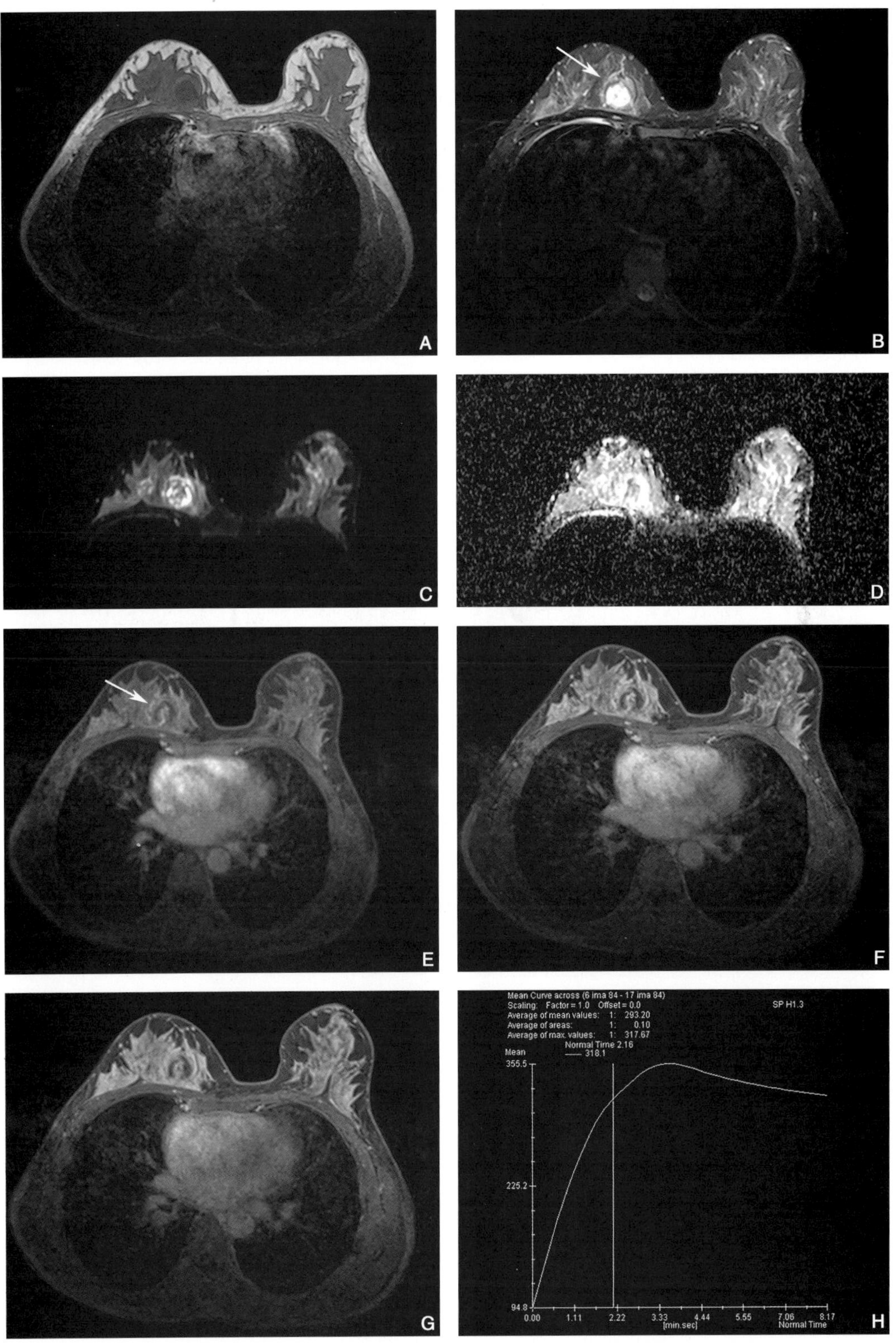

图 4-1-7　血管肉瘤

患者，女性，42 岁。A、B. T_1WI 平扫、T_2WI 平扫示右乳内上象限见一卵圆形肿块，T_1WI 低信号、T_2WI 高信号（箭），边缘清楚；C、D. DWI 呈高信号，ADC 值最低处约 $1.35\times10^{-3}mm^2/s$；E～G. T_1WI 脂肪抑制动态增强示肿块不均匀强化，其内分隔未见强化（箭）；H. TIC 呈快速流入 - 流出型。

病变表现为向心样强化，非肿块型病变可呈线样或段样分布强化。ADC 值较低。②叶状肿瘤：好发于 45 岁左右的中年女性，患者皮肤无明显变化，恶性者皮肤可增厚，其病程较长，肿瘤内部可见低信号分隔，囊腔内可为出血、坏死或黏液样变，早期强化程度低于血管肉瘤。

5. 其他类型肿瘤

（1）乳腺化生性癌

1）临床表现：乳腺化生性癌（metaplastic breast carcinoma，MBC）是由腺上皮组织向非腺上皮组织转化的一类浸润性癌，MBC 较为罕见，发病率约占乳腺恶性肿瘤的 2%～5%，化生性癌常发生于＞50 岁的中老年女性，临床上多表现为可触及界限清楚的肿块，肿块体积常较大，大小为 3～4cm，肿块多生长迅速，侵袭性强，可侵犯乳头伴皮肤溃疡形成，其预后较差，淋巴结转移少见，血行转移多见。

2）病理特点：乳腺化生性癌是一种罕见的异源性肿瘤，组织学特点为肿瘤性上皮细胞向鳞状细胞和/或间叶成分分化。鳞癌是化生性癌最常见的一种类型。化生性癌免疫组化特征较明显：①大部分雌激素受体（ER）、孕激素受体（PR）、人类表皮生长因子受体 2（HER-2）阴性；②细胞角蛋白（CK）表达阳性：CK 是最有价值的诊断标志物；③肌上皮及鳞状细胞 P63 表达阳性。

3）影像表现：乳腺化生性癌形态较规则，呈卵圆形及圆形，分叶状少，边缘清晰或大部分清晰，T_2WI 实性成分呈高信号（与鳞状上皮化生有关，且鳞癌内部更易液化、坏死、囊性变及合并出血），囊性成分多合并出血，动态增强扫描显示病灶的强化方式主要为不均匀强化及环形强化，实性成分 TIC 多为流出型（图 4-1-8）。

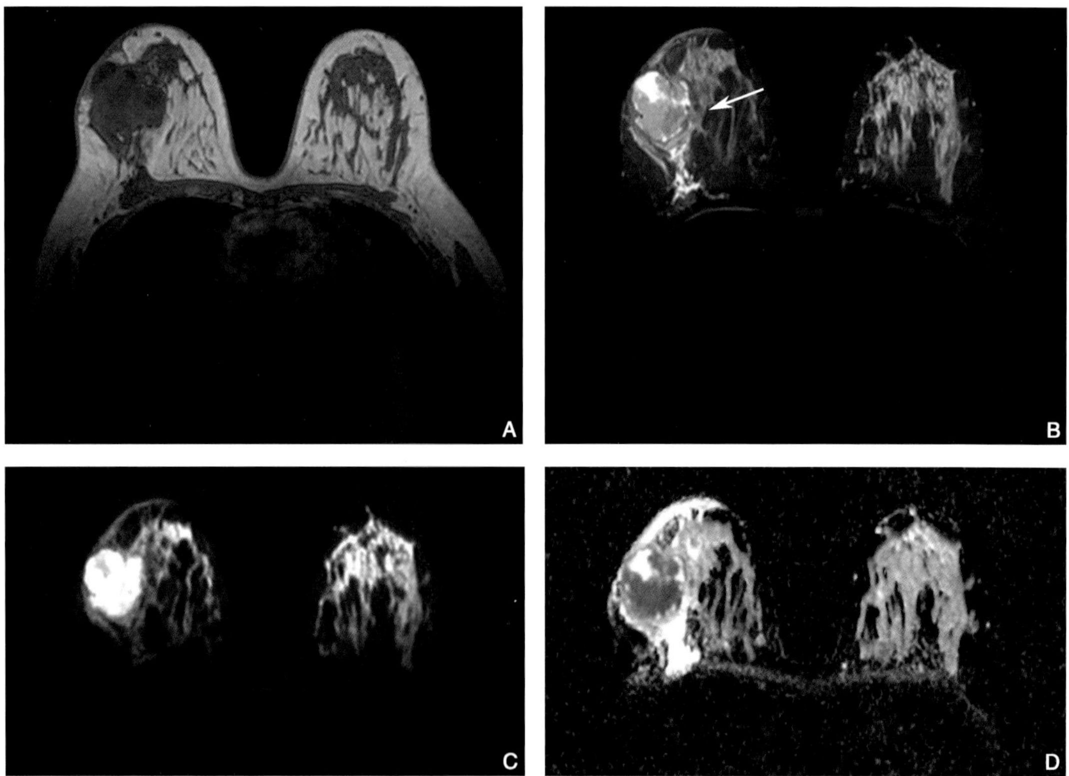

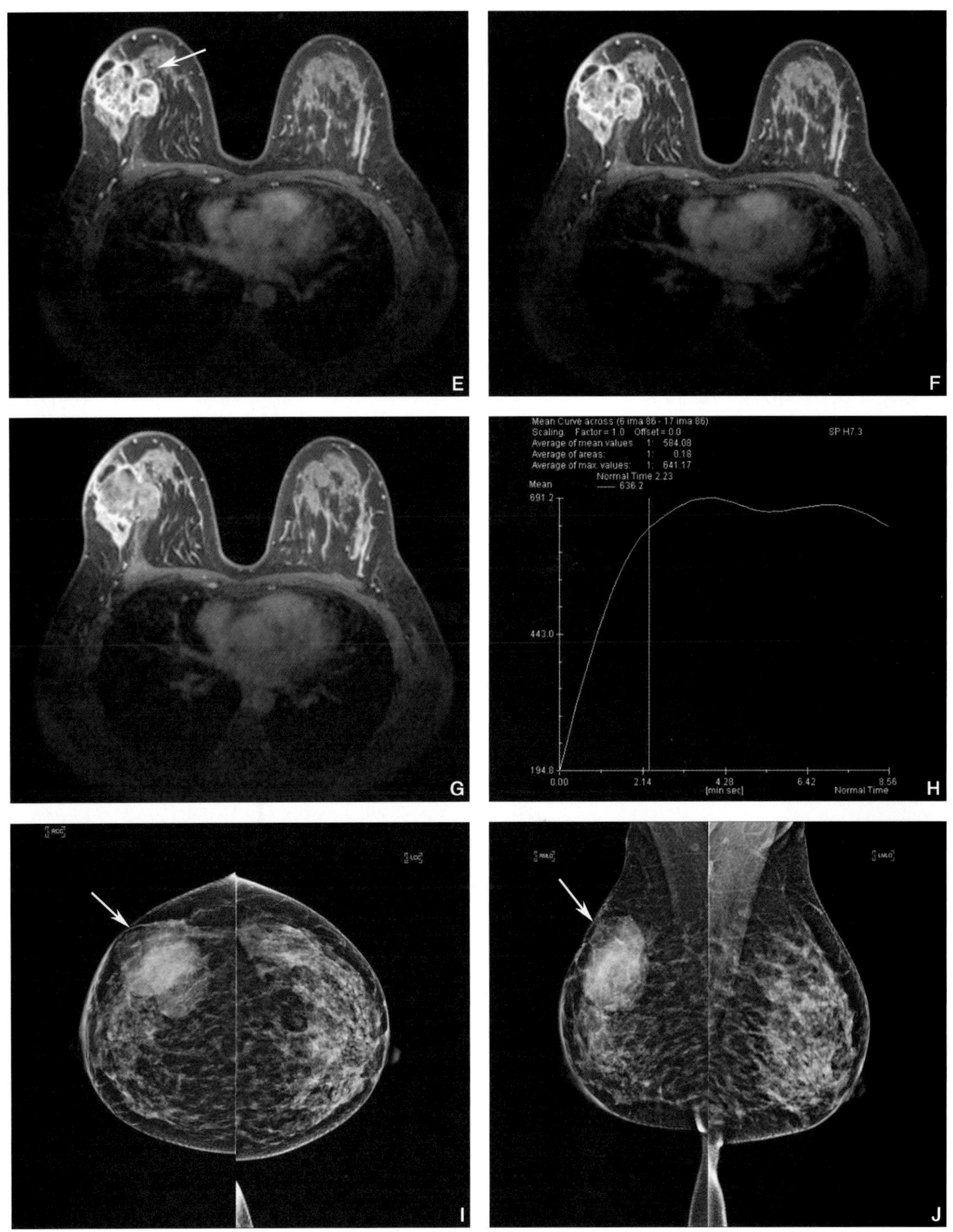

图 4-1-8　乳腺化生性癌

患者，女性，38 岁。A、B. T_1WI 平扫、T_2WI 平扫示右乳外上象限见一 T_1WI 低信号，T_2WI 高信号不规则肿块（箭），边缘可见分叶；C、D. DWI 呈高信号，ADC 值最低处约 $0.61\times10^{-3}mm^2/s$；E～G. T_1WI 脂肪抑制动态增强示肿块实性成分明显强化，病灶内可见无强化囊变坏死区（箭），病灶边界不清，粘连邻近皮肤；H. TIC 呈快速流入-平台型；I、J. 双侧乳腺 X 射线摄影 CC 位、MLO 位示右乳外上象限见一不规则肿块（箭），边缘模糊，密度增高且不均匀，其内可见点状及无定形钙化，周围腺体结构紊乱、血管影增多、增粗。

（2）原发性乳腺淋巴瘤

1）临床表现：原发性乳腺淋巴瘤（primary breast lymphoma，PBL）是一种罕见的结外原发性淋巴瘤，占原发性乳腺恶性肿瘤的0.04%～0.5%，占非霍奇金淋巴瘤的1%，占结外淋巴瘤的1%～2%。主要为弥漫大B细胞淋巴瘤（56%～84%），其他为滤泡性淋巴瘤（15%）、边缘区淋巴组织淋巴瘤（12.2%）、伯基特淋巴瘤（10.3%），弥漫大B细胞淋巴瘤和边缘区淋巴组织淋巴瘤好发年龄为55～60岁；伯基特淋巴瘤好发年龄为30～35岁，临床上常表现为迅速增大、无痛性的可触及肿块，肿块以外上象限最常见，多为单侧累及，就诊时30%～50%患者可出现腋窝淋巴结肿大。弥漫性乳腺肿胀、橘皮样皮肤、红斑等临床表现较少见。组织学亚型是最重要的预后因素，肿瘤体积＞5cm、双侧同时发病、腋窝淋巴结转移提示预后差。

2）病理特点：原发性乳腺淋巴瘤镜下多为单一圆形细胞伴不同的多形性细胞核和有丝分裂象。大多（40%～70%）为B细胞系，最常见亚型为弥漫大细胞（40%～70%）。Ki-67增殖指数是淋巴瘤临床风险定量指标。

3）影像表现：原发性乳腺淋巴瘤的边界可清楚/模糊，边缘清晰，少有毛刺，其内部成分少囊变坏死，可见穿支血管，邻近结构多不受侵，乳头无凹陷，浸润型可有皮肤增厚、水肿。T_1WI呈等或低信号，T_2WI呈稍高或高信号，DWI呈显著高信号，ADC值较低［（0.45～0.73）$\times10^{-3}mm^2/s$］，动态增强扫描早期多呈均匀强化，其内可见强化的分隔和穿支血管，TIC以平台型、流出型多见，峰值强化率较低（图4-1-9）。

（五）T_2WI高信号肿块的影像诊断思路

T_2WI高信号肿块的影像诊断思路见图4-1-10。

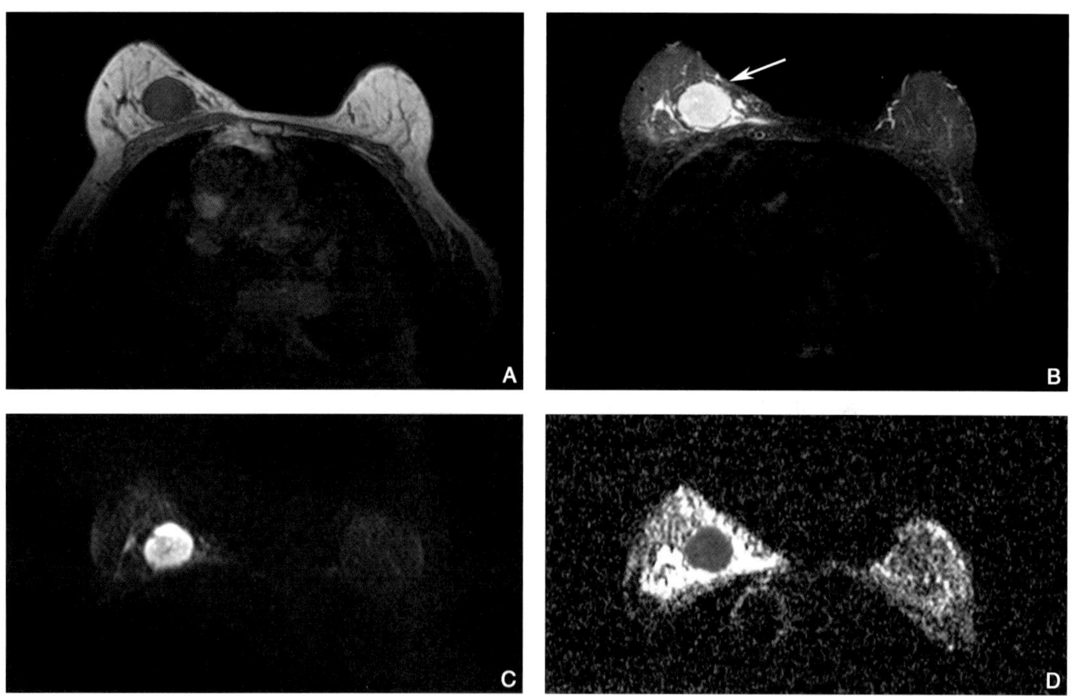

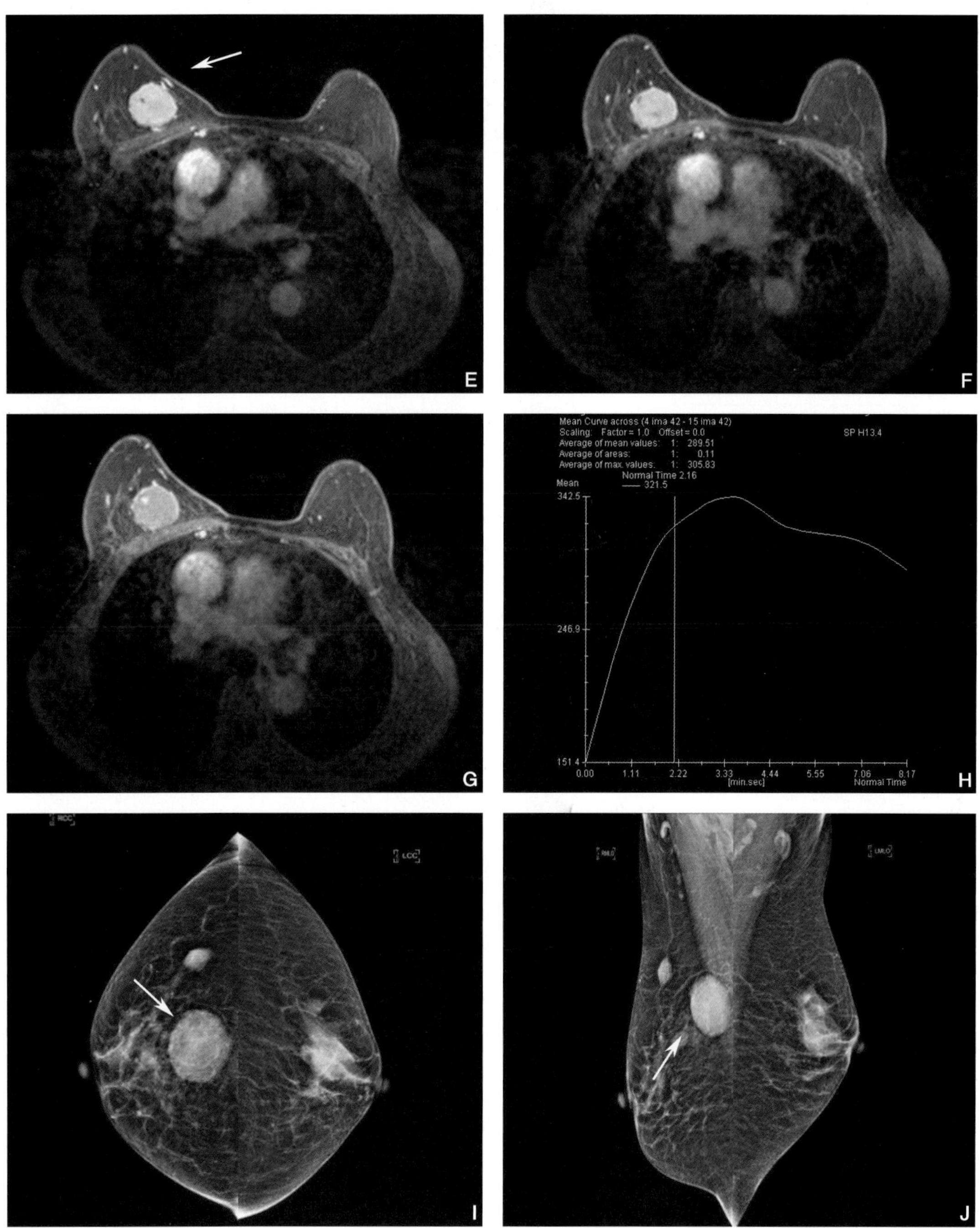

图 4-1-9　原发性乳腺淋巴瘤

患者，女性，70 岁。A、B. T_1WI 平扫、T_2WI 平扫示右乳内上象限见 T_1WI 低信号，T_2WI 高信号卵圆形肿块（箭），边缘清楚；C、D. DWI 呈高信号，ADC 值最低处约 $0.43\times10^{-3}mm^2/s$；E～G. T_1WI 脂肪抑制动态增强示肿块均匀强化（箭）；H. TIC 呈快速流入 - 流出型；I、J. 双侧乳腺 X 射线摄影 CC 位、MLO 位示右乳上份卵圆形肿块，边缘清楚（箭），部分模糊，密度欠均匀高于腺体，未见异常血管影及恶性钙化。

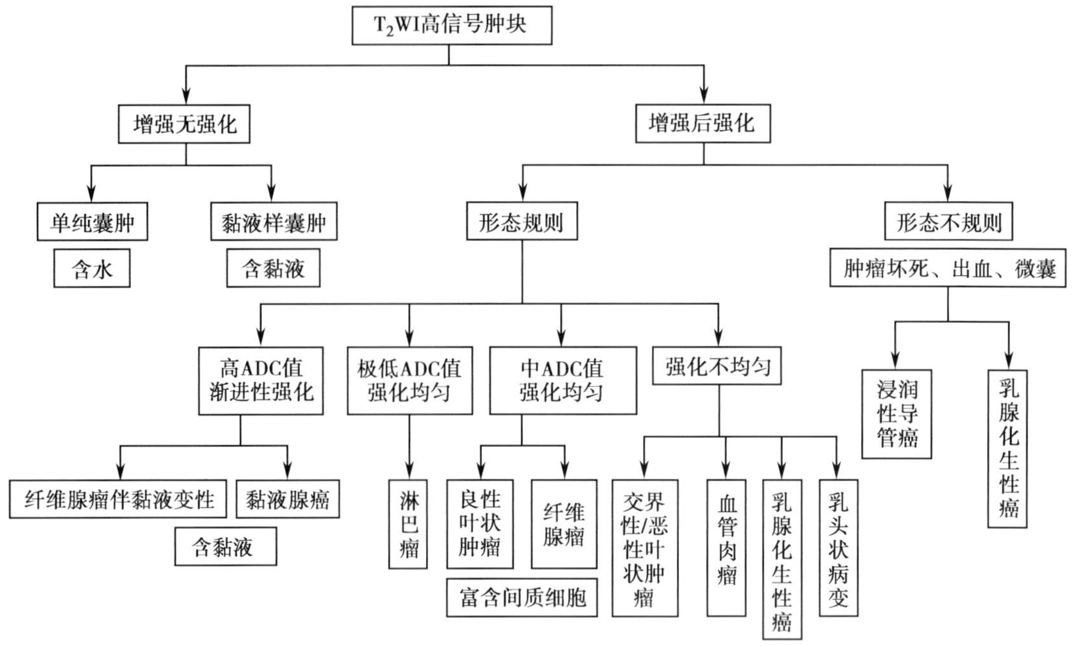

图 4-1-10 T_2WI 高信号肿块的影像诊断思路

二、基于囊实性肿块表现的诊断思路

（一）术语描述

乳腺囊实性病变包括含囊性成分的实性肿块和含实性成分的囊性肿块。表现为囊实性的乳腺良、恶性病变在临床症状和影像学表现上有重叠，但治疗方案和预后情况有所不同，诊断及鉴别诊断有一定的难度。超声和 MRI 检查较乳腺 X 线检查对乳腺囊实性病变的诊断效能更高。

（二）囊实性肿块表现的病理学基础

1. 乳腺组织的损伤与退变。
2. 炎症。
3. 具有分泌功能的肿瘤。
4. 恶性肿瘤坏死出血等。

（三）表现为囊实性肿块的疾病分类

1. **纤维上皮性肿瘤** 纤维腺瘤、叶状肿瘤。

2. **上皮性肿瘤** 导管内乳头状瘤、导管内乳头状癌、包裹性乳头状癌、实体性乳头状癌、乳腺化生性癌。

（四）表现为囊实性肿块的疾病影像分析

1. **纤维腺瘤** 纤维腺瘤（fibroadenoma）是最常见的乳腺良性肿瘤，好发于 40 岁以下的年轻女性。可见于一侧或两侧，也可多发，多发者占 15%～20%。临床症状多为偶然发现的乳腺肿块，多不伴疼痛及其他不适，少数可有轻度疼痛，为阵发性或偶发性，或在月经期明显。触诊时多为类圆形肿块，表面光滑，质地韧，活动度好，与皮肤无粘连。

纤维腺瘤的 MRI 表现与其组织成分有关。纤维腺瘤内部可伴有不同程度的黏液变性（图 4-1-11）。平扫 T_1WI 上，肿瘤多表现为低信号或中等信号，边缘清晰，圆形、卵圆形或分

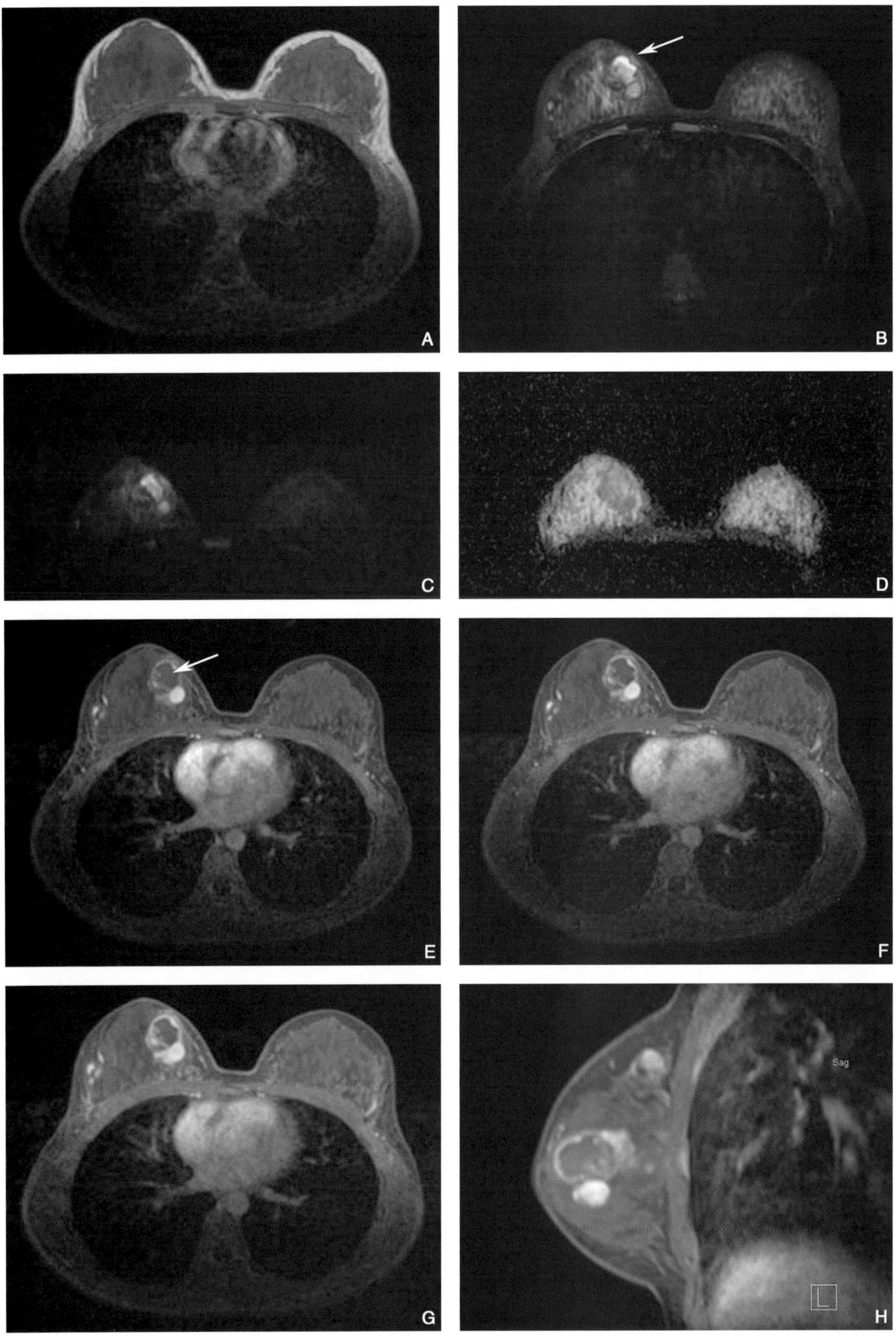
A
B
C
D
E
F
G
Sag
H

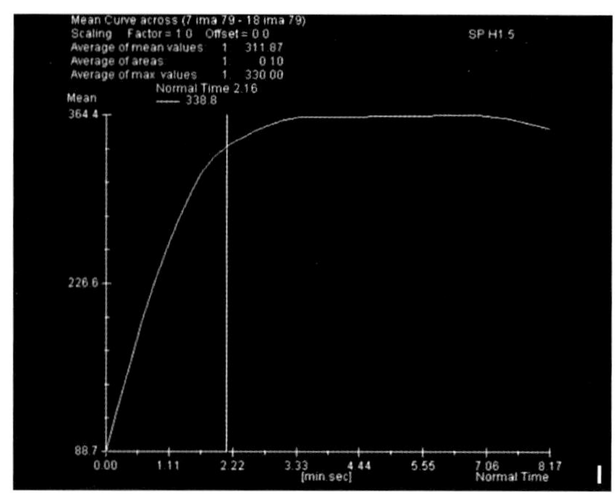

图 4-1-11　纤维腺瘤伴部分间质黏液变性

患者，女性，19 岁。A、B. T_1WI 平扫、T_2WI 平扫示右乳内上象限见一卵圆形囊实性肿块（箭），T_1WI 呈等信号，T_2WI 信号不均匀，呈等 / 高信号，边缘清楚；C、D. DWI 呈高信号，ADC 呈稍低信号，ADC 值最低处约 $1.45\times10^{-3}mm^2/s$；E～G. T_1WI 脂肪抑制动态增强示肿块实性成分明显不均匀强化（箭）；H. T_1WI 脂肪抑制增强矢状位示右乳上份还可见一不均匀强化的纤维腺瘤；I. TIC 呈快速流入 - 平台型。

叶状，大小不一；在 T_2WI 上，多为高信号，可呈囊实性。动态增强 MRI 扫描肿块强化较均匀，呈快速渐进性强化，时间 - 信号强度曲线呈流入型或平台型。纤维腺瘤伴黏液变性需与黏液腺癌相鉴别。在 X 线上可见钙化，钙化可位于肿块的边缘部分或中心，多呈粗颗粒状、树枝状或斑点状，钙化也可逐渐发展，相互融合而成为大块状钙化或骨化，占据肿块的大部或全部，某些病例可单纯凭借粗大颗粒状或特征性的融合形钙化而作出纤维腺瘤的诊断。

2. **叶状肿瘤**　乳腺叶状肿瘤（breast phyllodes tumor）属于纤维 / 上皮双向分化肿瘤，根据间质细胞的丰富程度、核分裂象、细胞异型性、间质过度生长及肿瘤边界或边缘等组织学特征，可分为良性、交界性和恶性叶状肿瘤。临床上乳腺叶状肿瘤可发生于任何年龄的妇女，但以中年妇女居多，平均年龄在 45 岁左右。最常见的临床表现为无痛性肿块，少数伴局部轻度疼痛。肿瘤增长缓慢，病程较长，部分患者有肿块短期内迅速增大的病史，对诊断此病有提示意义。肿块边界多清楚，活动性好，一般不出现乳腺癌常见的间接征象，如皮肤凹陷、乳头回缩、乳头溢液和腋窝淋巴结肿大等。

MRI 多表现为边缘清楚的卵圆形或分叶状肿块，分叶状外形被认为是该肿瘤较具特征性的表现，肿瘤巨大时，整个乳腺可被肿瘤占据，但皮肤和皮下脂肪层仍较完整。MRI 平扫 T_1WI 肿瘤呈低信号，T_2WI 呈较高信号，可见裂隙或囊腔，肿瘤较大时亦可发生出血、坏死或黏液样变（图 4-1-12）。动态增强多表现为早期快速明显渐进性强化，即强化峰值多出现在 3 分钟后，于动态增强中、晚期持续强化呈平台型，囊腔和分隔于增强后显示更加明显，有学者认为囊腔的存在是叶状肿瘤较为特征性表现。叶状肿瘤在 DWI 上 ADC 值可呈较高（与纤维腺瘤相同）或较低（但略高于乳腺癌）表现，在 MRS 上可出现异常增高的胆碱峰。良性叶状肿瘤与纤维腺瘤鉴别较困难，而交界性与恶性叶状肿瘤较良性叶状肿瘤发生囊性变的概率更大，这可能与肿瘤生长更迅速、体积更大、更易出现血供障碍有关（图 4-1-13、图 4-1-14）。

3. **导管内乳头状瘤**　导管内乳头状瘤（intraductal papillary tumor）是一种源于乳腺导管

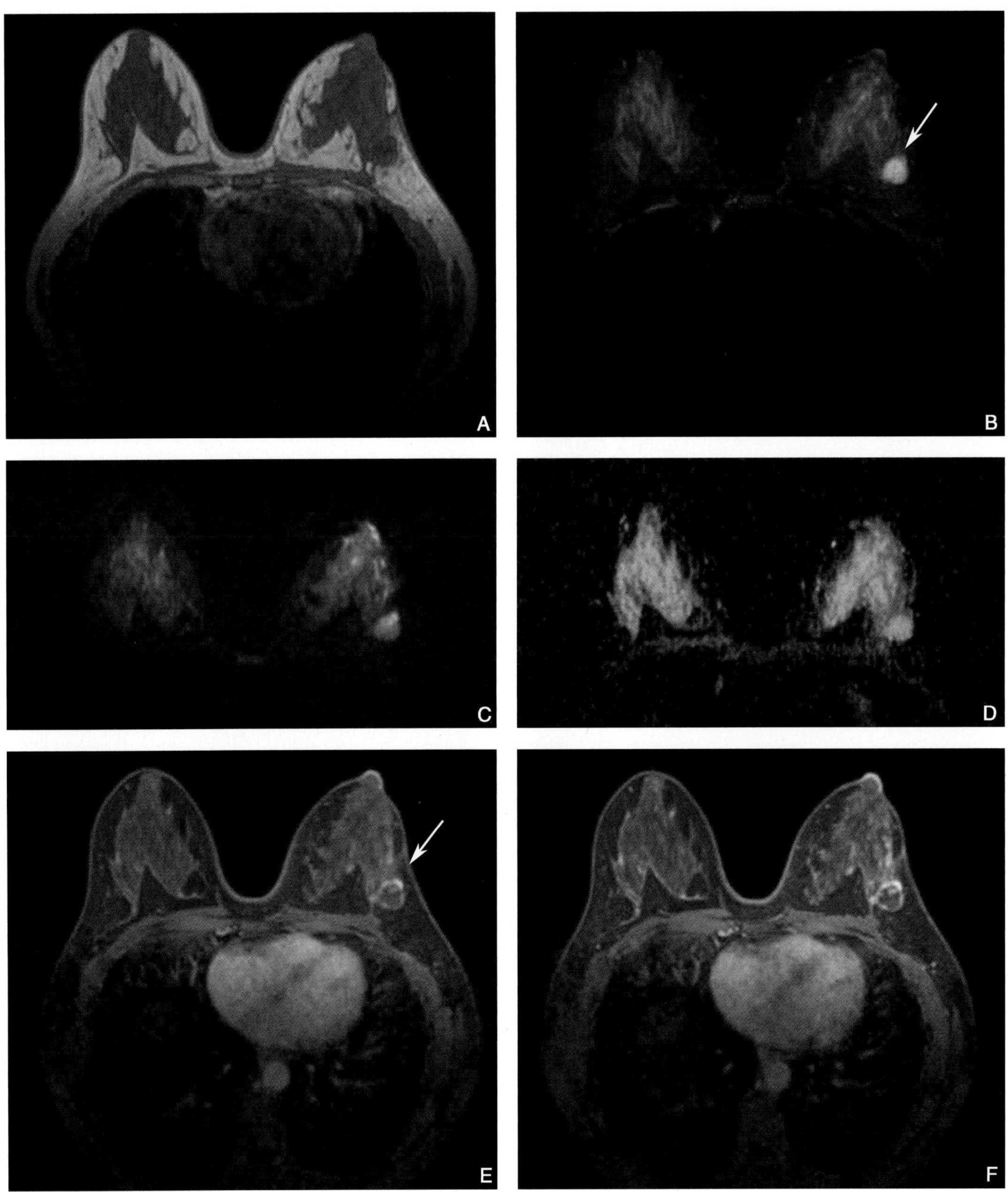
A
B
C
D
E
F

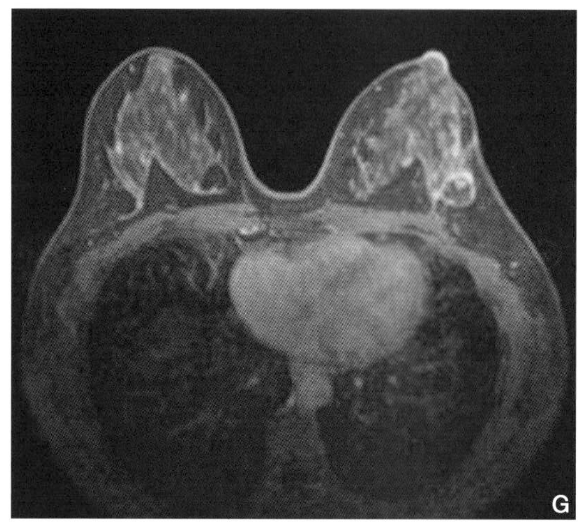

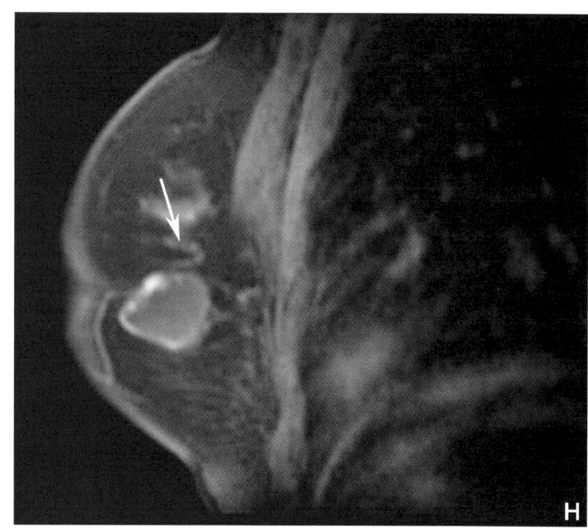

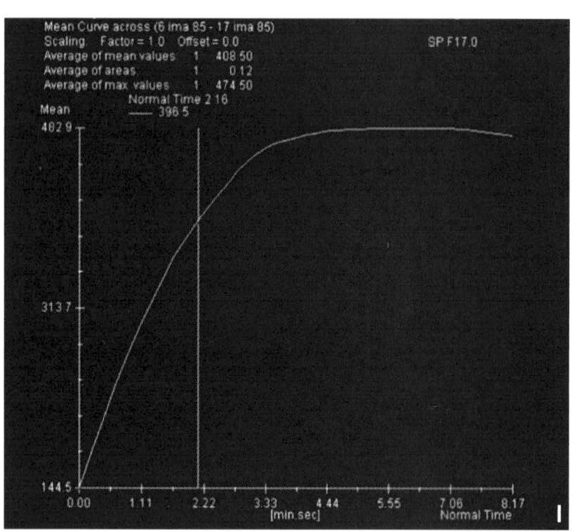

图4-1-12　良性叶状肿瘤伴大片出血梗死

患者，女性，48岁，既往左乳纤维腺瘤术后。A、B. T_1WI平扫、T_2WI平扫示左乳3点钟见一卵圆形囊实性肿块（箭），T_1WI呈等信号，T_2WI呈高信号，边缘清楚；C、D. DWI呈高信号，ADC呈高信号，ADC值最低处约$1.32\times10^{-3}mm^2/s$；E～H. T_1WI脂肪抑制动态增强、T_1WI脂肪抑制增强矢状位示肿块呈环形强化（箭），实性成分不均匀强化；I. TIC呈快速流入-平台型。

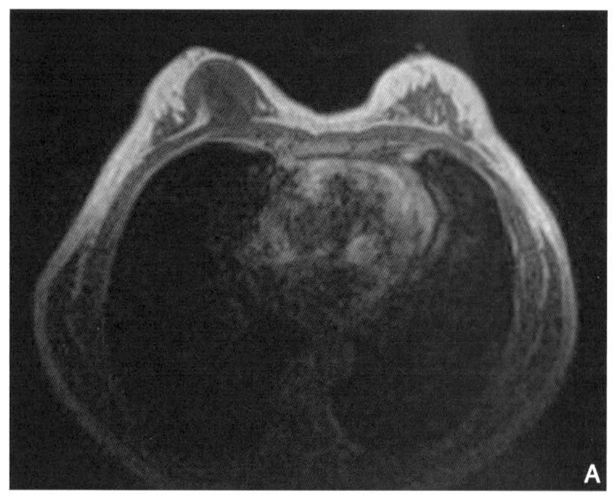

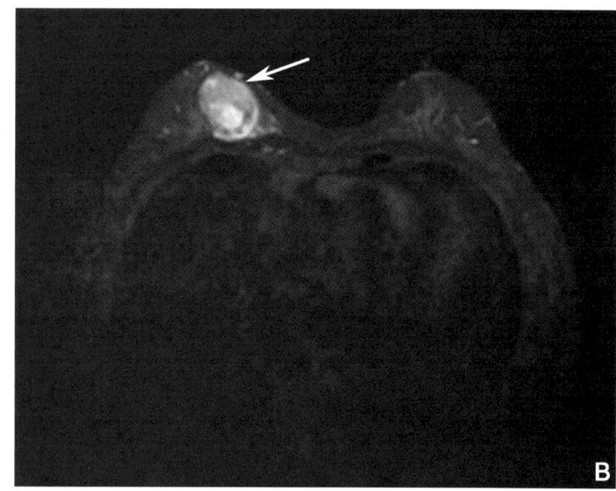

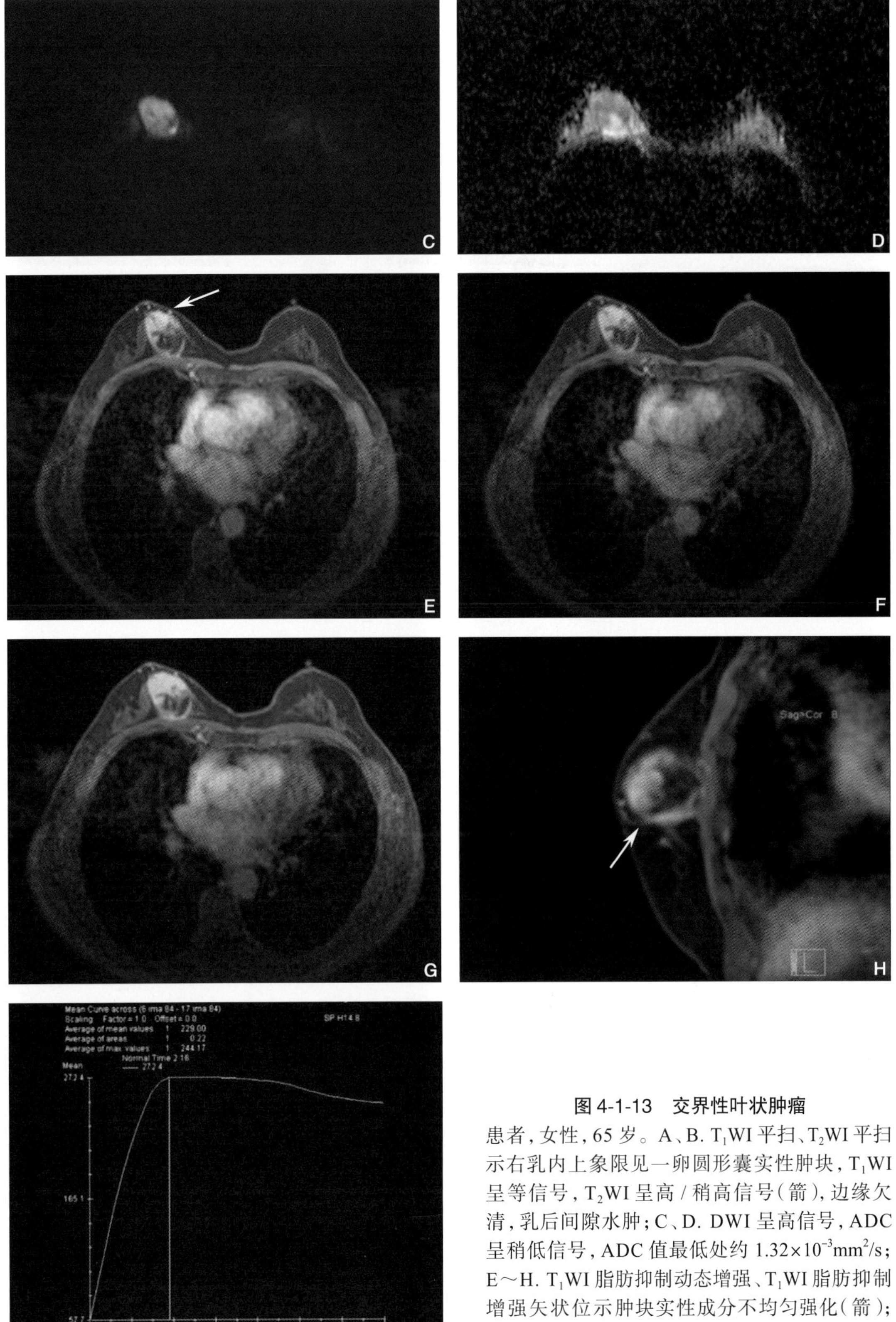

图 4-1-13　交界性叶状肿瘤

患者，女性，65 岁。A、B. T_1WI 平扫、T_2WI 平扫示右乳内上象限见一卵圆形囊实性肿块，T_1WI 呈等信号，T_2WI 呈高 / 稍高信号（箭），边缘欠清，乳后间隙水肿；C、D. DWI 呈高信号，ADC 呈稍低信号，ADC 值最低处约 1.32×10^{-3}mm^2/s；E～H. T_1WI 脂肪抑制动态增强、T_1WI 脂肪抑制增强矢状位示肿块实性成分不均匀强化（箭）；I. TIC 呈快速流入 - 流出型。

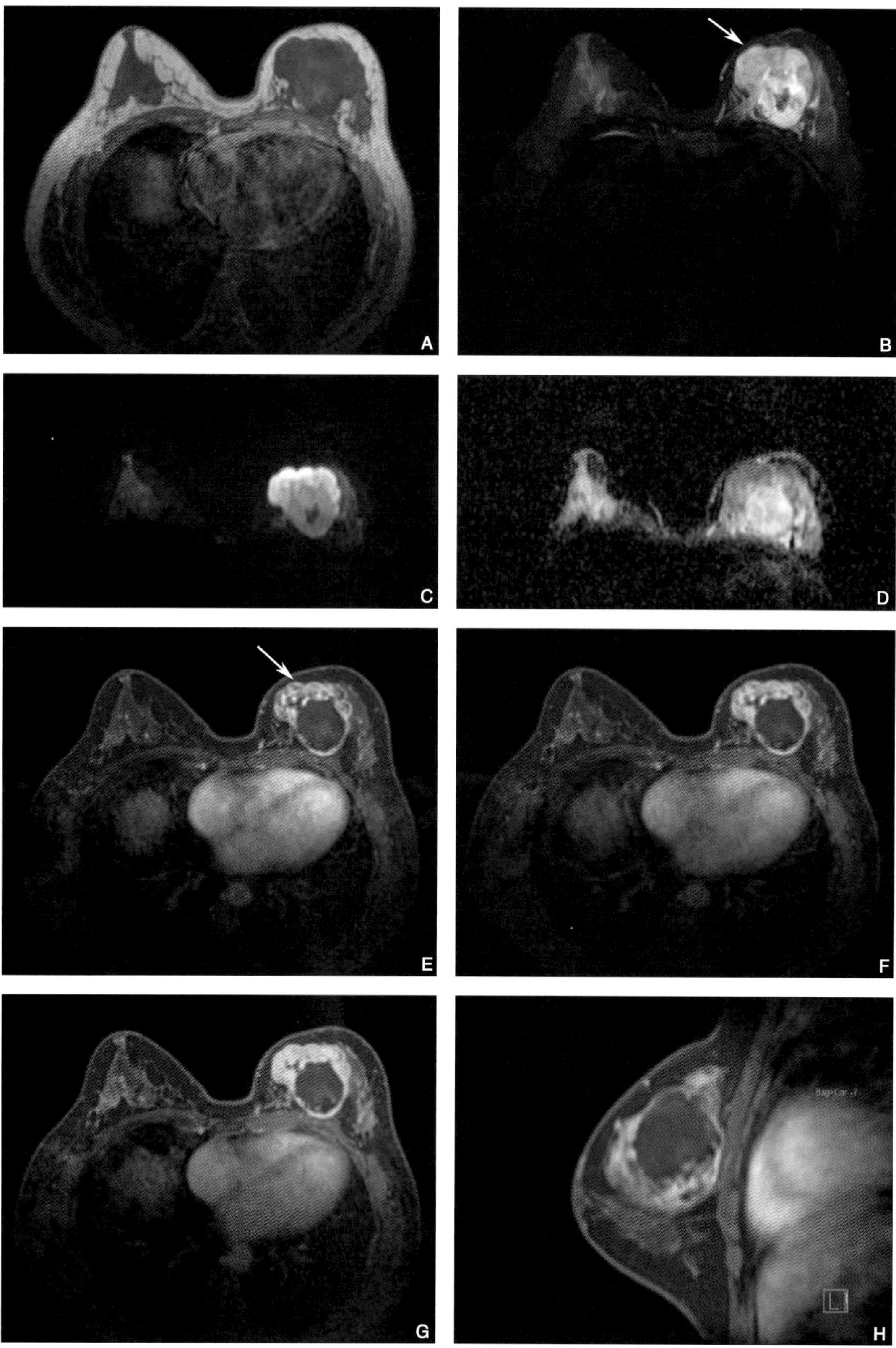
A
B
C
D
E
F
G
H

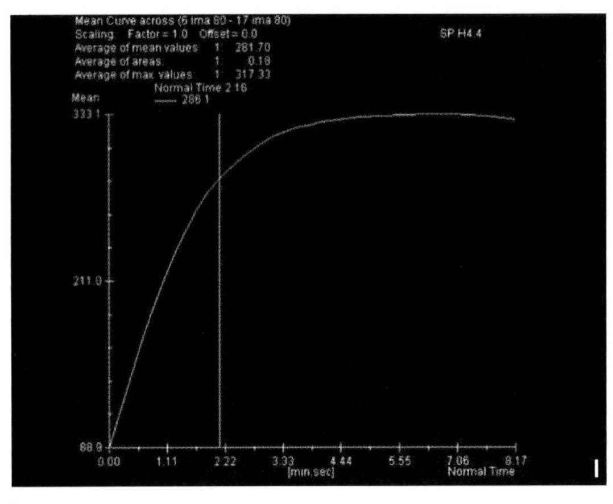

图 4-1-14　恶性叶状肿瘤

患者，女性，40 岁。A、B. T_1WI 平扫、T_2WI 平扫示左乳内上象限见一不规则囊实性肿块，T_1WI 呈等 / 稍高信号，T_2WI 呈混杂信号（箭），边缘不清楚，周围乳腺组织受推挤，可见水肿；C、D. DWI 呈高信号，ADC 呈稍低信号，ADC 值最低处约 $1.29\times10^{-3}mm^2/s$；E～H. T_1WI 脂肪抑制动态增强、T_1WI 脂肪抑制增强矢状位示肿块实性成分明显不均匀强化（箭），囊性成分未强化；I. TIC 呈快速流入 - 平台型。

上皮的良性肿瘤，可发生于从乳晕下大导管至终末导管小叶单位的乳腺导管系统的任何部位。发病高峰是 40～50 岁，临床症状多表现为自发性乳头溢液，溢液可为血性、浆液性或透明液体，偶尔可触及肿块。占乳腺良性肿瘤的 5.3%，5 年生存率约为 95%。根据病理类型可分为中央型（70%～90%）和外周型。

导管内乳头状瘤在 MRI 上有多种表现形式，如：小的管内结节、囊内乳头状结节、不规则肿块，也可仅表现为导管扩张或强化。当表现为囊实性肿块时，可见囊性病灶内显著强化的附壁结节（图 4-1-15），其病理基础为导管囊性扩张，上皮增生和纤维血管轴心构成了乳头状结构凸向管腔。导管内乳头状瘤囊壁较光滑，壁结节单发多见，形态规则，增强后可呈

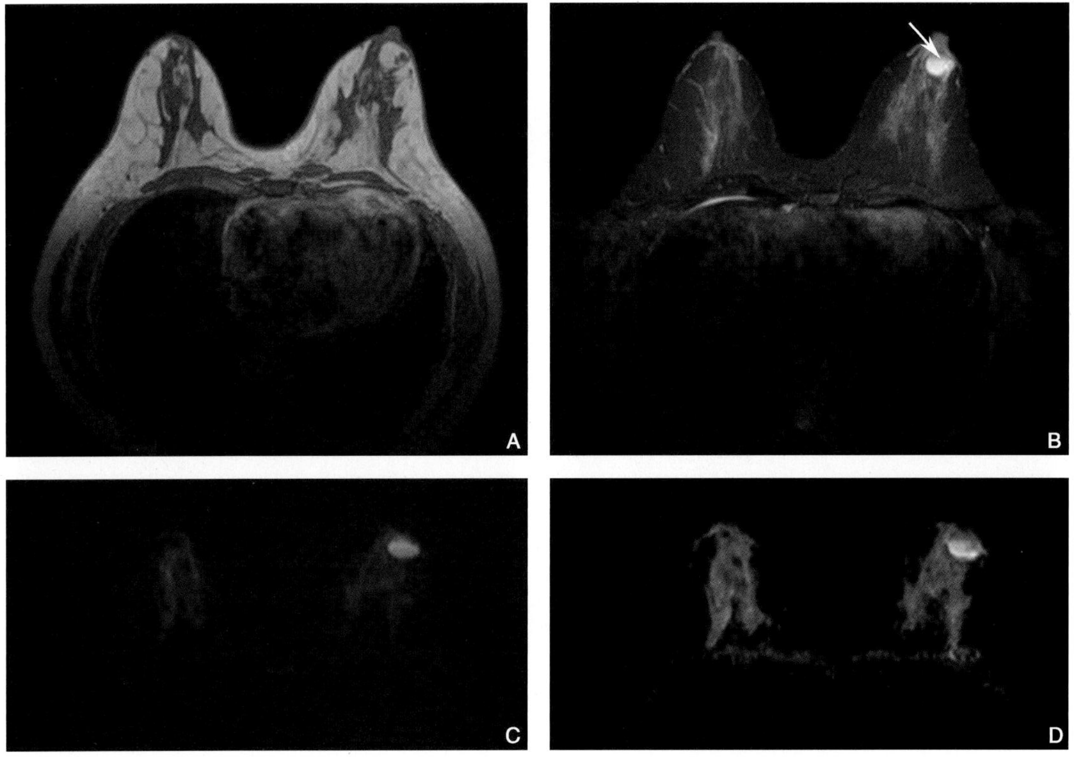

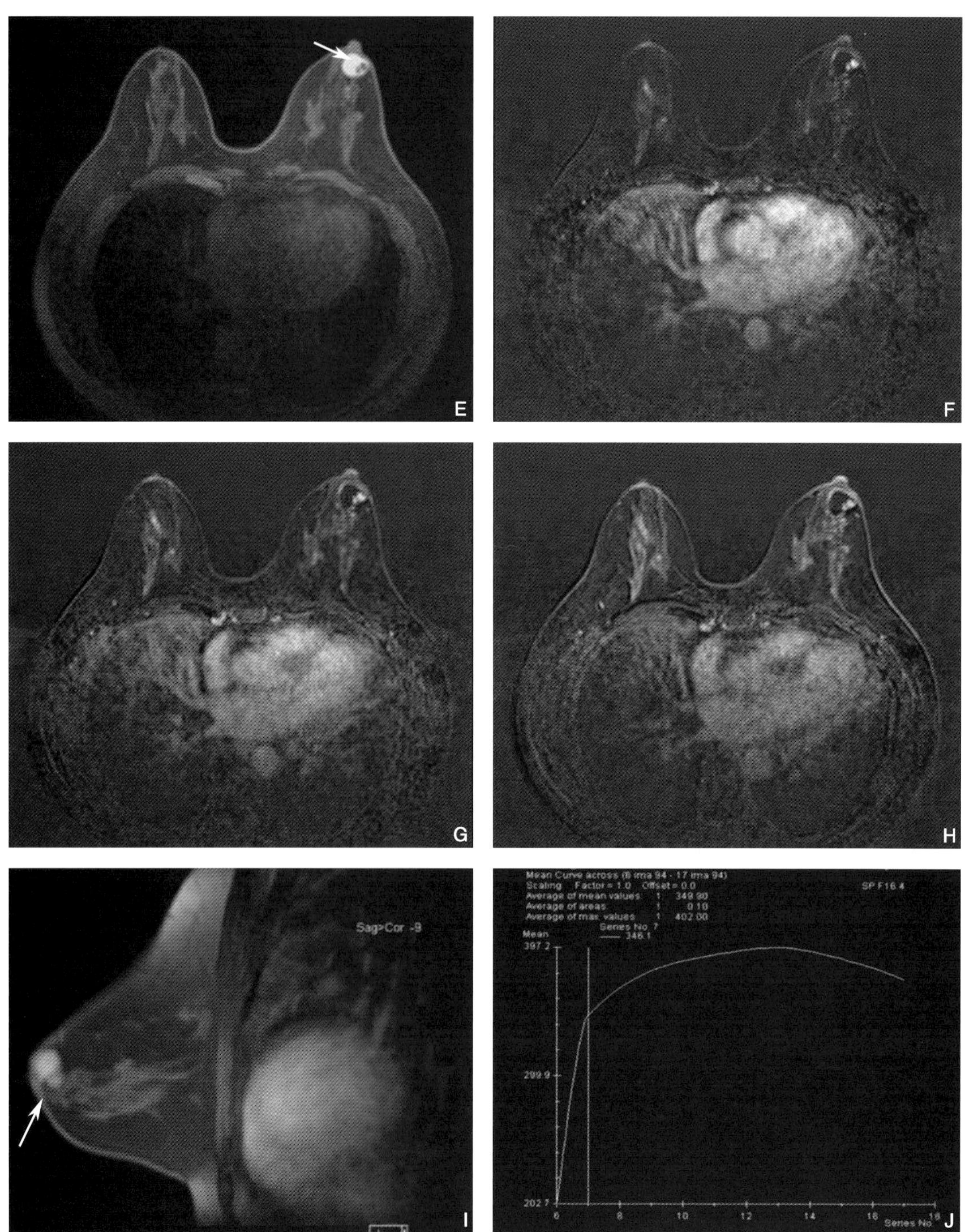

图 4-1-15 导管内乳头状瘤

患者，女性，49 岁。A、B. T_1WI 平扫、T_2WI 平扫示左乳乳晕区见一卵圆形囊实性肿块，T_1WI 呈高 / 等信号，T_2WI 呈高 / 等信号（箭），实性成分紧贴囊壁，与囊壁窄基底相连，边缘清楚；C、D. DWI 呈高信号，ADC 病灶实性成份呈稍低信号，ADC 值最低处约 $1.05 \times 10^{-3}mm^2/s$；E. T_1WI 平扫脂肪抑制示病灶内可见高信号积液（箭）；F～I. T_1WI 脂肪抑制动态增强减影、T_1WI 脂肪抑制增强矢状位示肿块实性成分强化均匀，囊壁无强化（箭）；J. TIC 呈快速流入 - 平台型。

环形、均匀或不均匀强化。TIC：平台型、流出型曲线均可见，曲线达峰时间早，斜率大，峰值强化率低。DWI 呈高信号，ADC 值较低，多位于（1.1～1.3）$\times10^{-3}mm^2/s$ 之间。

4. **导管内乳头状癌**　导管内乳头状癌（intraductal papilloma，IDP）又称为乳头状导管原位癌，是一种发生于导管 - 小叶系统管腔内具有乳头状结构特征的非浸润性、恶性乳头状病变。好发于中老年女性，在临床少见，约占乳腺癌的 1%～2%。多数以乳腺肿块为首发征象，一般病史较长，可伴有乳头溢液（血），少数患者仅以乳头溢液就诊。导管内乳头状癌可发生于乳腺导管系统内任何部分，难以与导管内乳头状瘤相鉴别，容易被漏诊、误诊。

MRI 表现类似于其他类型导管原位癌，表现为肿块和非肿块。肿块常呈囊实性，在 T_1WI 上呈等信号，T_2WI 呈混杂或等信号，伴或不伴出血，增强以环形强化多见（图 4-1-16）。非肿块强化多表现为沿导管分布的成簇环状、集簇状强化。病变多伴有导管扩张，TIC 以流出型曲线为主，ADC 值较低。

5. **包裹性乳头状癌**　包裹性乳头状癌（encapsulated papillary carcinoma，EPC）是一种变异的乳头状癌，它的特点是中央的纤维血管核心被覆低等或中等级别的肿瘤细胞上皮，周围包绕一个纤维囊腔。在大多数情况下，病灶中乳头状结构的周围无肌上皮细胞层。常见于年龄较大的女性，平均年龄为 65 岁，发病率较低，占所有乳腺癌的 0.5%～1%。临床表现为边界光整的肿块，伴或不伴乳头溢液，预后较好。

MRI 表现为较大的囊腔及囊腔内的实性肿块（图 4-1-17），肿块呈乳头状或不规则形，常以宽基底与囊壁相连，囊腔内可有出血；增强扫描实性肿块呈不均匀强化，TIC 以流出型为主；DWI 呈高信号，ADC 图呈低信号。有文献报道，包裹性乳头状癌中实性肿块 T_2WI 脂肪抑制信号呈高或等信号，可能与其实性部分被覆的上皮出现不典型增生有关。

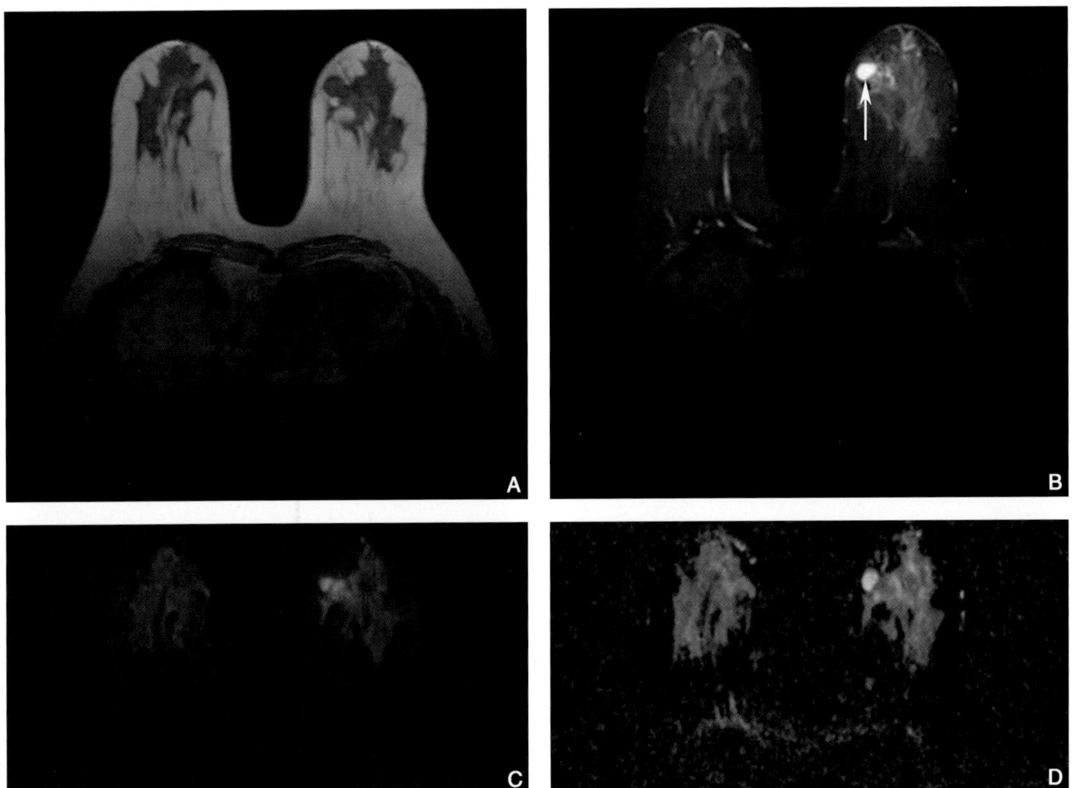

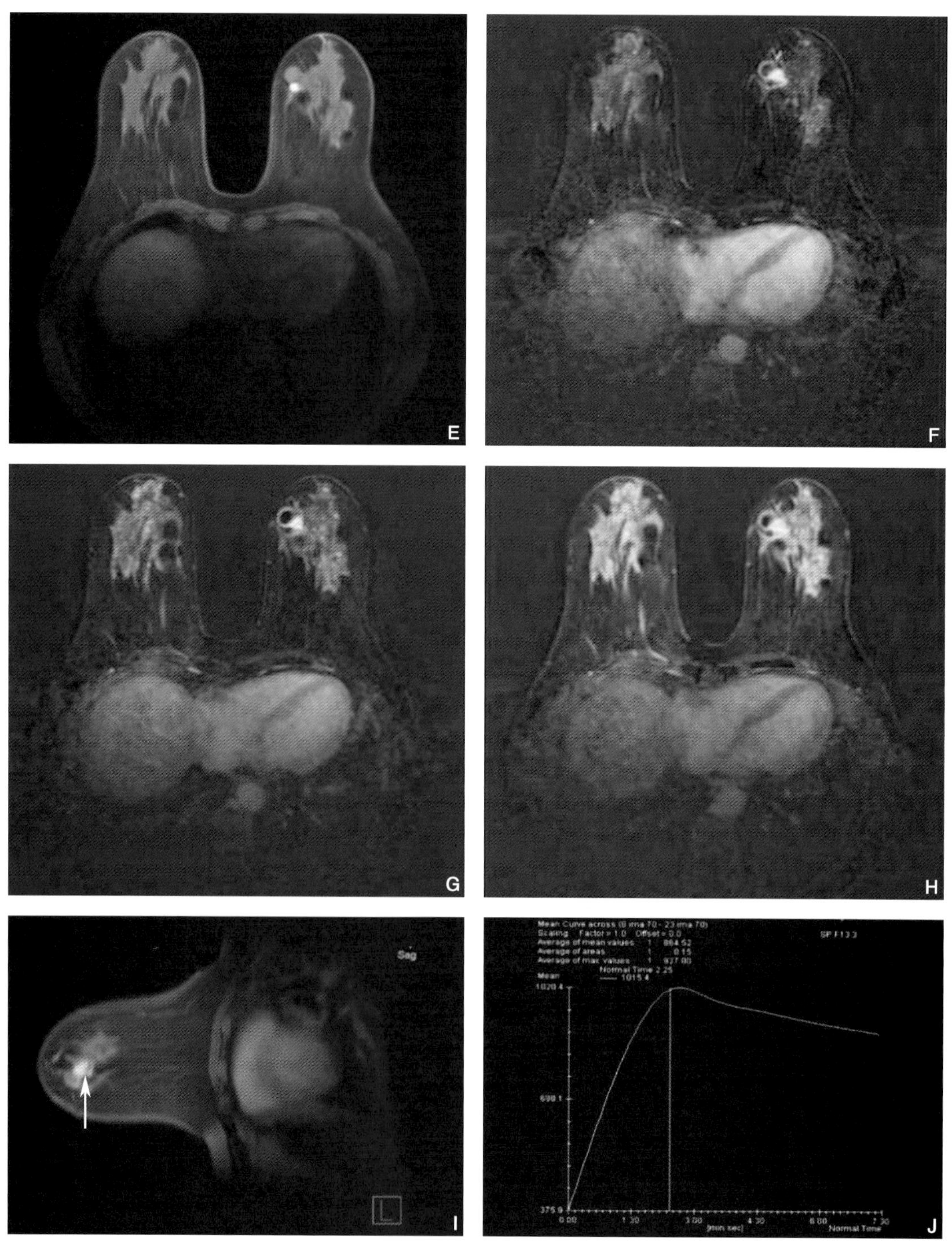

图 4-1-16　导管内乳头状癌

患者，女性，47 岁。A、B. T_1WI 平扫、T_2WI 平扫示左乳内上象限见一不规则囊实性肿块，T_1WI 呈等信号，其内见结节状高信号，T_2WI 病灶信号混杂（箭），呈高/等/低信号，边缘尚清；C、D. DWI 呈高信号，ADC 病灶实性成分呈稍低信号，ADC 值最低处约 $1.0\times10^{-3}mm^2/s$；E. T_1WI 平扫脂肪抑制示病灶内可见高信号；F～I. T_1WI 脂肪抑制动态增强减影、T_1WI 脂肪抑制增强矢状位示肿块实性成分不均匀强化（箭），囊壁均匀强化；J. TIC 呈快速流入-流出型。

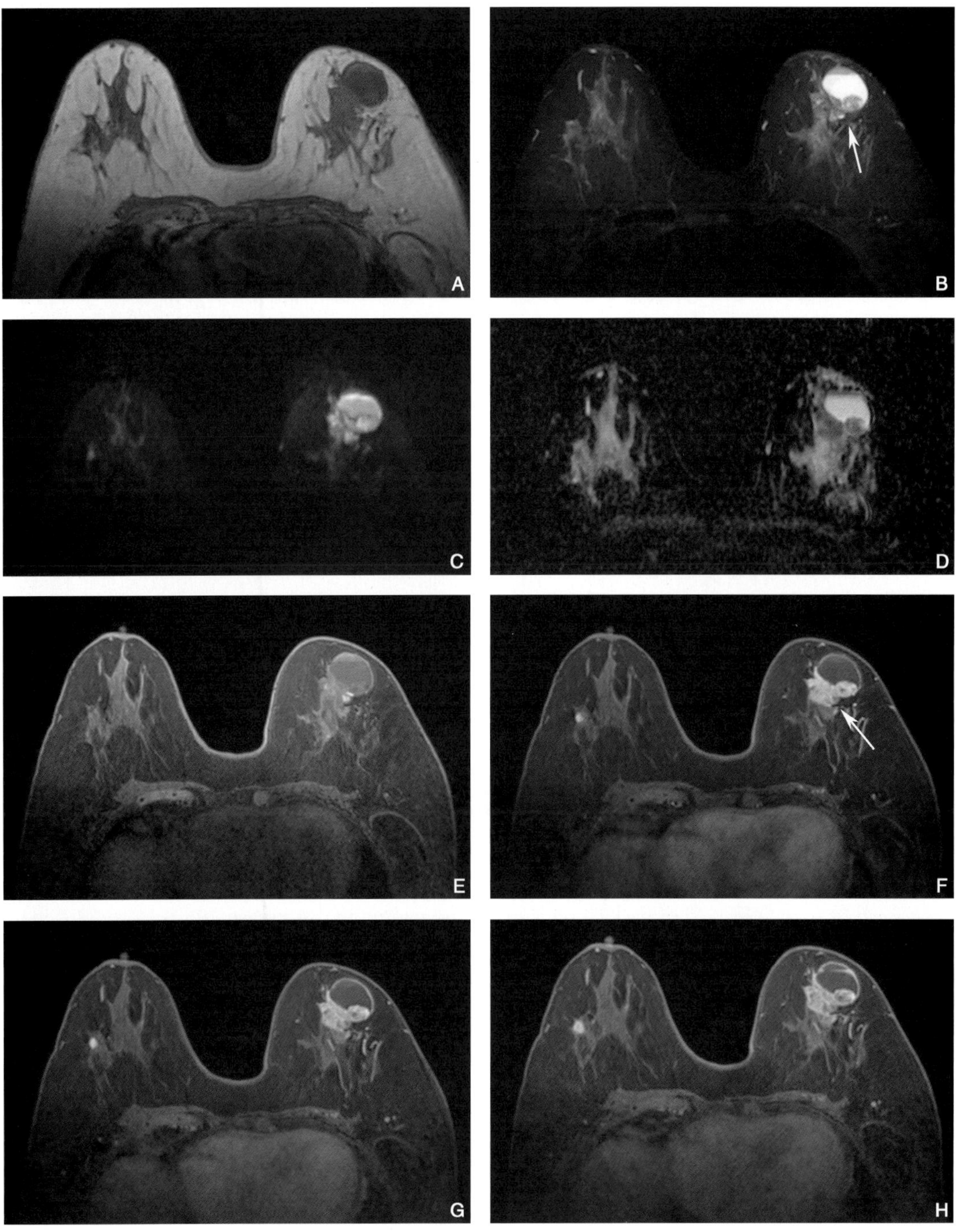
A
B
C
D
E
F
G
H

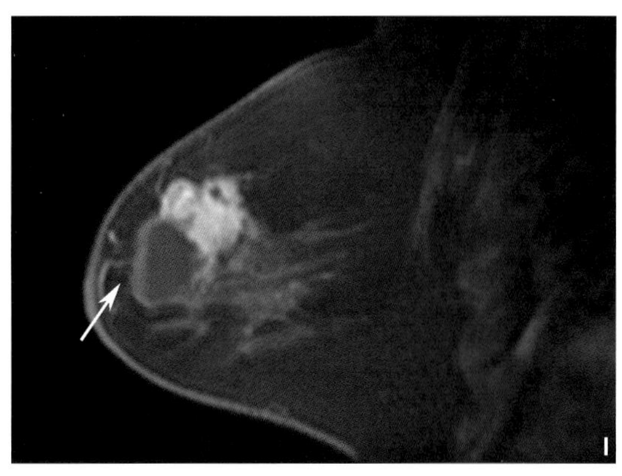

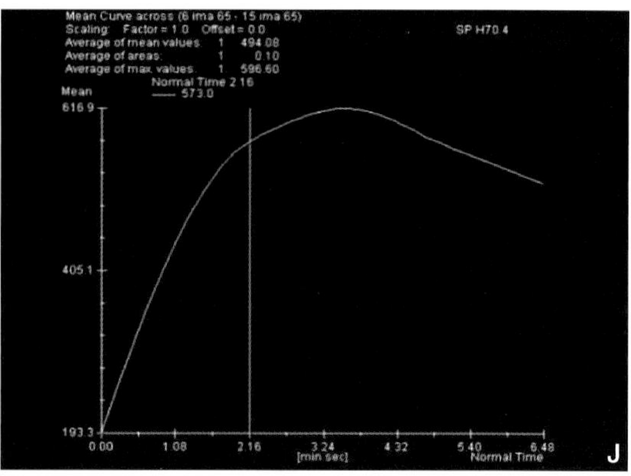

图 4-1-17 包裹性乳头状癌

患者，女性，73 岁。A、B. T_1WI 平扫、T_2WI 平扫示左乳外上象限见一不规则囊实性肿块，T_1WI 呈等信号，T_2WI 信号不均匀，呈高/稍高信号，其内可见液平，壁结节宽基底附着于囊壁（箭），形态不规则；C、D. DWI 呈高信号，ADC 病灶呈稍低信号，ADC 值最低处约 $1.09 \times 10^{-3}mm^2/s$；E. T_1WI 平扫脂肪抑制示病灶内可见高信号；F～I. T_1WI 脂肪抑制动态增强、T_1WI 脂肪抑制增强矢状位示肿块实性成分明显不均匀强化（箭），与周围乳腺组织分界不清；J. TIC 呈快速流入-流出型。

6. **实性乳头状癌** 实性乳头状癌（solid papillary carcinoma，SPC）是一种特殊的乳头状肿瘤，具有神经内分泌特征，分为原位实性乳头状癌和实性乳头状癌伴浸润。好发于老年女性，较普通浸润性乳腺癌好发年龄高 10 余岁。临床症状为乳头溢液者常表现为非肿块强化，而临床扪及肿块者多表现为肿块强化。病理上有四个显著特征：肿瘤呈富于细胞的结节状膨胀性生长、有纤细的纤维血管轴心、常伴有黏液分泌和神经内分泌分化。具有相对惰性的生物学行为，预后良好，罕有淋巴结转移。

MRI 表现大部分具备良性肿瘤的特征，边缘可以光滑或欠光滑。肿块表现为囊实性，或实性肿块边缘见囊状影。肿块强化在 T_2WI 上呈等信号或高信号，可能与其细胞内、外富含黏液成分有关；ADC 值相对较高，文献范围为（1.34～1.96）$\times 10^{-3}mm^2/s$；多为环状不均匀强化（图 4-1-18）。在非肿块患者中，强化分布大多为线样强化、段样强化；当病灶及分布范围较小时，内部呈点簇状强化；当病灶较大、分布范围较广时，内部呈集簇状强化。

7. **乳腺化生性癌** 乳腺化生性癌（metaplastic carcinoma of breast，MCB）是一种罕见的乳腺恶性肿瘤，病理学上包括上皮和间叶来源的不同组织学成分，占所有乳腺癌的 1%～5%。2019 年第五版世界卫生组织（WHO）乳腺肿瘤分类将乳腺化生性癌分为以下几个亚型：低级别腺鳞癌（高级别腺鳞癌）、纤维瘤样化生癌、梭形细胞癌、鳞状细胞癌和具有间充质分化的化生癌（软骨样、骨性、横纹肌样、神经胶质分化等）、混合化生癌。乳腺化生性癌好发生于 50 岁以上女性。临床表现为快速生长的可触及的肿块，质硬，界欠清。乳腺化生性癌与更常见的乳腺癌相比肿瘤更大、生长速度更快。MCB 通常具有更高的增殖指数和更差的分化的侵袭性行为。MCB 淋巴结受累的概率低于最常见的乳腺癌，尤其是病变相对较大时。在 MCB 中，血源性扩散比淋巴扩散更为频繁，反映出更多的肉瘤样行为。肺和骨是最常见的转移部位。

化生性鳞状细胞癌（metaplastic squamous cell carcinoma，MSCC）是乳腺化生性癌的一种罕见亚型，发生概率约 0.23%。化生性鳞状细胞癌亚型具有独立于上覆皮肤和其他原发部位的恶性鳞状细胞。化生性鳞状细胞癌是一种由乳腺导管上皮产生的腺癌鳞状化生的癌。MSCC 的预后比浸润性导管癌（IDC）差，因为其 ER、PR 及 Her 受体状态多为阴性，

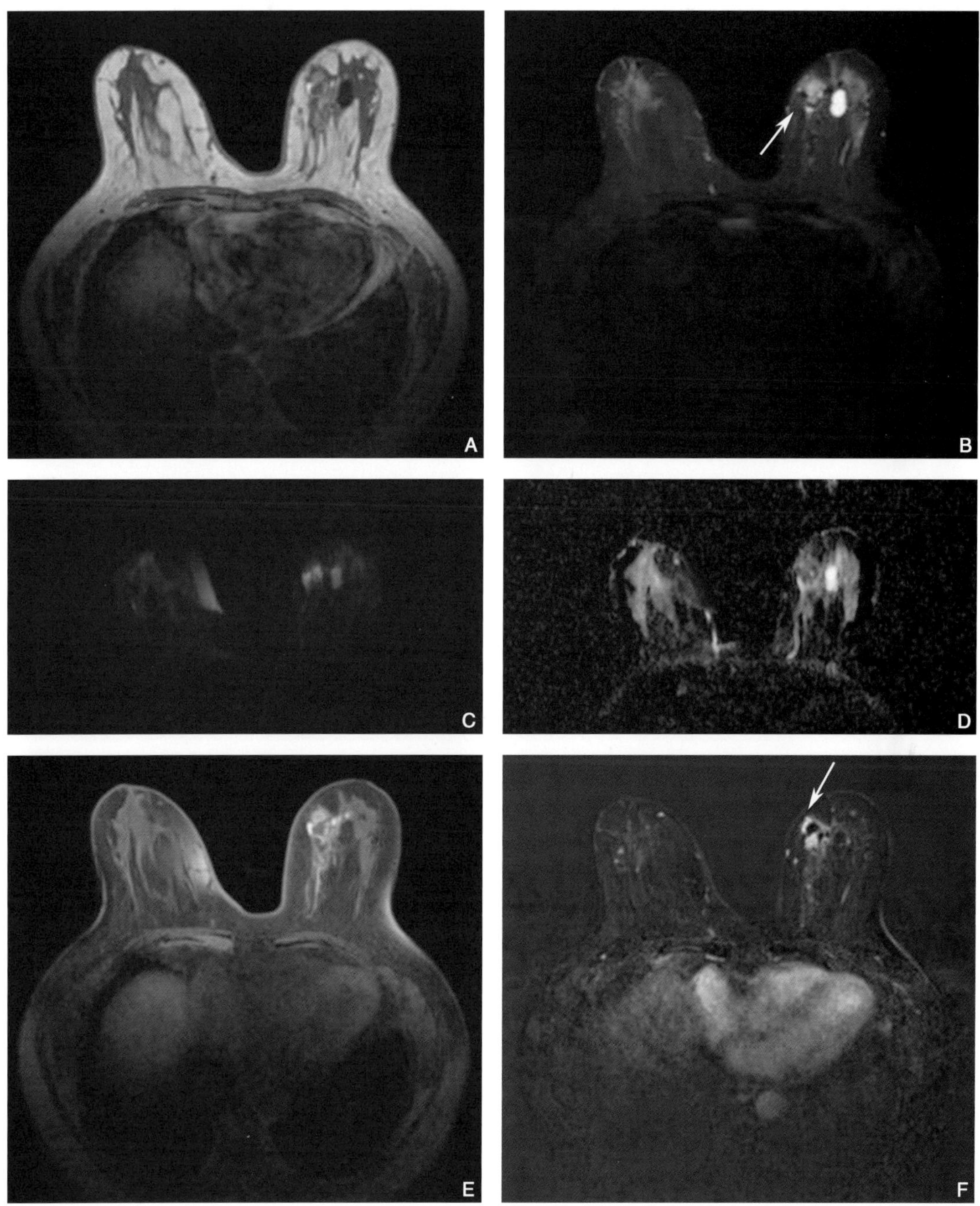
A
B
C
D
E
F

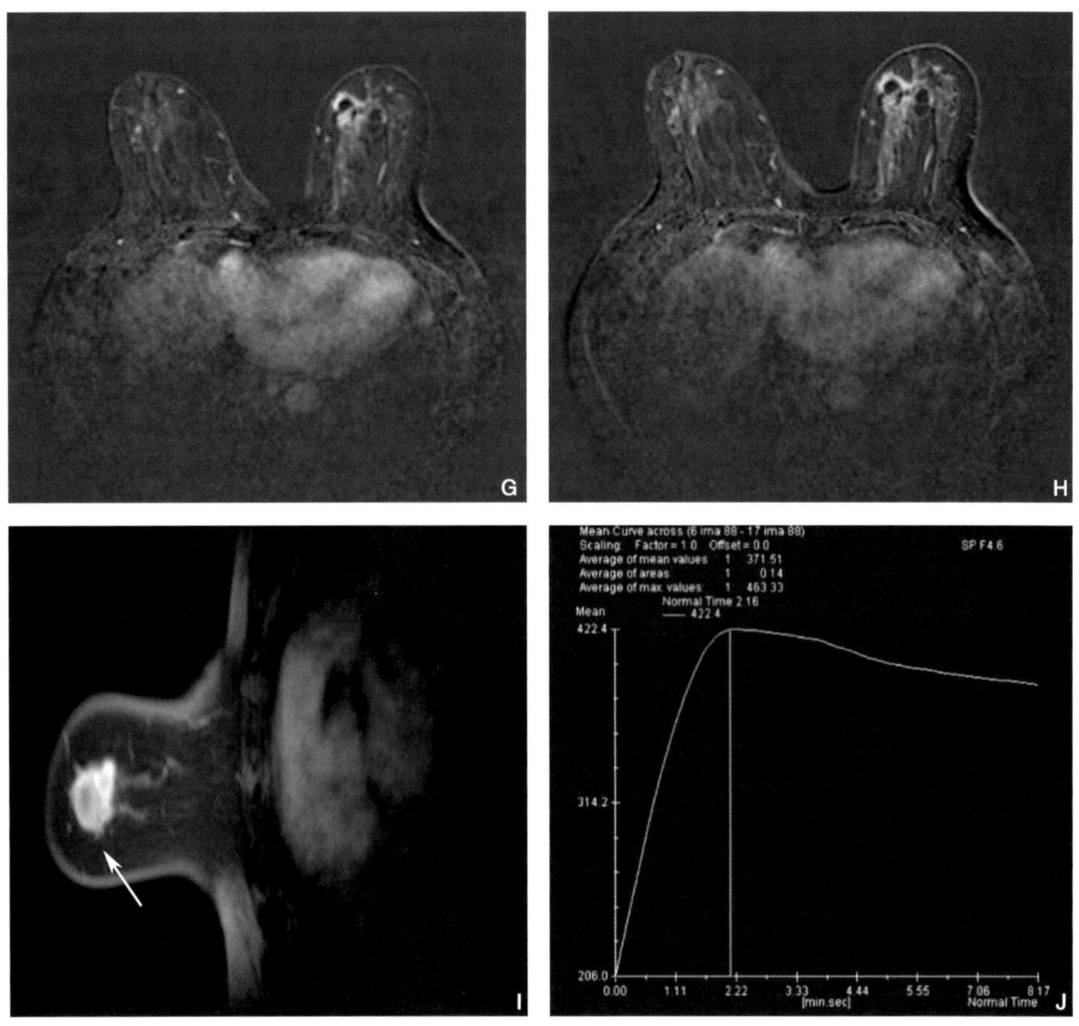

图 4-1-18 原位实性乳头状癌

患者，女性，69 岁。A、B. T_1WI 平扫、T_2WI 平扫示左乳 9 点钟见一不规则囊实性肿块，T_1WI 呈等信号，其内见结节状高信号，T_2WI 呈稍高信号（箭），边缘不清；C、D. DWI 呈高信号，ADC 病灶实性成分呈稍低信号，ADC 值最低处约 $0.74\times10^{-3}mm^2/s$；E. T_1WI 平扫脂肪抑制示病灶内可见高信号；F～I. T_1WI 脂肪抑制动态增强减影、T_1WI 脂肪抑制增强矢状位示肿块实性成分不均匀强化（箭）；J. TIC 呈快速流入 - 流出型。

IDC 的常规化疗对 MSCC 没有影响。MSCC 以快速生长为特征，发现时通常较大，约 30% 的 MSCC 患者的肿瘤直径＞5cm。

乳腺化生性癌的 MRI 图像表现为圆形或卵圆形肿块，边缘相对光滑（或偶尔出现毛刺），T_1WI 呈等或低信号，在 T_2WI 图像上显示高信号或高低 / 等信号混杂，T_2 高信号与病理检查中的坏死和囊变相关，部分也与黏液样基质、瘤内出血或疏松水肿基质相关。出于同样的原因，增强模式通常是不均质的或呈环形强化，时间 - 信号强度曲线多呈流出型或平台型，但少数也可显示为渐增型曲线。

MSCC 影像特征与乳腺化生性癌类似，但其内部容易出现坏死，＞2cm 的肿块就可出现囊变坏死（图 4-1-19）。鳞状细胞癌的快速生长，容易导致内部血液供应不足，从而导致内部

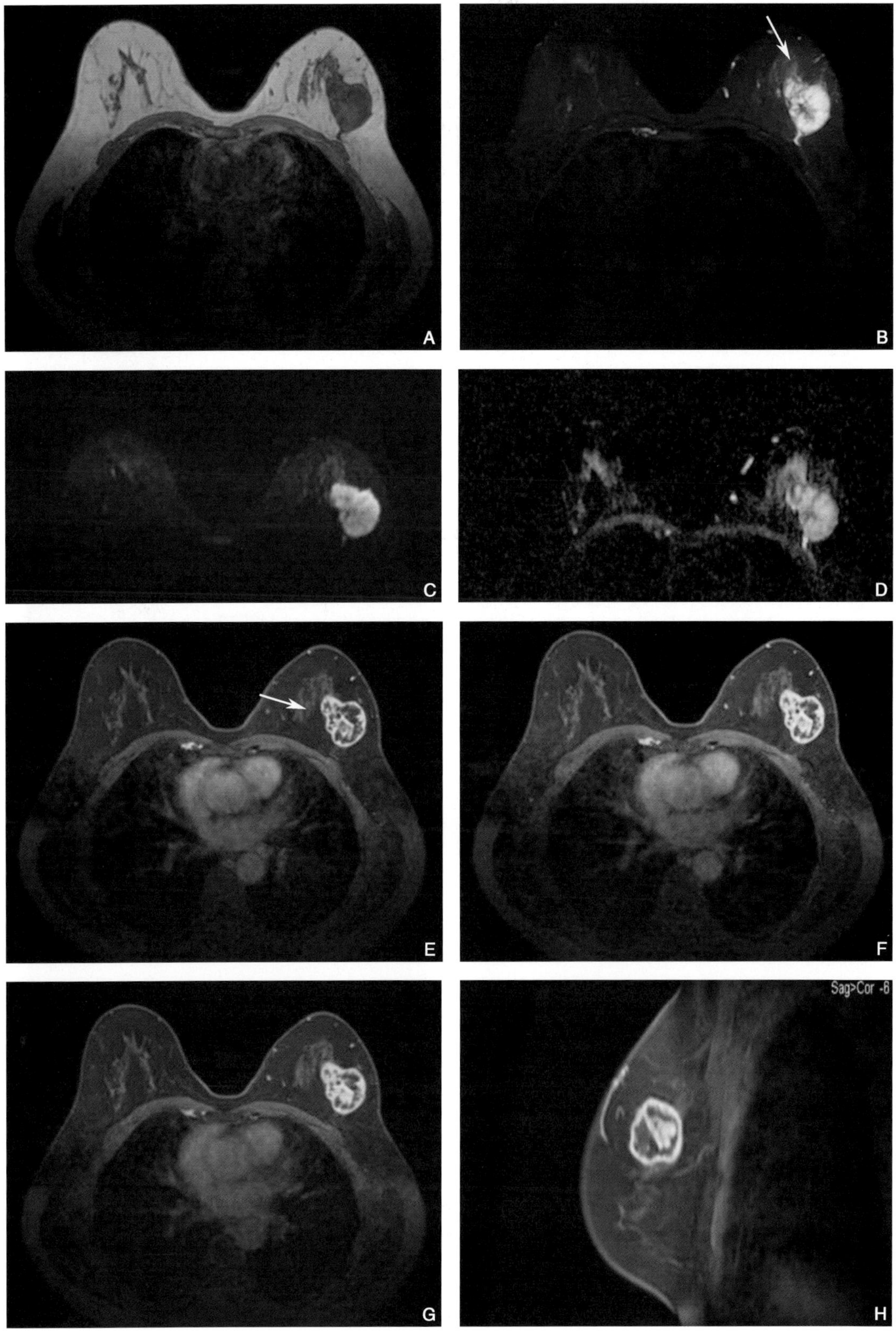
A
B
C
D
E
F
G
Sag>Cor -6
H

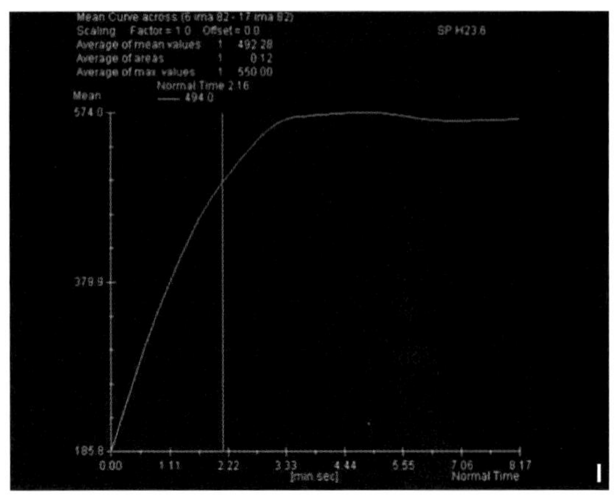

图 4-1-19　化生性鳞状细胞癌

患者，女性，52 岁。A、B. T_1WI 平扫、T_2WI 平扫示左乳外上象限见一不规则囊实性肿块，T_1WI 呈低/稍高信号，T_2WI 呈等/高信号（箭），边缘尚清，周围见小片水肿；C、D. DWI 呈高信号，ADC 呈稍低信号，ADC 值最低处约 $1.38\times10^{-3}mm^2/s$；E～H. T_1WI 脂肪抑制动态增强、T_1WI 脂肪抑制增强矢状位示肿块明显不均匀环形强化（箭），坏死无强化；I. TIC 呈快速流入-平台型。

囊性坏死。显微镜下，囊性区域为鳞状细胞癌聚集中心。

（五）囊实性肿块表现的影像诊断思路

囊实性肿块的影像诊断思路见图 4-1-20。

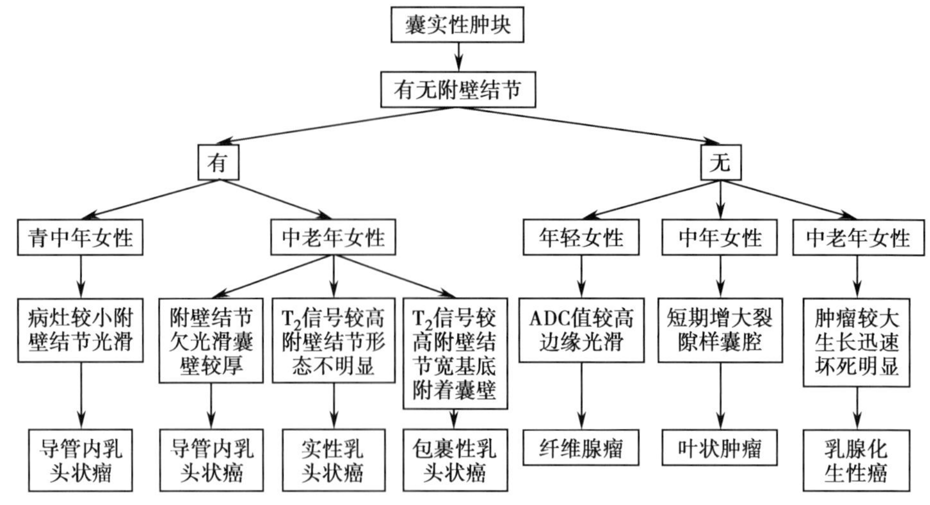

图 4-1-20　囊实性肿块的影像诊断思路

三、基于环形强化肿块表现的诊断思路

（一）术语描述

环形强化为动态对比增强磁共振成像上病变周围强化而中心区无强化或仅轻度强化。有学者根据 DCE-MRI 中环形强化出现的时期，将其分为 3 型：①流入型：早期及延迟期均为环形强化。②平台型：早期环形强化，随时间延迟渐进性向中心填充。③流出型：早期无环形强化特征，延迟期表现为环形强化。临床工作中，多种乳腺良、恶性病变 DCE-MRI 图像上可呈环形强化，其影像特征存在交叉，诊断困难。

（二）环形强化表现的病理学基础

1. **炎性病变**　脓肿壁、炎性囊肿壁及其他成分如脂肪、血性物质等伴周围炎症细胞浸润，相应区域新生血管增多。

2. **乳腺导管相关病变**　导管周围血管增多，增强后导管壁强化于不同切面上可呈“环形”或“轨道样”。

3. **纤维腺瘤**　内部较大范围的纤维成分、钙化或黏液样变。

4. **恶性病变**　强化“环”主要为肿瘤组织，其内部呈现无强化或低强化的病理学基础是：①肿瘤中心发生液化坏死，内部细胞成分减少，灌注下降；②肿瘤中心纤维瘢痕形成；③肿瘤内部微血管密度及通透性减低。

（三）表现为环形强化肿块的疾病分类

1. **炎性病变**　炎症伴脓肿形成、囊肿伴炎变、脂肪坏死。

2. **乳腺导管相关病变**　导管扩张、导管内乳头状瘤、导管内乳头状癌。

3. **纤维上皮性肿瘤**　纤维腺瘤。

4. **上皮性肿瘤**　导管原位癌、浸润性导管癌、黏液腺癌、乳腺化生性癌。

（四）表现为环形强化肿块的疾病影像分析

1. 炎性病变

（1）急、慢性炎症伴脓肿：伴脓肿形成的炎症主要为急、慢性炎和肉芽肿性乳腺炎。急、慢性乳腺炎是乳房的化脓性感染，致病菌常为金黄色葡萄球菌，少数链球菌。产后哺乳的产妇多见，初产妇更多。临床表现为乳房胀痛、压痛的硬块、皮肤红热、腋窝淋巴结肿大，有全身寒颤、高热、脉率加快的表现，实验室检查白细胞、中性粒细胞增高。

若为哺乳期女性，则腺体丰富，乳导管扩张。其内合并单个或多个环形强化肿块，边缘模糊，T_1WI 低信号，T_2WI 高信号，内部高信号，ADC 值低，动态增强环形强化，对比剂不向脓腔内填充，内壁光滑，周围增强范围向外扩展，TIC 类型多样，病程长时可累及皮肤，皮肤脓肿，甚至窦道形成（图 4-1-21）。周围腺体及软组织水肿明显。

主要与乳腺癌相鉴别，乳腺癌没有炎症病史及体征，水肿主要出现在病灶周围，范围较局限，DWI 具有一定的鉴别意义，乳腺癌与脓肿在 DWI 与 ADC 图表现相反，乳腺癌囊壁实性部分扩散受限，脓肿则囊液扩散受限。乳腺癌囊壁厚度大于脓肿壁，乳腺癌囊变、坏死区通常单发。

（2）囊肿伴周围炎变：乳腺囊肿是以乳腺小叶小管及末梢导管高度扩张积液而形成，同时伴有乳腺腺管及腺上皮增生和其他一些结构不良性疾病，是乳腺常见病、多发病。多发生于围绝经期女性，但也可见于各年龄段女性，40～49 岁为发病高峰，雌激素可刺激其生长（可有周期性变化）。单纯囊肿通常无明显症状，常在体检时发现，当周围合并炎变时临床急性发病，肿块伴疼痛并增大，触诊质韧，边界不清，活动不佳。

MRI 上常在双侧乳腺多发囊肿的背景下，部分或个别囊肿壁均匀增厚，增强环形强化，周围腺体炎性反应从而不均匀强化，内部囊液有/无扩散受限表现（图 4-1-22）。

需要和单发的脓肿和导管原位癌相鉴别。脓肿的炎症反应更重，脓腔扩散受限。肿块型导管原位癌常发生在乳晕区，周围可见条状或结节状高信号影，为扩张导管，周围不伴炎性反应，在乳腺 X 线上可合并恶性或可疑恶性钙化。

（3）脂肪坏死：乳腺脂肪坏死是乳房创伤后引起的一种无菌性坏死性炎症。多发生在中老年患者，可能与老年患者创伤后组织修复能力较差有关，病程较短，多有明显的外伤、手术及炎症等病史。位置表浅，好发于皮下脂肪层。

T_1WI 及 T_2WI 呈高信号，脂肪抑制信号减低，短反转时间反转恢复序列“黑洞征”可帮助诊断脂肪坏死，这一征象可能是由于 STIR 序列对磁场不均匀性不敏感，其信号抑制的

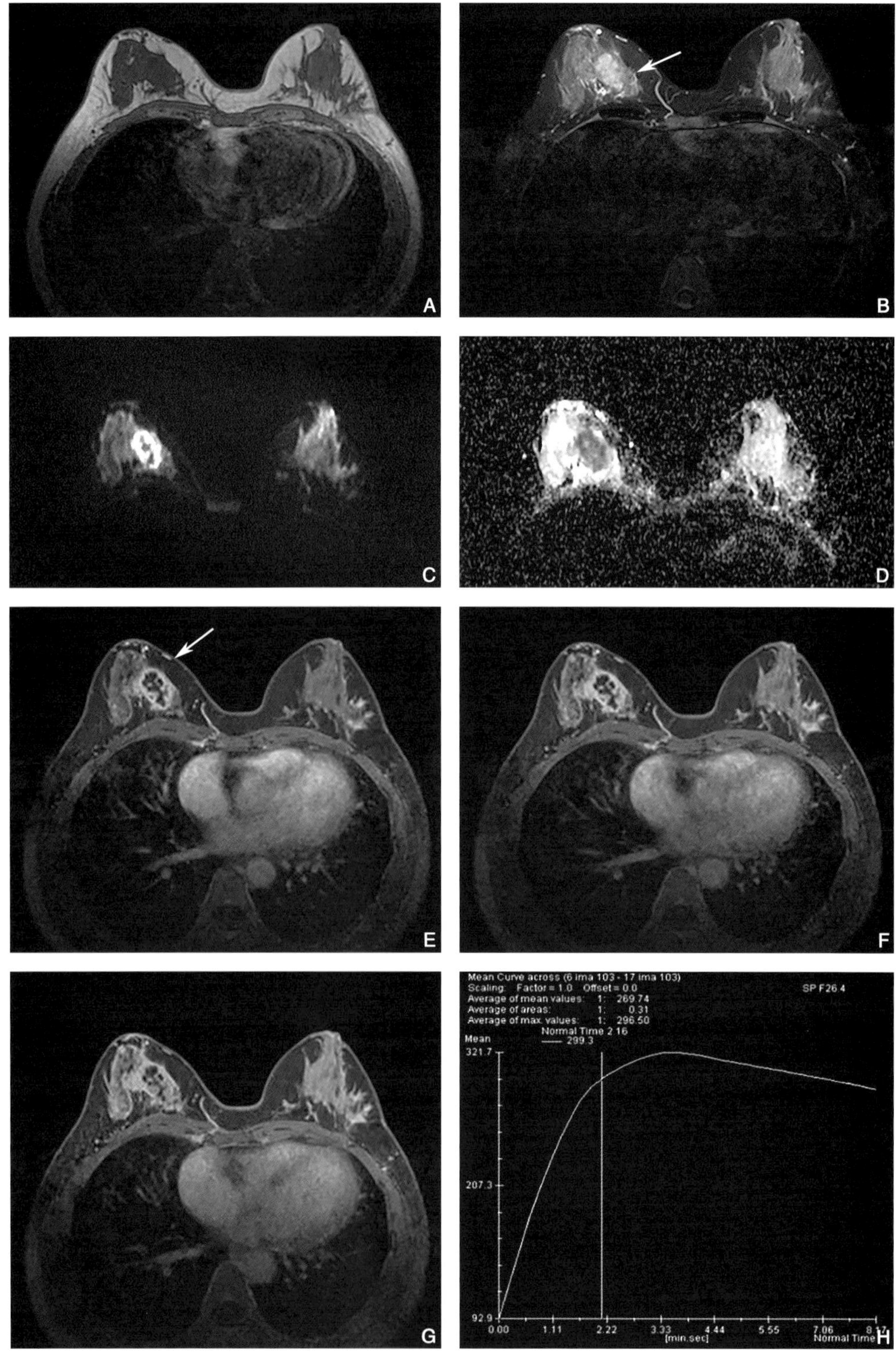

图 4-1-21　急、慢性炎症伴脓肿

患者，女性，44 岁，发现右乳肿物 10 余天。A. T_1WI 平扫示右乳内上象限局部腺体增厚；B. T_2WI 平扫示病灶呈囊实性（箭），周围腺体水肿；C. DWI 示囊液高信号；D. ADC 值约 $0.48 \times 10^{-3}mm^2/s$；E～G. T_1WI 脂肪抑制动态增强示病灶环形强化，内壁光滑（箭），对比剂未向腔内填充；H. TIC 呈快速流入-流出型。

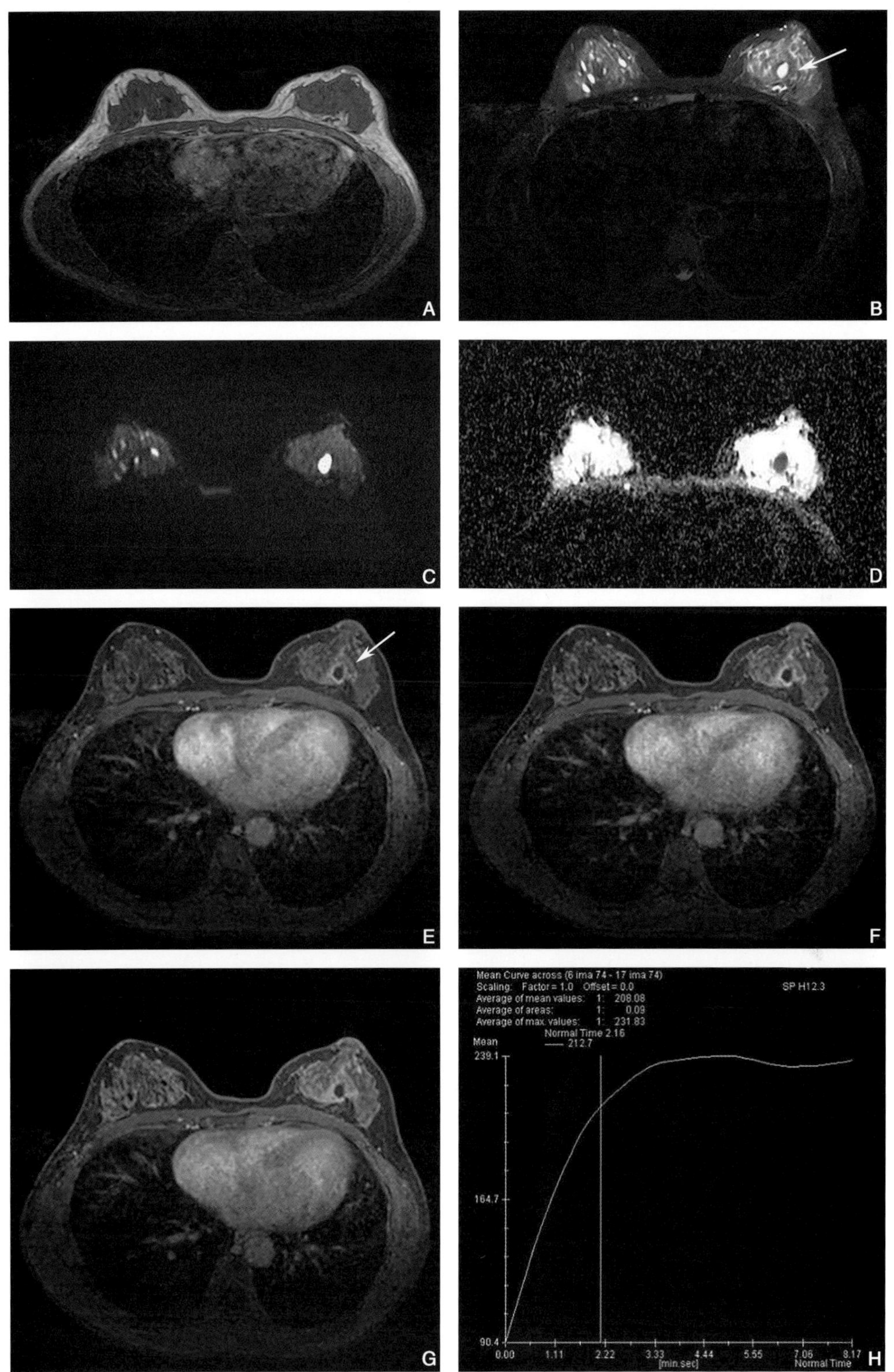

图 4-1-22　囊肿伴周围炎变

患者，女性，47 岁。A. 平扫 T_1WI；B. 平扫 T_2WI 示双侧乳腺多发囊肿（箭）；C. DWI 示左乳上份病灶 DWI 呈高信号；D. ADC 值约 $0.58\times10^{-3}mm^2/s$；E～G. T_1WI 脂肪抑制动态增强示左乳上份病灶环形强化（箭），对比剂始终未向腔内填充，周围腺体强化范围逐渐扩大，其余病灶未见强化；H. TIC 呈中等速流入 - 平台型。

特异性低，可以同时抑制水和脂肪组织的信号。因此，脂肪坏死病灶内部液态的脂肪成分在STIR序列上比周围正常脂肪组织信号受抑制程度更彻底，而呈现更低信号。可有脂液分层，边缘不规则，周围腺体呈弥漫、局灶、均匀或不均匀强化，TIC呈缓慢、渐进强化（图4-1-23）。

2. 乳腺导管相关病变

（1）导管内乳头状瘤：导管内乳头状瘤是一种源于乳腺导管上皮的良性肿瘤，可发生于从乳晕下大导管至终末导管小叶单位的乳腺导管系统的任何部位。发病高峰是40～50岁，临床症状多表现为自发性乳头溢液，溢液可为血性、浆液性或透明液体，偶尔可触及肿块。

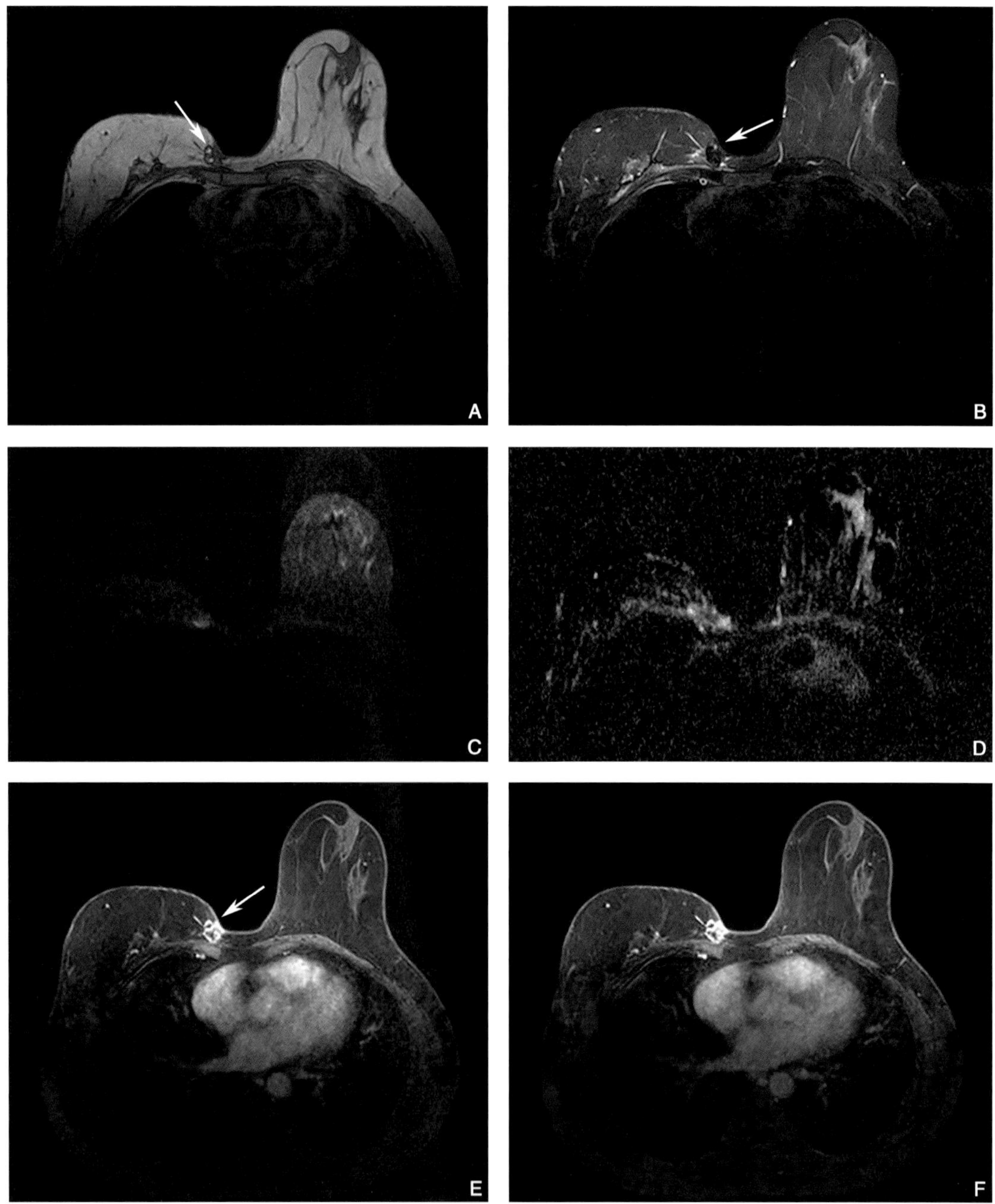

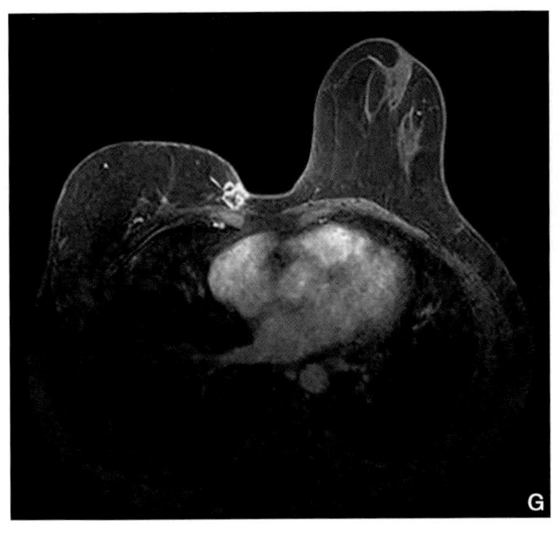

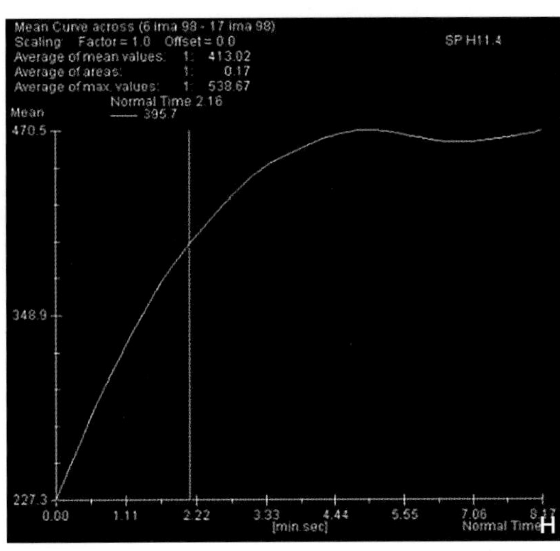

图 4-1-23　脂肪坏死

患者，女性，43 岁，右乳癌术后半年余。A. 平扫 T_1WI 示右乳腺体缺如，右乳内上象限术区皮下脂肪层不规则软组织灶（箭），病灶内见脂肪信号影；B. 平扫 T_2WI 压脂呈低信号；C、D. DWI 及 ADC 示扩散不受限；E～G. T_1WI 脂肪抑制动态增强示病灶环形强化（箭），边界模糊，粘连邻近皮肤及胸壁；H. TIC 呈中等速流入 - 流入型。

占乳腺良性肿瘤的 5.3%，5 年生存率约为 95%。根据病理类型可分为中央型（70%～90%）和外周型。

导管内乳头状瘤在 MRI 上有多种表现形式：小的管内结节、囊内乳头状结节、不规则肿块，也可仅表现为导管扩张或强化。可因管内结节或囊内乳头状结节较小而在影像上只表现为环形强化灶，其病理基础为导管囊性扩张，上皮增生和纤维血管轴心构成了乳头状结构凸向管腔。肿块多位于乳晕周围，导管内乳头状瘤囊壁较光滑，壁结节单发多见，形态规则，增强后可呈环形、均匀或不均匀强化。平台型、流出型 TIC 均可见，曲线达峰时间早，斜率大，峰值强化率低。DWI 呈高信号，ADC 值较低，多位于（1.1～1.3）$\times10^{-3}mm^2/s$ 之间（图 4-1-24）。

（2）导管内乳头状癌：导管内乳头状癌又称为乳头状导管原位癌、非浸润性乳头状癌，是一种发生于导管 - 小叶系统管腔内具有乳头状结构特征的恶性、非浸润性、肿瘤性上皮细胞增生病变。好发于中老年女性，在临床少见，占乳腺癌 1%～2%。多数以乳腺肿块为首发征象，一般病史较长，可伴有乳头溢液，少数患者仅以乳头溢液就诊。导管内乳头状癌可发生于乳腺导管系统内任何部分，难以与导管内乳头状瘤相鉴别，容易被漏诊、误诊。

MRI 图像上病变可表现为肿块和非肿块。肿块常呈囊实性，在 T_1WI 上呈等信号，T_2WI 呈混杂或等信号，伴或不伴出血，增强以环形强化多见，实性部分有向外浸润的表现。病变多伴有导管扩张，TIC 以流出型曲线为主，ADC 值较低（图 4-1-25）。

3. **纤维腺瘤**　纤维腺瘤是最常见的乳腺良性肿瘤，好发于 40 岁以下的年轻女性。可见于一侧或两侧，也可多发，多发者占 15%～20%。临床症状多为偶然发现的乳腺肿块，多不伴疼痛及其他不适，少数可有轻度疼痛，为阵发性或偶发性，或在月经期明显。触诊时多为类圆形肿块，表面光滑、质韧、活动度好，与皮肤无粘连。

纤维腺瘤的 MRI 表现与其组织成分有关。当内部有较大范围的纤维成分、钙化或黏液

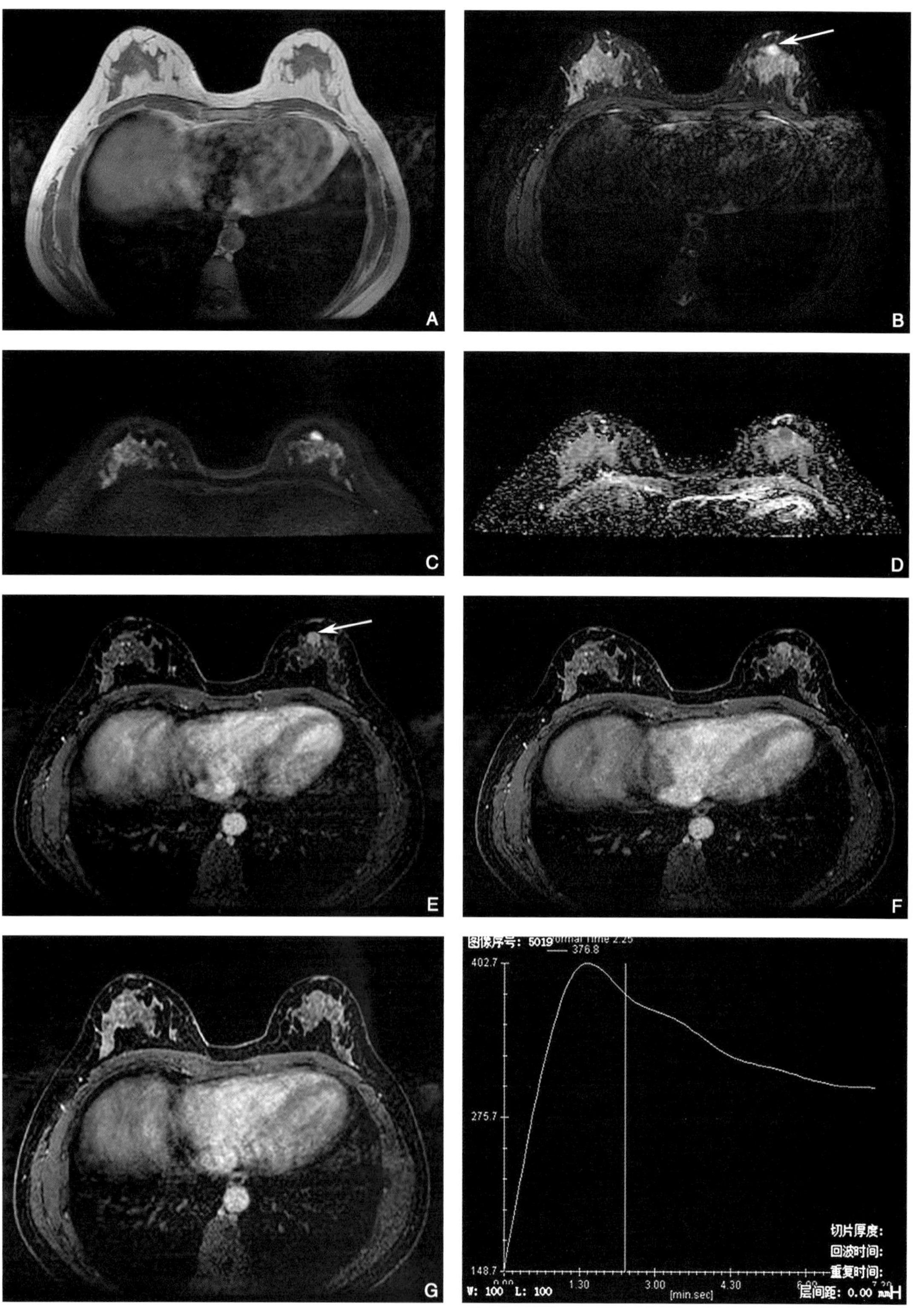
A
B
C
D
E
F
G
图像序号：5019
376.8
402.7
275.7
148.7
1.30
3.00
4.30
[min.sec]
W: 100 L: 100
切片厚度：
回波时间：
重复时间：
层间距：0.00
H

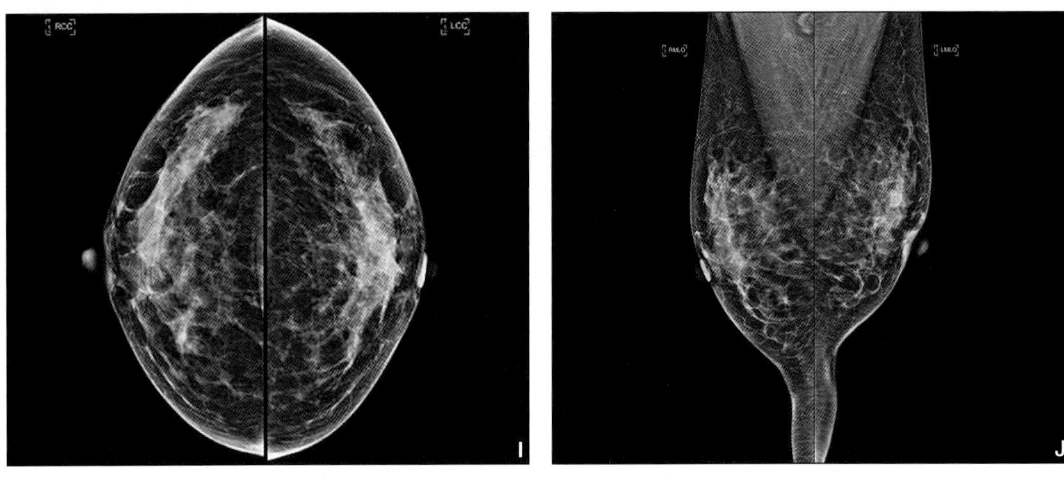

图 4-1-24　导管内乳头状瘤

患者，女性，41 岁。A. 平扫 T_1WI 示左乳上份肿块稍低信号；B. 平扫 T_2WI 高信号，边界清楚（箭）；C. DWI 呈高信号；D. ADC 呈低信号；E. T_1WI 脂肪抑制动态增强第 1 期示病灶明显强化，但边缘强化更加显著（箭），呈环形强化；F. T_1WI 脂肪抑制动态增强第 2 期示强化减低；G. T_1WI 脂肪抑制动态增强第 5 期示强化持续减低，但边缘始终强化高于中心；H. TIC 呈快速流入 - 流出型；I、J. 双侧乳腺 X 射线摄影 CC 位、MLO 位示左乳上份卵圆形肿块，边缘部分清楚，局部模糊，密度均匀高于腺体，未见异常血管影及恶性钙化。

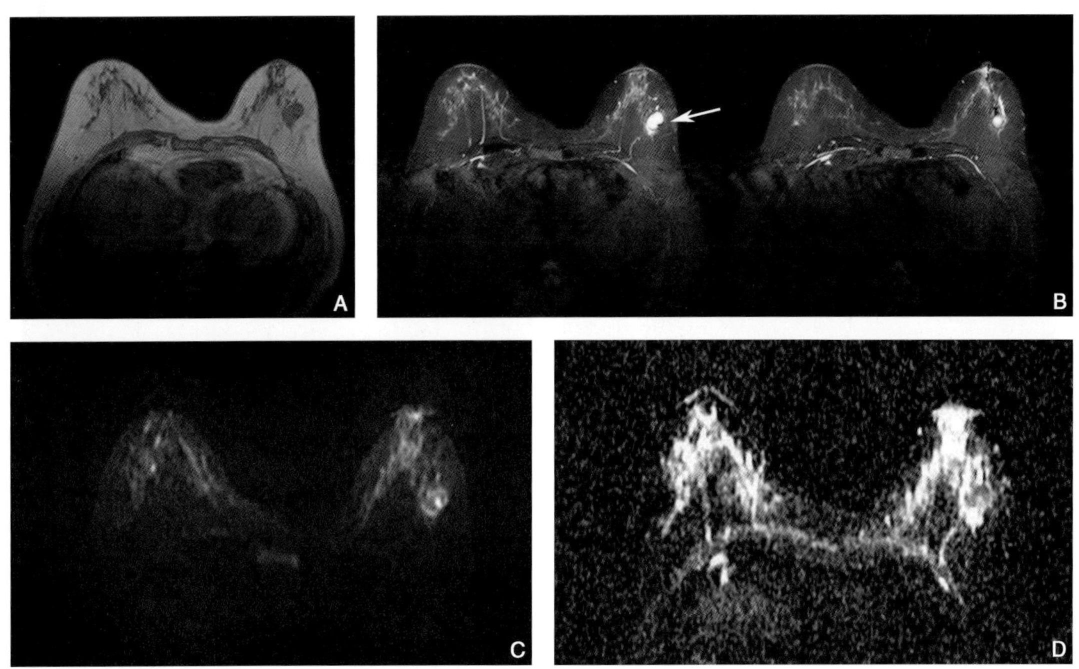

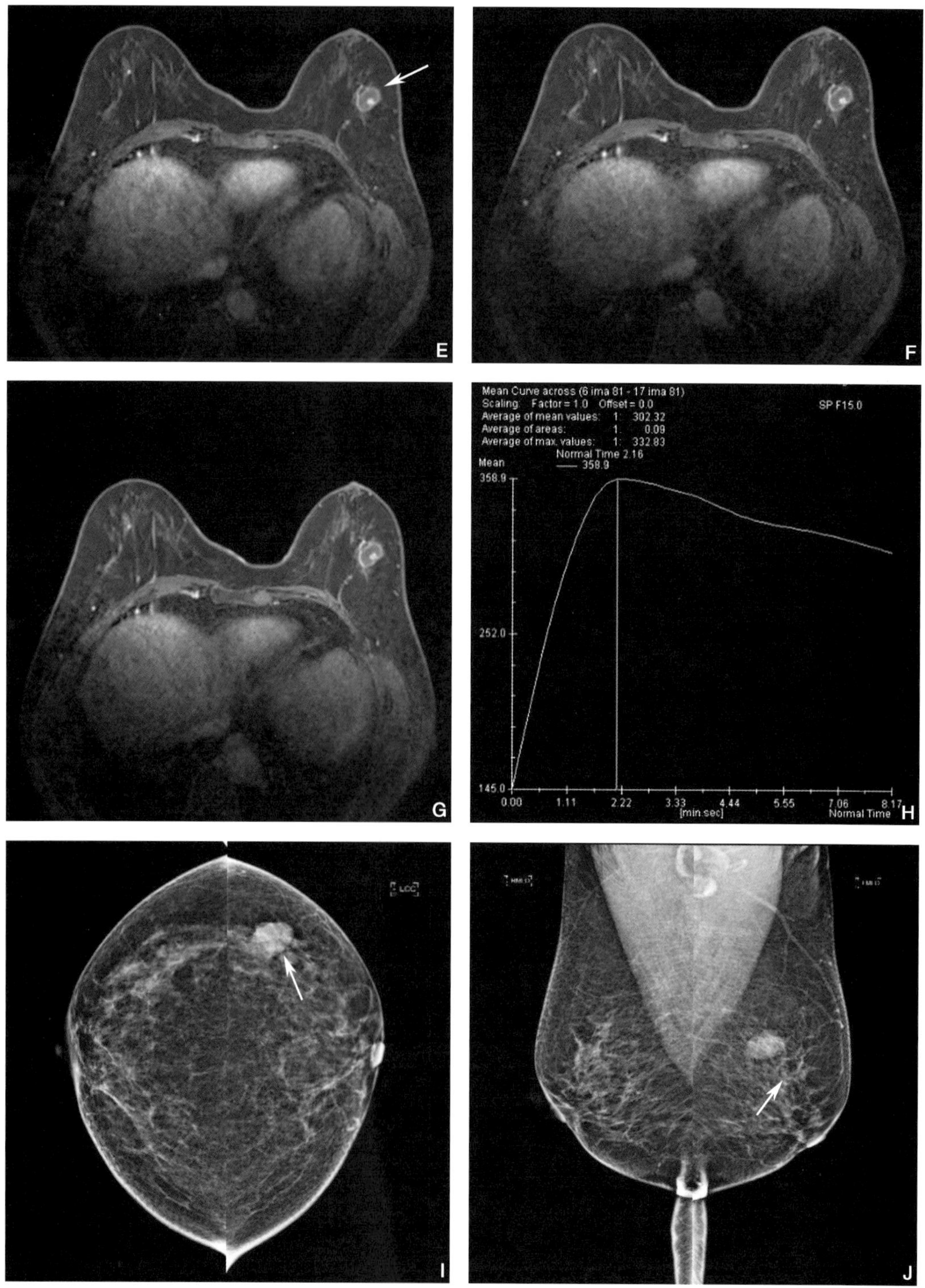

图 4-1-25 导管内乳头状癌

患者，女性，68 岁，左乳头溢液 1 个月，发现左乳肿物 1 周。A. 平扫 T_1WI 示左乳外上象限肿块低信号；B. 平扫 T_2WI 示病灶为囊实性，实性结节（箭）呈等信号，病灶前方导管扩张；C. DWI 内部实性结节呈高信号；D. ADC 值约 $1.01\times10^{-3}mm^2/s$；E～G. T_1WI 脂肪抑制动态增强示病灶边缘及壁结节明显强化，整体呈环形强化（箭）；H. TIC 呈快速流入 - 流出型；I、J. 双侧乳腺 X 射线摄影 CC 位、MLO 位示左乳外上象限卵圆形肿块（箭），边缘清晰，呈分叶状，密度欠均匀高于腺体，未见异常血管影及恶性钙化。

样变，实性成分位于外围，增强呈环形强化。纤维腺瘤内部伴有不同程度的黏液变性时，在 T_1WI 平扫中，肿瘤多表现为低或中等信号，轮廓边界清晰，圆形、卵圆形或分叶状，大小不一；在 T_2WI 平扫中，多为高信号。DWI 未见扩散受限区域，曲线呈快速渐进性强化。纤维腺瘤伴黏液变性需与黏液腺癌相鉴别（图 4-1-26）。

在 X 线上可见钙化，钙化可位于肿块的边缘部分或中心，多呈粗颗粒状、树枝状或斑点状，钙化也可逐渐发展，相互融合而成为大块状钙化或骨化，占据肿块的大部或全部，某些病例可单纯凭借粗大颗粒状或特征性的融合钙化而作出纤维腺瘤的诊断。

4. 上皮性肿瘤

（1）乳腺导管原位癌：乳腺导管原位癌（DCIS）是指癌细胞局限于乳腺导管系统，未突破管壁基底膜的非浸润性癌。具有发展为浸润性导管癌的潜在可能。病理学上按照组织结

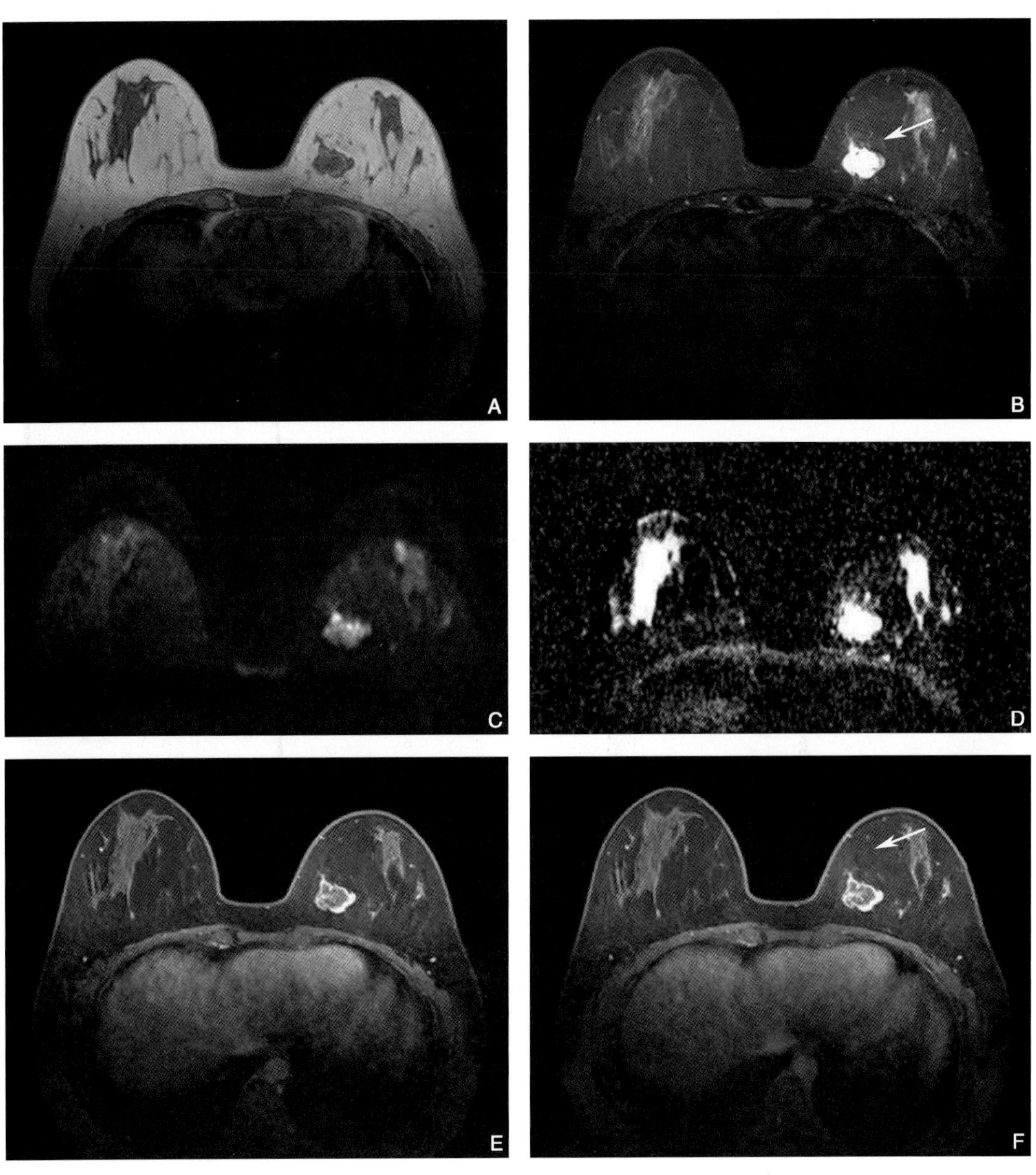

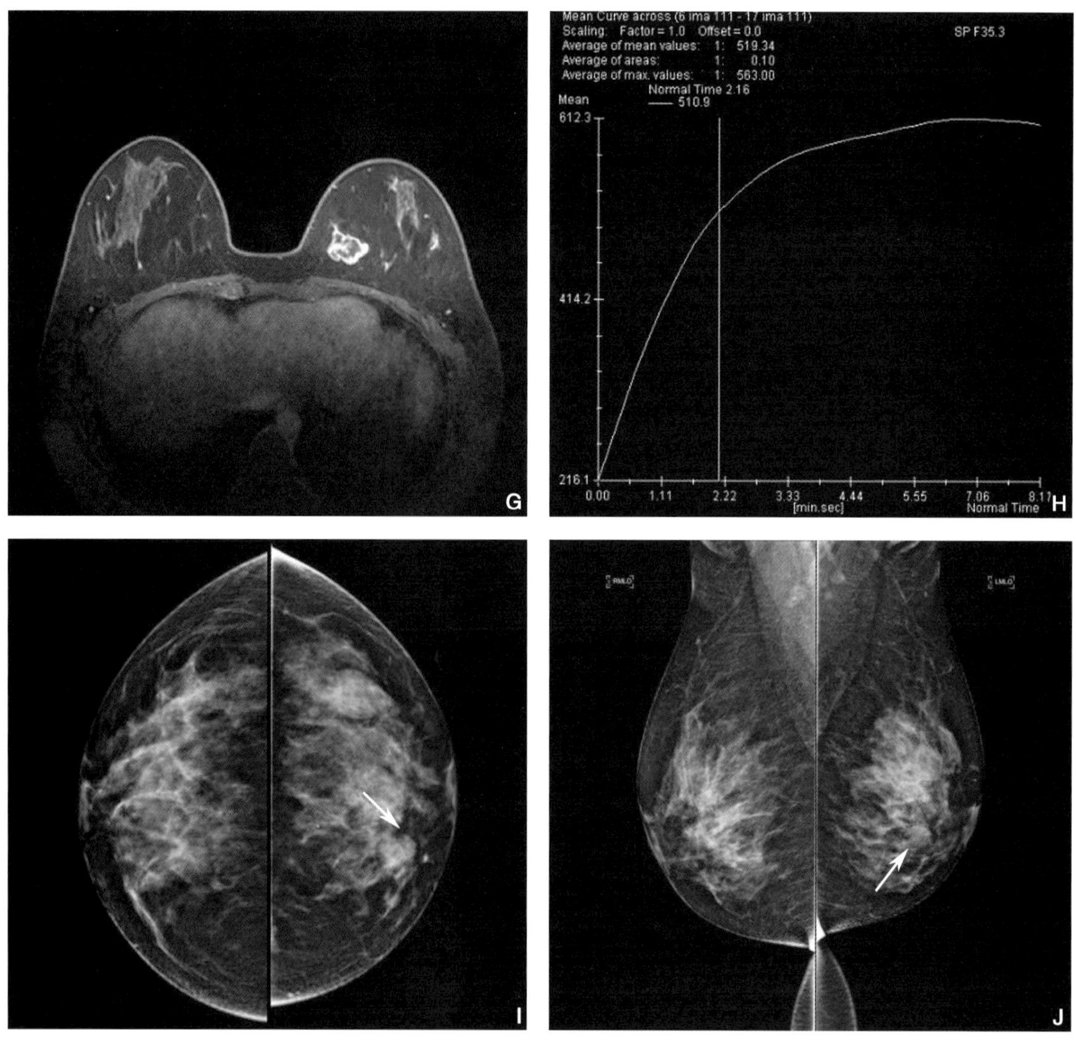

图 4-1-26　纤维腺瘤

患者，女性，24 岁。A. 平扫 T_1WI 示左乳内下象限不规则肿块，边缘等信号，中心低信号，边界清楚；B. 平扫 T_2WI 明显高信号（箭）；C. DWI 呈高信号；D. ADC 值约 $1.7\times10^{-3}mm^2/s$；E～G. T_1WI 脂肪抑制动态增强示病灶边缘环形强化（箭）；H. TIC 呈中等速流入 - 流入型；I、J. 双侧乳腺 X 线摄影 CC 位、MLO 位示左乳内下象限不规则肿块，边缘清楚，可见分叶，分叶多且不规则，密度欠均匀与腺体接近，未见异常血管影及恶性钙化。

构类型的不同，分为粉刺型、实性型、乳头 / 微乳头型和筛状型等亚型。以前由于缺乏高质量的乳腺 X 线检查技术及对微小钙化检出能力有限，DCIS 被认为是一种罕见类型的乳腺癌，而如今乳腺 X 线检查检出的乳腺癌中，DCIS 占 22%～45%。

DCIS 主要发生在终末导管小叶单位内的小导管或腺泡化的小导管，可沿导管系统扩散的播散性病变。以非肿块表现为主，节段性或区域性（跨越一个导管系统）分布为特征，段样或线样是 DCIS 的 MRI 特征性表现形式。14%～41% 表现为肿块，影像学表现无特征性，环形强化肿块容易与乳头状病变相混淆。肿块为囊实性，实性部分主要位于周边，因而增强为环形强化，周围可见扩张导管。乳腺 X 线上常伴细小多形性或无定形钙化（图 4-1-27）。

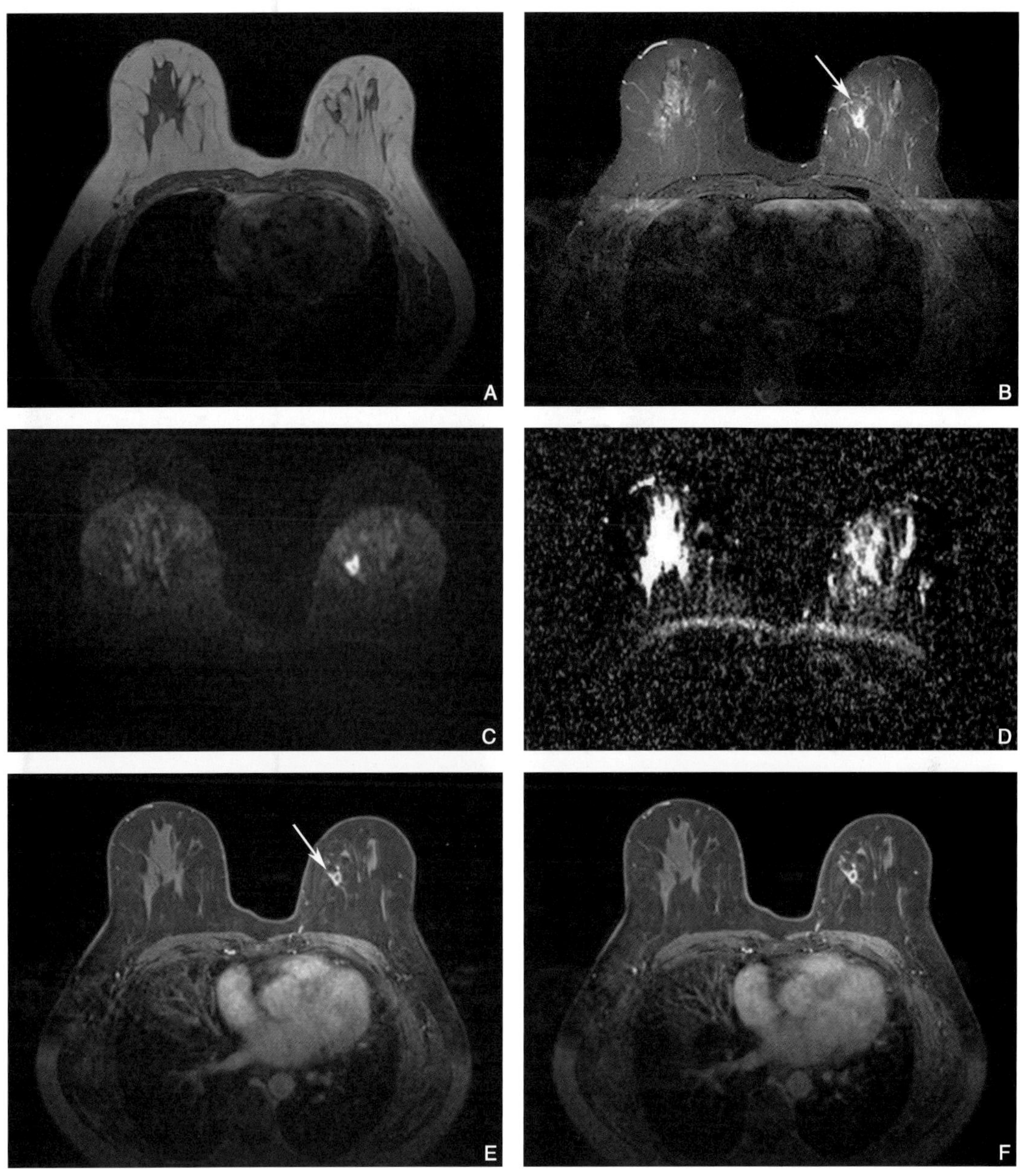
A
B
C
D
E
F

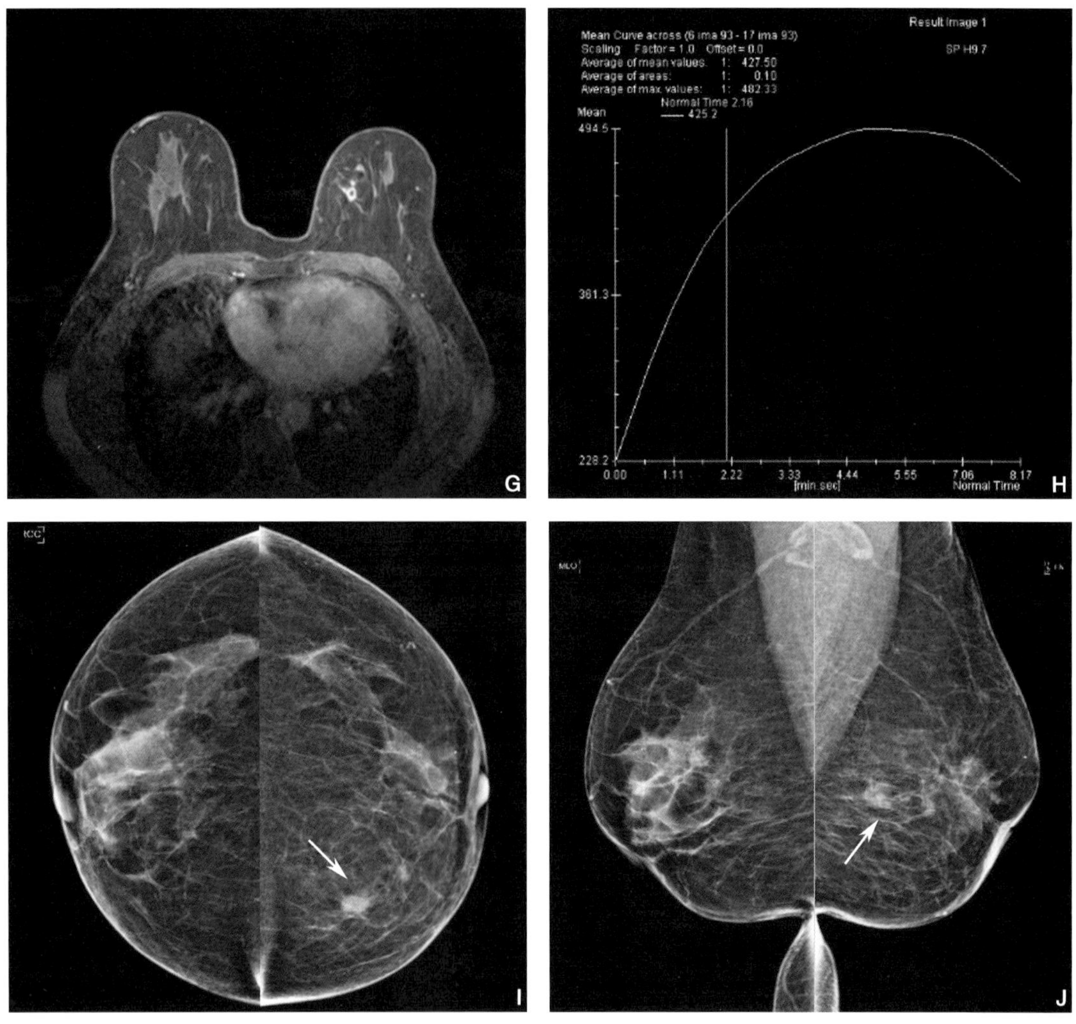

图 4-1-27 导管原位癌

患者，女性，41 岁。A. 平扫 T_1WI 示左乳内上象限卵圆形肿块，等信号；B. 平扫 T_2WI 高信号（箭），中心信号稍低，边界清楚；C. DWI 呈高信号；D. ADC 图高信号；E～G. T_1WI 脂肪抑制动态增强示病灶边缘环形强化（箭）；H. TIC 呈中等速流入-流入型；I、J. 双侧乳腺 X 射线摄影 CC 位、MLO 位示左乳内下象限局部腺体致密，其内见一模糊结节（箭），密度增高且不均匀，乳腺小梁增粗，周围血管影稍增多，未见恶性钙化。

（2）浸润性导管癌：浸润性导管癌是最大的一组浸润性癌，占乳腺癌的绝大多数。好发于绝经期女性，发病高峰年龄为 40～55 岁。临床触诊肿块质硬，活动度不佳，临床触诊病变大小通常大于影像检查病变测量大小。可伴有乳头溢液、乳头内陷、皮肤凹陷等征象。

浸润性导管癌可表现为肿块或者非肿块，均会出现环形强化。表现为环形强化主要是由于肿瘤中心血管血供少，发生液化坏死，内部细胞成分减少。此时肿块形态不规则，边缘模糊或毛糙，可有毛刺，壁厚薄不均，增强后期有对比剂向中心逐渐填充的趋势，实性部分 T_2WI 呈稍高信号，在 DWI 扩散受限区域主要为环壁，以平台型与流出型曲线居多。在乳腺 X 线摄影常伴瘤内或瘤周钙化（图 4-1-28）。

（3）黏液腺癌：黏液腺癌可分为单纯型和混合型，单纯型好发于绝经后女性，平均年龄

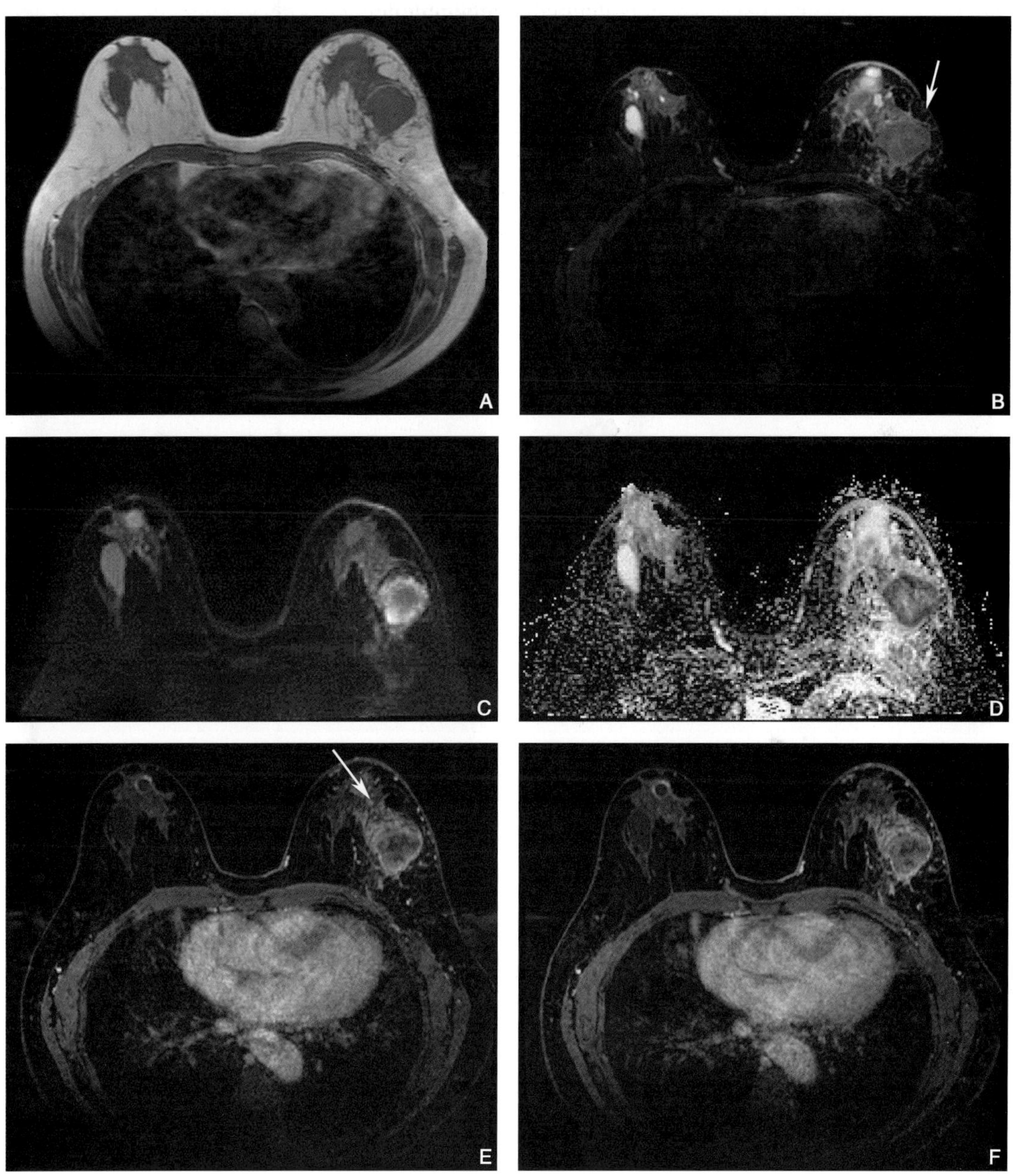
A
B
C
D
E
F

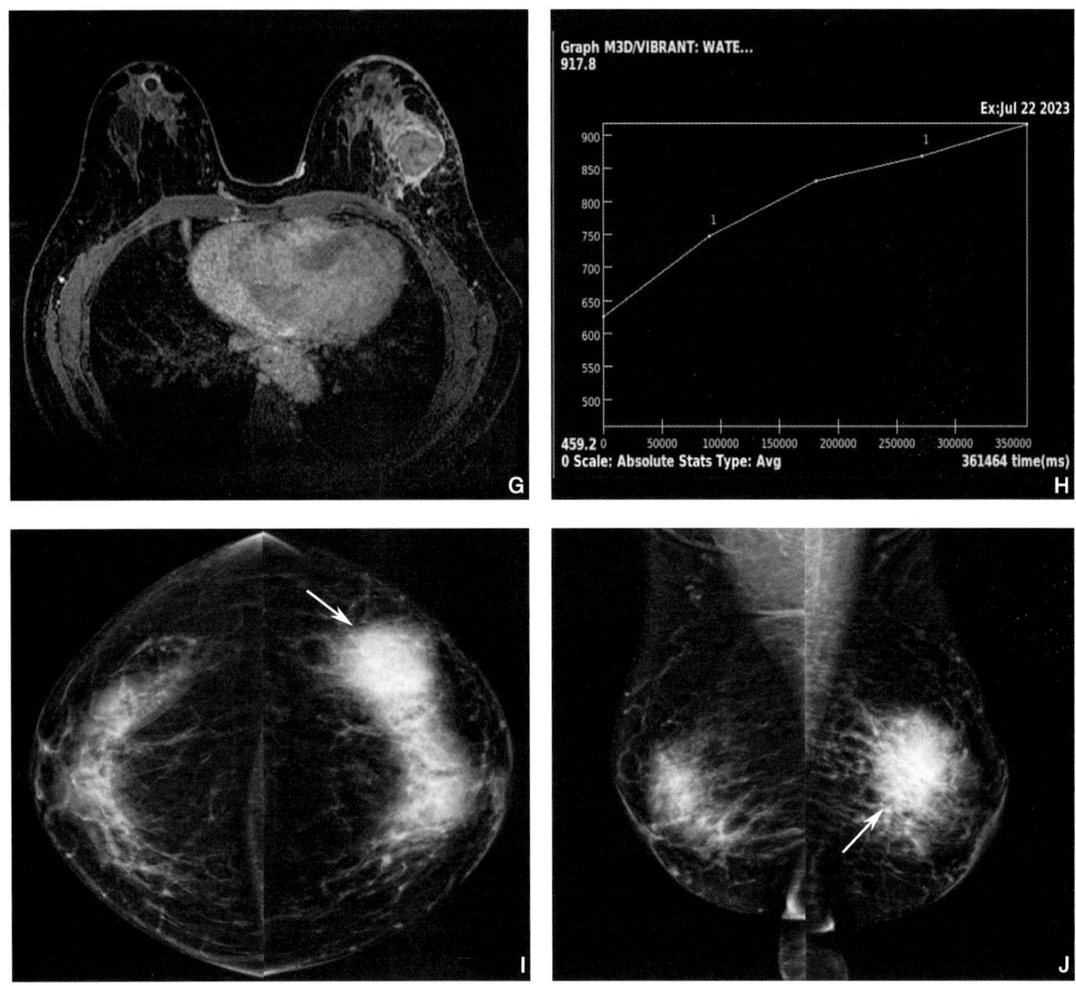

图 4-1-28　浸润性导管癌

患者，女性，50 岁。A. 平扫 T_1WI 示左乳外上象限不规则肿块，等信号；B. 平扫 T_2WI 等信号（箭），信号不均，边界尚清，周围腺体结构紊乱、水肿；C. DWI 示边缘高信号；D. ADC 图边缘低信号，ADC 值约 $0.65\times10^{-3}mm^2/s$；E. T_1WI 脂肪抑制动态增强第 1 期示病灶环形强化（箭），内部强化较低；F. T_1WI 脂肪抑制动态增强第 2 期示内部及周围腺体强化范围及程度增加；G. T_1WI 脂肪抑制动态增强第 5 期示病灶内部及周围腺体强化范围及程度持续增加，邻近皮下脂肪层片絮影，皮肤增厚；H. TIC 呈快速流入 - 流入型；I、J. 双侧乳腺 X 射线摄影 CC 位、MLO 位示左乳外上象限不规则肿块（箭），边缘模糊，密度增高且不均匀，未见恶性钙化，周围腺体结构紊乱、纠集，乳腺小梁增粗，血管影增多、增粗，乳晕区皮肤增厚，乳头稍内陷。

为 63 岁；混合型则多见于绝经前女性 / 年轻女性。临床上 50% 患者可扪及肿块，肿块触诊界清、质韧，肿块增大时可能与皮肤和胸壁粘连固定，疼痛及乳头溢液不常见，部分患者也可能无症状。黏液腺癌发病率较低（1%～4%），恶性程度较低，预后较好，临床上病程较长，生长缓慢、复发率低。

黏液腺癌又称胶样癌，是一种特殊类型的浸润性癌，起源于乳腺导管上皮，病理上以产生大量细胞外黏液为主要特征。大量细胞外黏液中漂浮簇状增生的癌细胞，组成细胞簇的细胞小且一致，多为低至中等核级，腺体和导管形成不常见。90%ER（+）；50%～68%PR（+）；HER-2（+）≤5%。根据细胞含量多少，可分为少细胞型和富细胞型黏液腺癌，根据所含癌细胞的病理类型，可分为单纯型黏液腺癌（PMBC）和混合型黏液腺癌（MMBC）。6% 的单纯型黏液腺癌会发生腋窝淋巴结转移，混合型黏液腺癌的腋窝淋巴结转移概率为 30%～40%。75% 的黏液腺癌病例可合并有导管原位癌（DCIS），其常见于黏液腺癌病灶周围。

黏液腺癌形态多表现为圆形、卵圆形或分叶状及不规则形，PMBC 边缘清楚、光滑；MMBC 边缘多表现为不清晰，T_2WI 上 PMBC 多为均匀高信号（病理学基础：含有黏液成分）；MMBC 呈不均匀等高信号。DWI 呈明显高信号，ADC 值较高，ADC 值在 $[(2.02\pm0.31)\sim(2.41\pm0.28)]\times10^{-3}mm^2/s$，高于纤维腺瘤。增强扫描早期以边缘环形强化为特征（肿瘤细胞多位于边缘），延迟期呈向心性强化，强化欠均匀，TIC 以渐增型多见、少数可呈平台型（图 4-1-29）。

需要和纤维腺瘤伴黏液变性鉴别。纤维腺瘤伴黏液变性好发于 30～40 岁育龄期女性，边缘清楚光整，肿块内部大多可见低信号分隔，动态增强扫描早期中心不均匀强化、离心性强化，边缘强化少见，延迟期均匀强化。

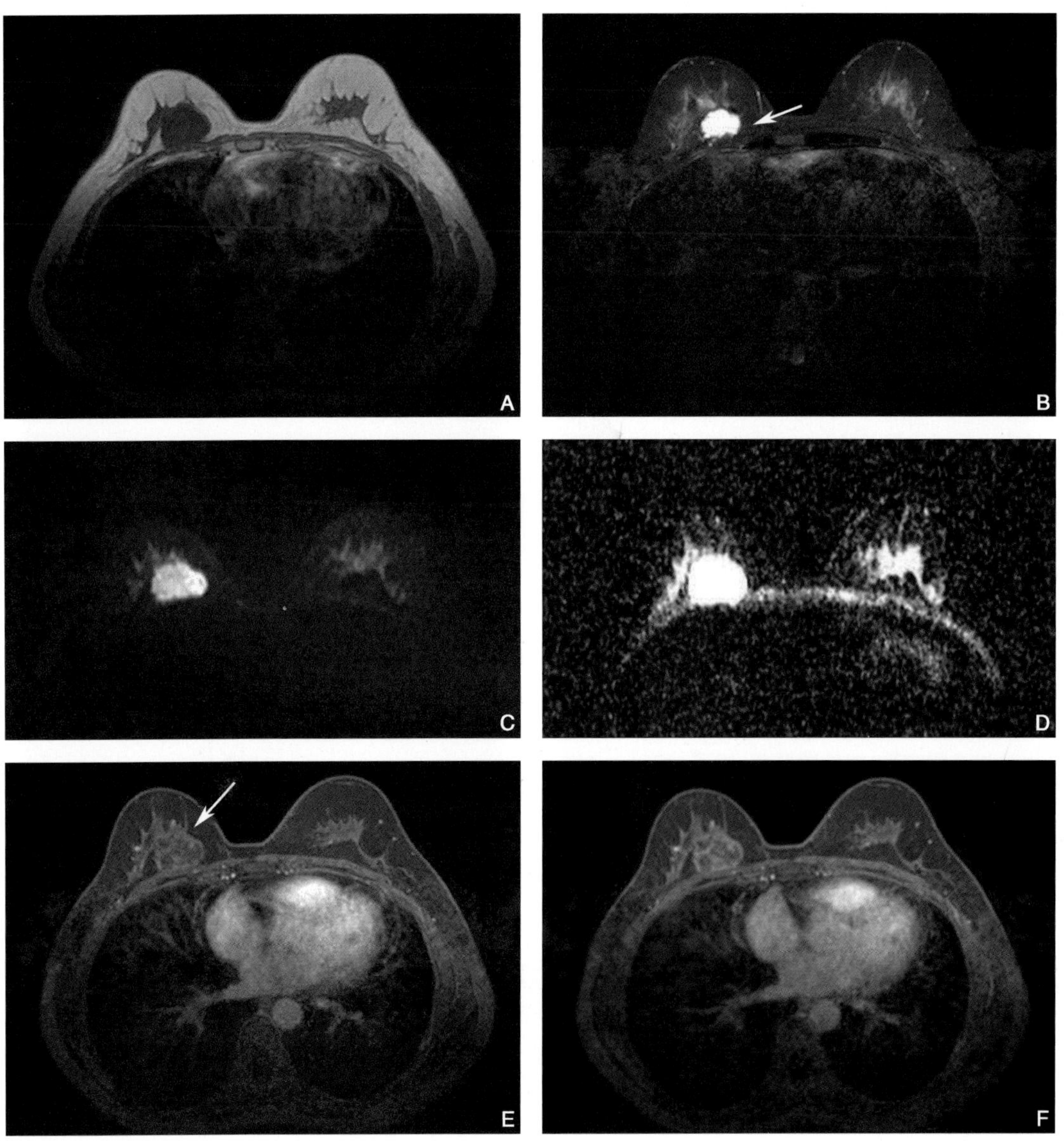

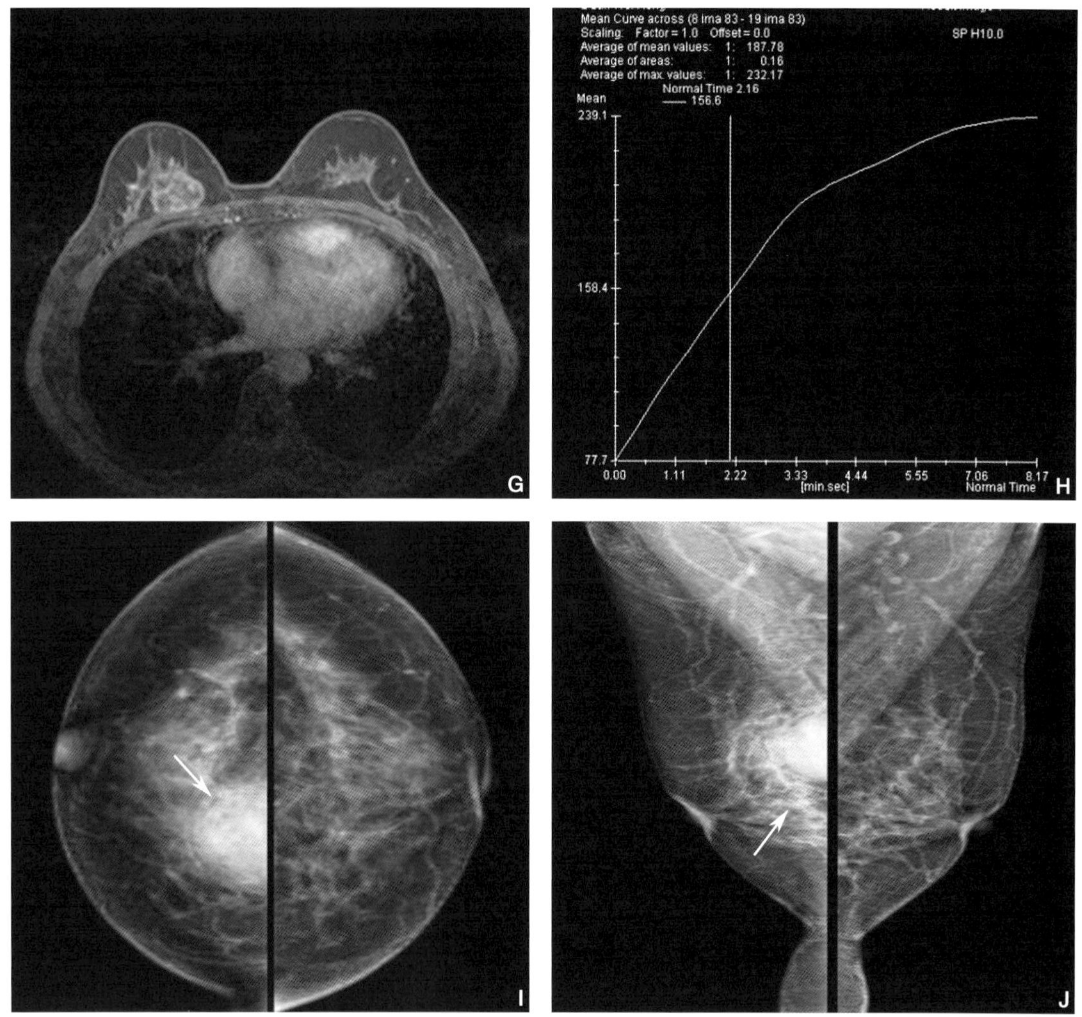

图 4-1-29 黏液腺癌

患者，女性，49 岁，发现右乳肿块 20 余年，近 1 个月增大。A. 平扫 T_1WI 示右乳内上象限后带卵圆形囊性肿块，低信号，边缘清楚；B. 平扫 T_2WI 极高信号（箭）；C. DWI 呈极高信号；D. ADC 值约 $2.2\times10^{-3}mm^2/s$；E. T_1WI 脂肪抑制动态增强第 1 期示病灶边缘环形强化（箭）；F. T_1WI 脂肪抑制动态增强第 2 期示壁强化程度增高，内部絮状强化影，病灶紧贴胸大肌；G. T_1WI 脂肪抑制动态增强第 5 期示强化逐渐向中心填充，壁强化程度及腔内范围逐渐增加；H. TIC 呈中等速流入 - 流入型；I、J. 双侧乳腺 X 射线摄影 CC 位、MLO 位示右乳内上象限卵圆形肿块（箭），显示部分边缘清楚，密度增高且不均匀，未见恶性钙化，周围腺体结构紊乱，乳腺小梁增粗，血管影增多、增粗。

（4）乳腺化生性癌：乳腺化生性癌（MCB）是一种罕见的乳腺恶性肿瘤，占所有乳腺癌的 1%～5%。病理学上包括上皮和间叶来源的不同组织学成分。好发生于 50 岁以上女性。临床表现为快速生长的可触及的肿块，质硬，界欠清。乳腺化生性癌与更常见的乳腺癌相比肿瘤更大、生长速度更快。MCB 通常具有更高的增殖指数和更低分化的侵袭性行为。淋巴结受累的概率低于最常见的乳腺癌，尤其是病变相对较大时。血源性扩散比淋巴扩散更为频繁，反映出更多的肉瘤样行为，肺和骨是最常见的转移部位。鳞癌是化生性癌最常见的一种类型，其 ER、PR 及 Her 受体状态多为阴性，常规化疗对其没有影响，以快速生长为特征，发现时通常较大，约 30% 的 MSCC 患者的肿瘤直径大于 5cm。

乳腺化生性癌的 MRI 成像表现为圆形或卵圆形肿块，边缘相对光滑（或偶尔出现毛刺），T_1WI 呈等或低信号，在 T_2WI 图像上显示高信号或高低/等信号混杂，T_2 高信号与病理检查中的坏死和囊变相关，部分也与黏液样基质、瘤内出血或疏松水肿基质相关。出于同样的原因，增强模式通常是不均质的或呈环形强化，TIC 多呈流出型或平台型，但少数也可显示为渐增型曲线（图 4-1-30）。

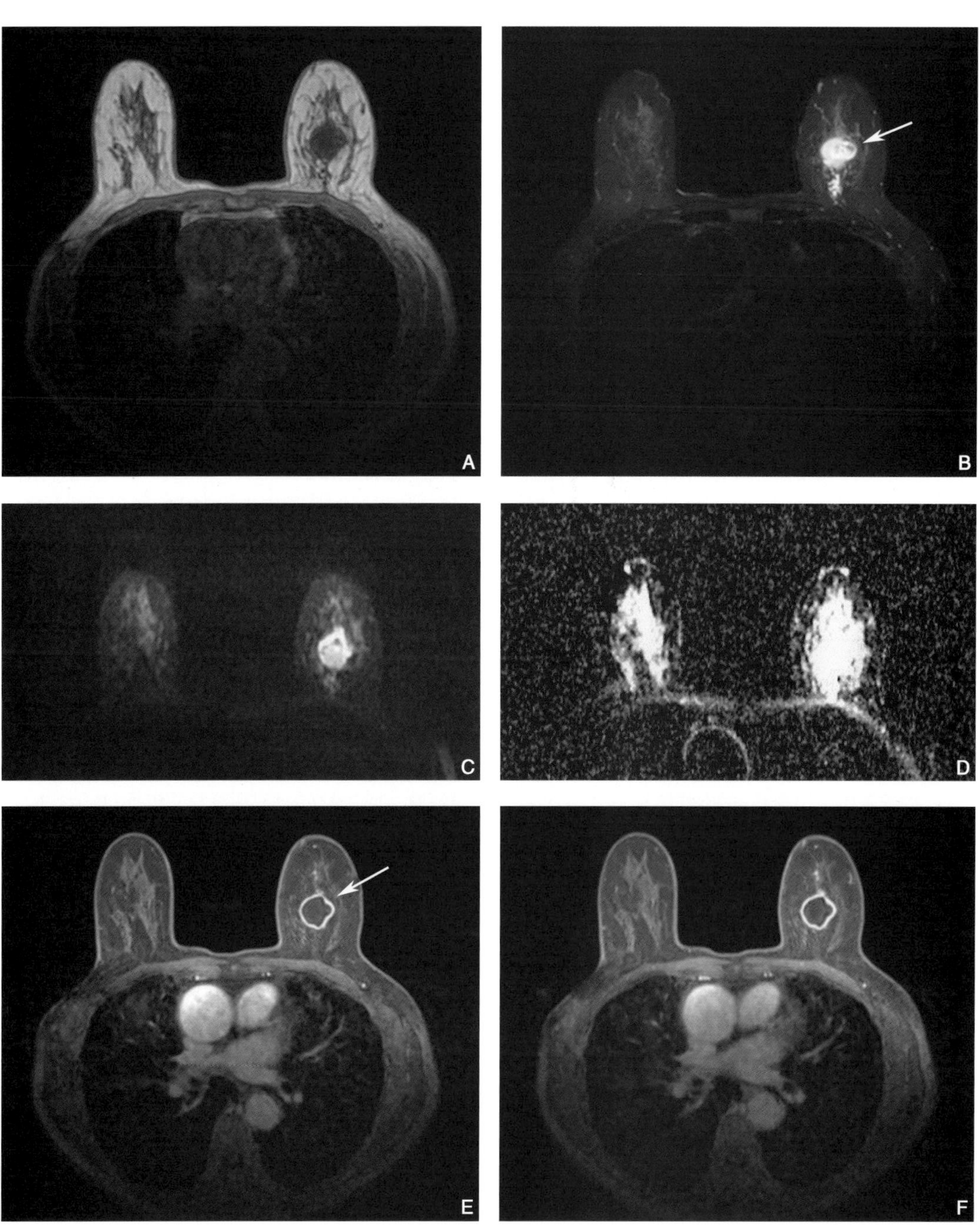

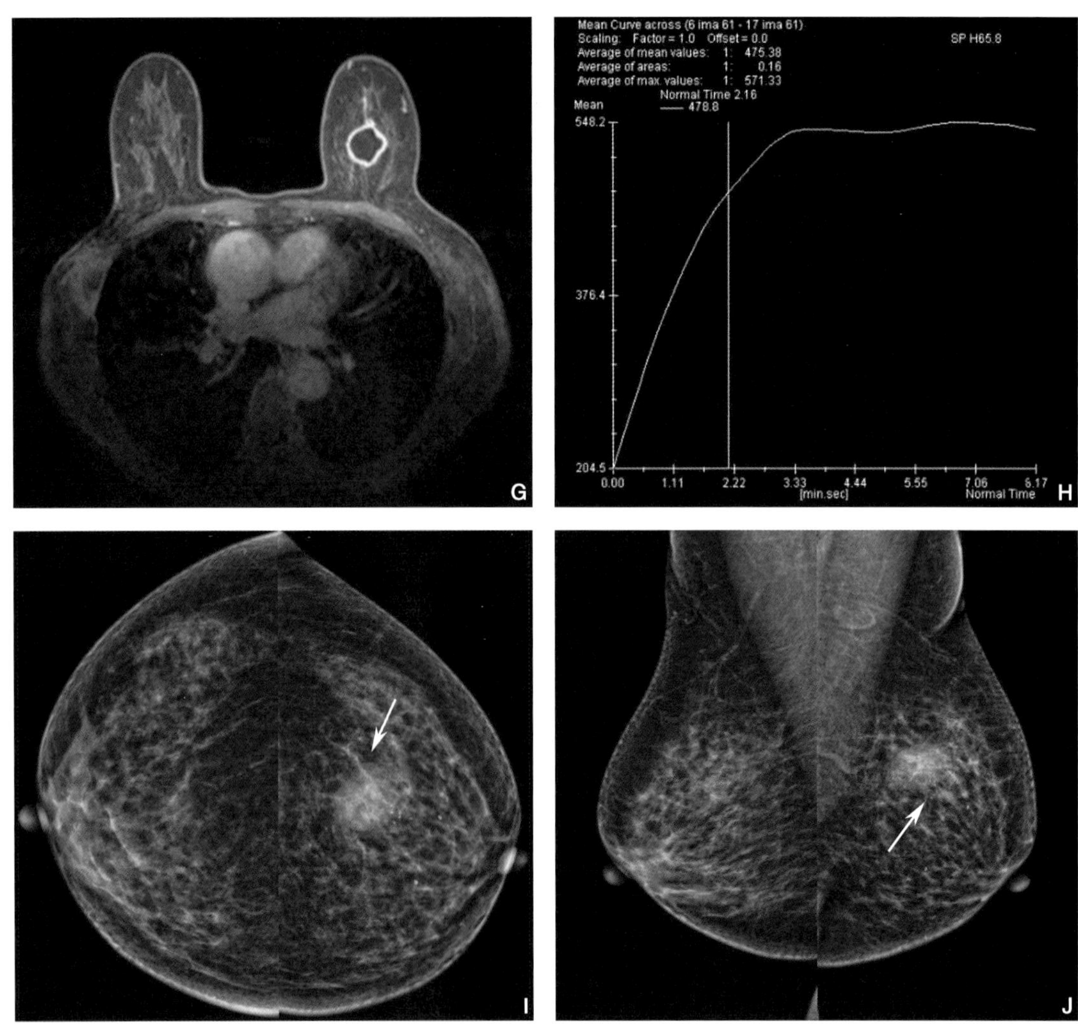

图 4-1-30 乳腺化生性癌

患者，女性，68 岁。A. 平扫 T_1WI 示左乳上份卵圆形肿块，低信号，信号不均；B. 平扫 T_2WI 高信号（箭），信号不均，周围腺体结构紊乱，后方腺体水肿；C. DWI 呈高信号；D. ADC 呈高信号，边缘信号较低；E～G. T_1WI 脂肪抑制动态增强示病灶环形强化（箭）；H. TIC 呈快速流入 - 平台型；I、J. 双侧乳腺 X 射线摄影 CC 位、MLO 位示左乳上份卵圆形肿块（箭），后缘清楚，前缘稍模糊毛糙，密度增高且不均匀，其内及周围见粗糙不均质及细线分枝状钙化，血管影增多、增粗。

（五）环形强化肿块表现的影像诊断思路

环形强化肿块表现的影像诊断思路见图 4-1-31。

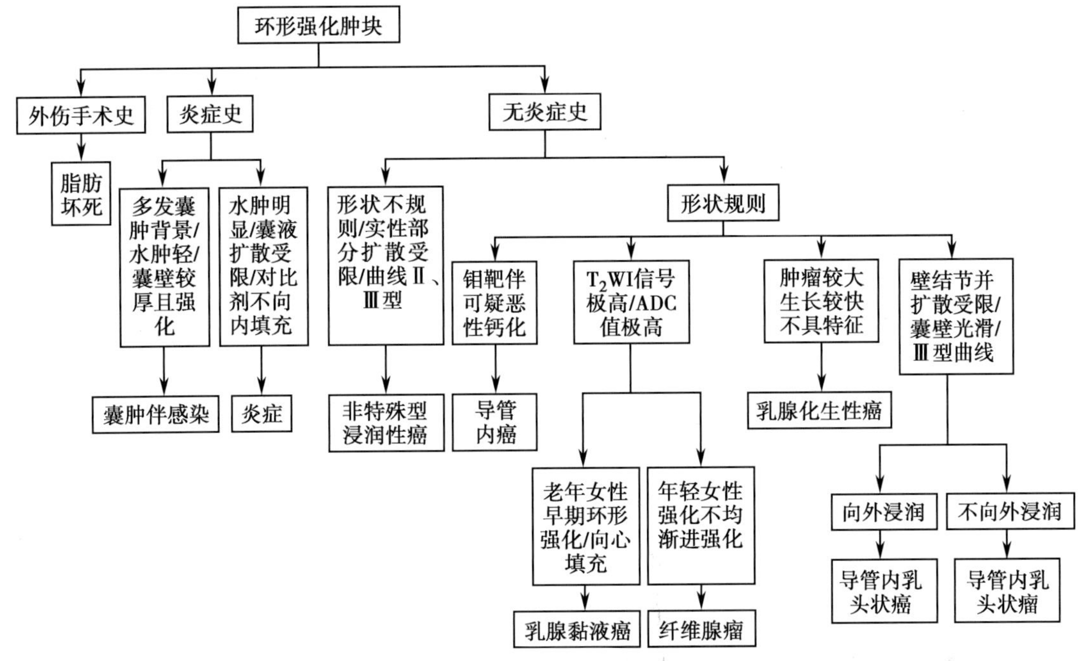

图 4-1-31　环形强化肿块的影像诊断思路

第二节　非肿块强化

一、局灶强化表现病变诊断思路

（一）术语描述

强化占据的空间小于1/4象限，且其异常强化区域内夹杂有脂肪或正常腺体组织。

局灶分布病灶的阳性预测值（positive predictive value，PPV）范围为15%～35.96%，多表现为良性病变如腺病，脂肪坏死。但局灶性分布的良恶性病变MRI表现并无特异性，如伴有可疑、恶性钙化时，诊断恶性的概率增大。

（二）表现为局灶强化的疾病分类

1. **良性局灶强化疾病**　腺病、导管内乳头状瘤、乳腺炎（细菌性、非特异性）。

2. **恶性局灶强化疾病**　导管原位癌、小叶原位癌、浸润性导管癌、浸润性小叶癌。

（三）局灶强化的影像分析

1. **良性局灶强化**

（1）乳腺腺病：乳腺腺病是乳腺增生性疾病的一种常见病理类型，多与女性的内分泌失调有关，是起源于终末导管-小叶单位的乳腺上皮和纤维组织良性增生性病变。多见于20～40岁的女性，临床上症状常表现为乳房月经周期相关的乳房疼痛、乳房肿块等。

MRI表现多样，可能与其分期及各期间的转归有关。多数文献将乳腺腺病分为3期：早期为小叶增生型，中期为纤维腺病型，晚期为硬化性腺病型。早期小叶内导管或腺泡增生，数量增多，但小叶内间质增生较轻，此期MRI表现多较典型，此期腺病的MRI多表现为区域性、弥漫性、对称性或局灶的非肿块强化，强化方式可表现为均匀或不均匀强化，时间-信号强度曲线多呈流入型或平台型（图4-2-1）。病灶常表现早期肿块中心显著强化，随

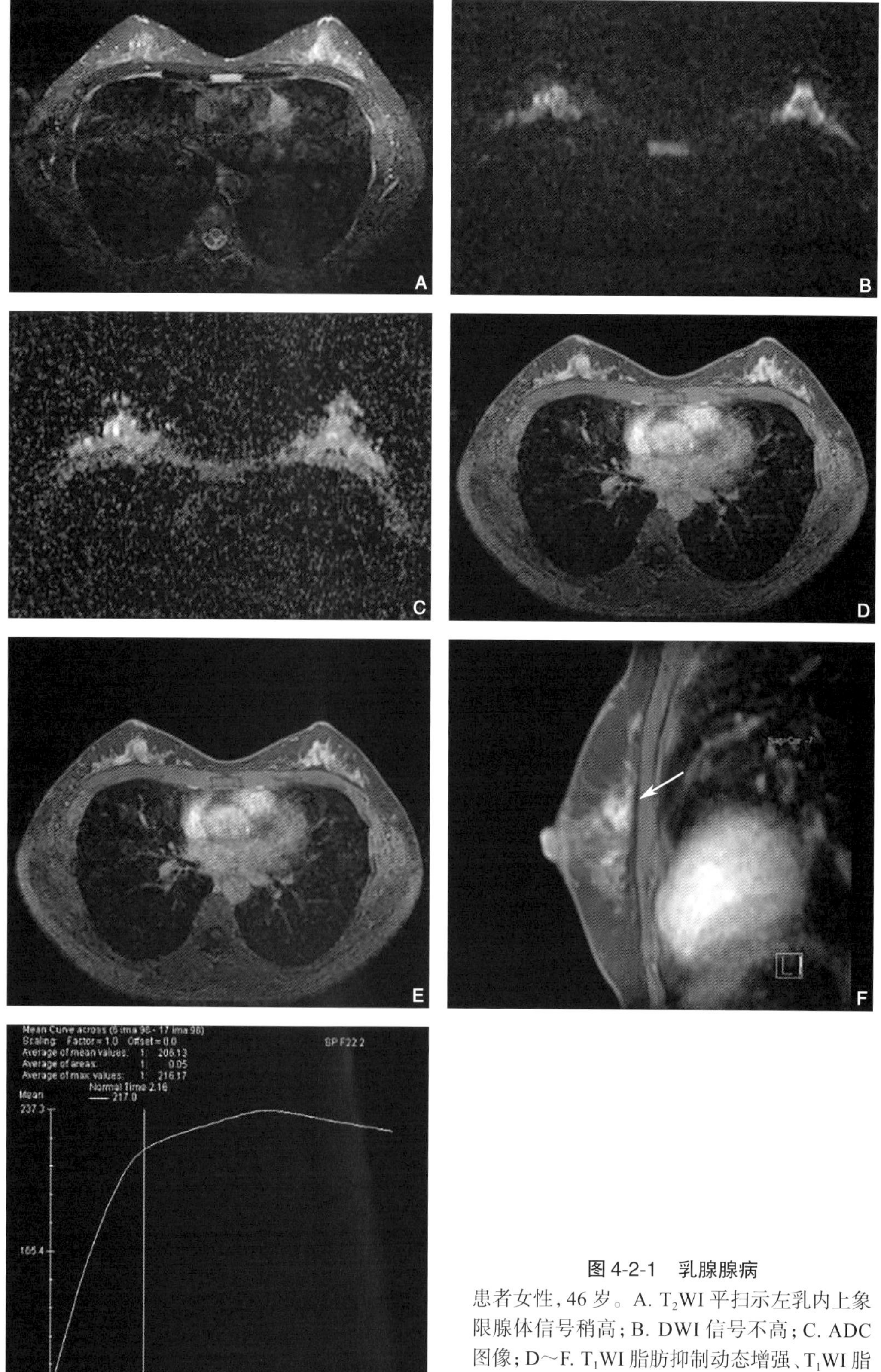

图 4-2-1　乳腺腺病

患者女性，46 岁。A. T_2WI 平扫示左乳内上象限腺体信号稍高；B. DWI 信号不高；C. ADC 图像；D～F. T_1WI 脂肪抑制动态增强、T_1WI 脂肪抑制增强矢状位示左乳内上象限见局灶强化（箭）；G. TIC 呈快速流入-平台型。

后逐渐向周围强化。

（2）导管内乳头状瘤：导管内乳头状瘤是乳腺较为常见的良性肿瘤，占乳腺全部良性病变的5.3%，以乳头溢液、伴或不伴肿块为主要症状。其组织学定义是被覆于纤维血管的上皮细胞和肌上皮细胞增生，在导管腔内形成树枝状结构。尽管病理组织学特点鲜明，但由于影像学表现较为多样化，其诊断难度较大。

乳头溢液是导管内乳头状瘤重要的临床表现。而导管内乳头状瘤又是导致病理性乳头溢液的最常见原因，约57%的病理性乳头溢液与之有关。当影像学表现导管内乳头状瘤典型MRI表现时，即扩张导管伴导管内小结节，术前诊断并不困难。但是导管内乳头状瘤的MRI表现多样，除了我们熟知的扩张导管伴导管内小结节表现外，还可以表现为实性结节/肿块、囊实性肿块、非肿块强化、隐匿型。其中，非肿块强化是导管内乳头状瘤并不少见的一种MRI表现。增强扫描早期强化迅速、以均匀/不均匀强化为主，它与同样表现为非肿块强化的导管原位癌鉴别点在于强化形态上具有差异，导管原位癌以线样及段样强化为主，而导管内乳头状瘤以乳头后局灶强化为主。

（3）乳腺炎性病变：乳腺炎性病变是一种常见的良性乳腺病变，根据发生时期分为哺乳期乳腺炎和非哺乳期乳腺炎。根据炎症时间长短分为急性乳腺炎、慢性乳腺炎和乳腺脓肿。哺乳期乳腺炎常常急性起病，以炎症症状就诊，由于有明显的临床症状和体征，临床比较容易诊断和鉴别。非哺乳期乳腺炎包括慢性乳腺炎、肉芽肿性乳腺炎、浆细胞性乳腺炎等，以慢性起病为主，病因不明确，临床表现不典型，可有疼痛或无痛性包块等，其临床症状和体征与乳腺癌相似，并且单一的影像学检查表现缺乏特异性，因此临床和影像学均容易误诊为乳腺癌。

非哺乳期乳腺炎年龄在30～40岁多见，常发生于单侧乳腺，少数累及双侧。MRI可表现为肿块强化和非肿块强化，有研究表明表现为肿块强化（65.1%）者高于非肿块强化（34.9%）。表现为非肿块强化的乳腺炎性病变在MR增强扫描常呈段样强化，部分呈区域和多区域强化，少部分呈局灶强化。非肿块强化表现时，内部强化可以均匀或不均匀，以成簇环状强化为主，簇环直径较大，DWI值较高，ADC值较低。TIC以平台型和流出型为主，也可伴同侧腋窝淋巴结肿大。

2. **恶性局灶强化** 非肿块强化的恶性病变常见于导管原位癌、浸润性导管癌、小叶原位癌、浸润性小叶癌等，其中由于导管原位癌的癌细胞局限在乳腺导管内，而未突破导管基底膜，从而未浸润周围间质，所以不易形成肿块，常常表现为非肿块病变。局灶性分布在良恶性非肿块病变之间无明显差异，在良恶性病变中均存在。

（1）导管原位癌：导管原位癌（ductal carcinoma in situ，DCIS）又称导管内癌，是乳腺导管内皮细胞异常增生，有轻度至重度的细胞异形性，但未侵犯基底膜，属非浸润性癌。多发生于终末导管小叶单位，通常起源于一个导管束，既可位于近乳头的大导管内，也可位于远离乳头的小导管内，大多可沿导管播散，但很少侵犯局部脉管系统和淋巴道。

DCIS临床表现多不典型，可表现为乳头溢液或触及肿块，临床上约有85% DCIS患者不能触及肿块。在动态增强MRI中，DCIS比浸润性癌更易表现为非肿块强化，其中段样分布是其特征性表现（图4-2-2）。有研究结果显示，以段样强化为主的DCIS约为41.6%，而表现为局灶性强化的DCIS仅为12.8%。因局灶分布在良、恶性非肿块病变之间表现并无明显差异，往往诊断较为困难。当表现为成簇环状强化、扩散受限、流出型曲线等恶性征象时，诊断较为容易。

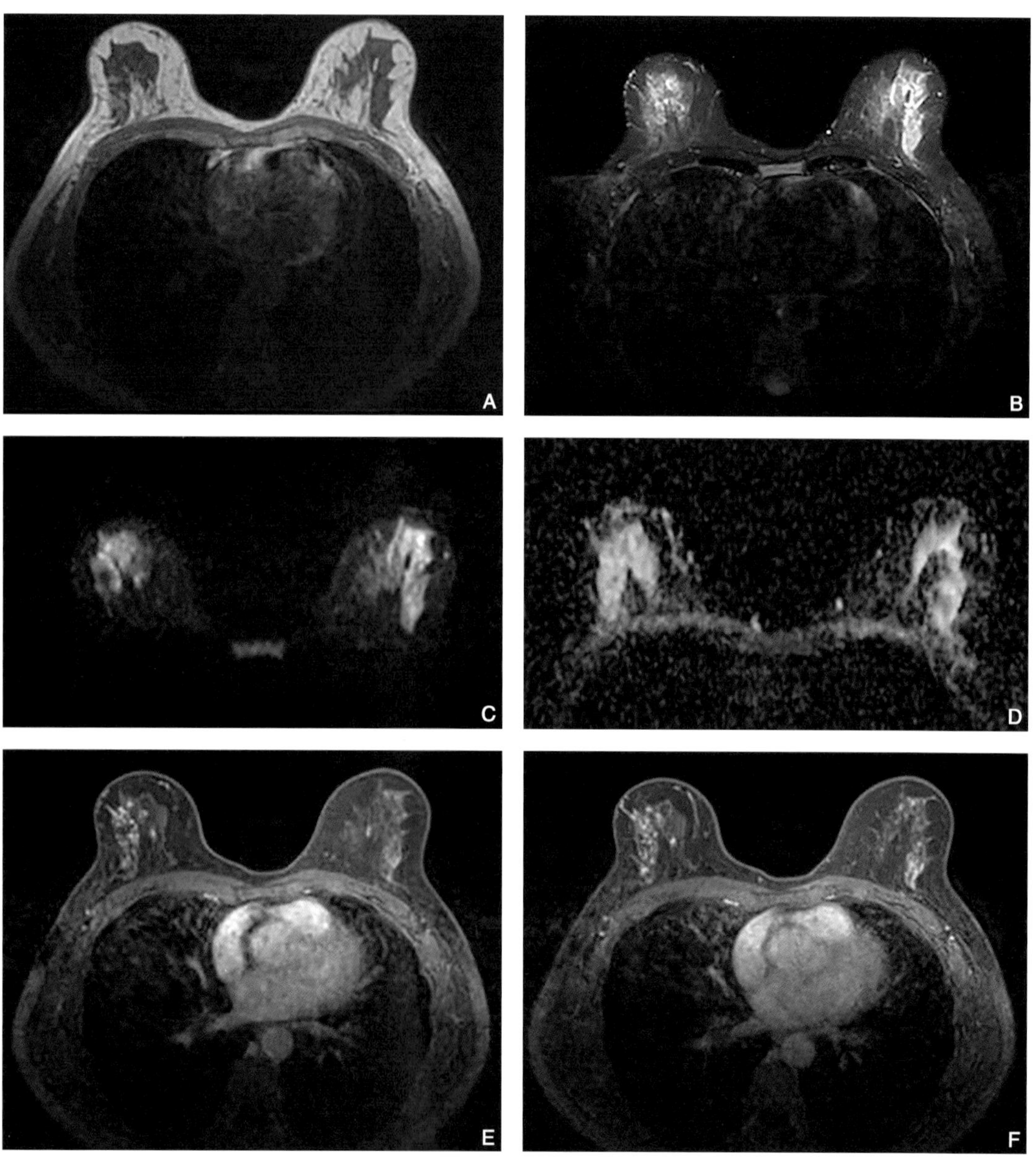
A
B
C
D
E
F

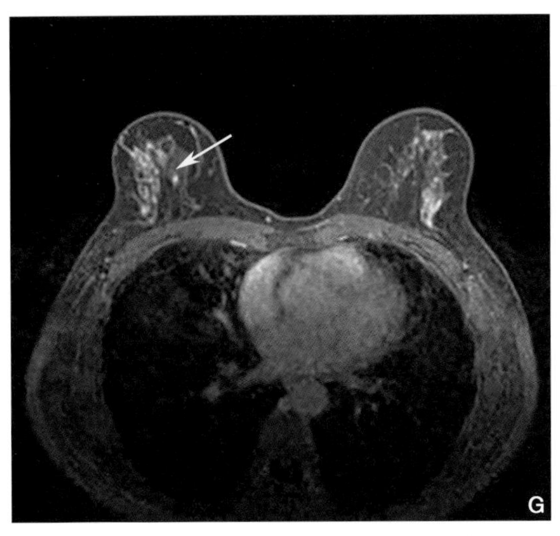

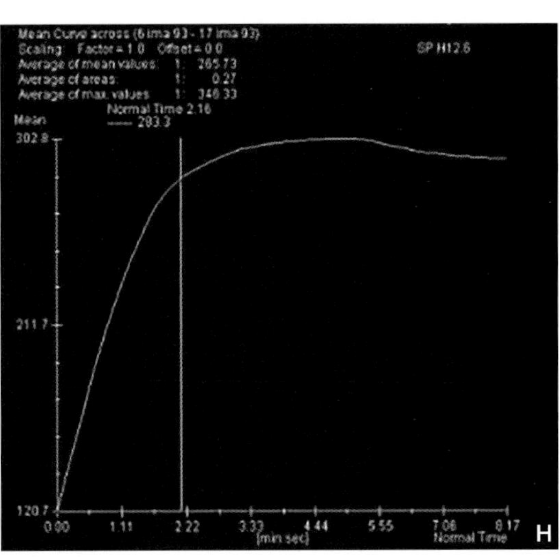

图 4-2-2　导管原位癌

患者，女性，54 岁。A、B. T_1WI 平扫、T_2WI 平扫示右乳外上象限 T_1WI 等信号，T_2WI 等信号病灶；C、D. DWI 呈等信号，ADC 值约 $1.04 \times 10^{-3}mm^2/s$；E～G. T_1WI 脂肪抑制动态增强示右乳外上象限见非肿块强化病灶，呈局灶分布，其内见多发点状、结节状、集簇状强化（箭）；H. TIC 呈快速流入 - 平台型。

（2）浸润性导管癌：浸润性导管癌是浸润性乳腺癌分类中最大的一组异型肿瘤。好发于绝经期女性，发病高峰年龄为 40～55 岁。

因浸润性导管癌与 DCIS 两者内部结构差异，故在病灶形态、病灶边缘及内部强化特征等 MRI 表现上具有显著差异。DCIS 的癌细胞局限于乳腺导管内，腺体间质在受到肿瘤刺激后会明显增多，但无癌细胞生长，故 MRI 表现多以线样、成簇环状为主。而浸润性导管癌的癌细胞广泛浸润侵袭，细胞增殖较快，且具有丰富微小血管，瘤体中心常出现出血、坏死等，故造成信号不均匀。局灶强化表现在良、恶性病变中均存在。诊断局灶强化表现的病变时，要根据患者的发病年龄、病灶的形态特征、内部强化特征、DWI、TIC 综合分析。当强化表现为成簇环状强化时，与恶性病变呈显著相关（图 4-2-3）。此外，平台型曲线和扩散受限也与恶性存在相关性。

（3）浸润性小叶癌：乳腺浸润性小叶癌是乳腺癌的第二大病理类型，与占首位的浸润性导管癌相比，有其独特的病理、临床及生物学特征。乳腺浸润性小叶癌肿瘤细胞常由非聚

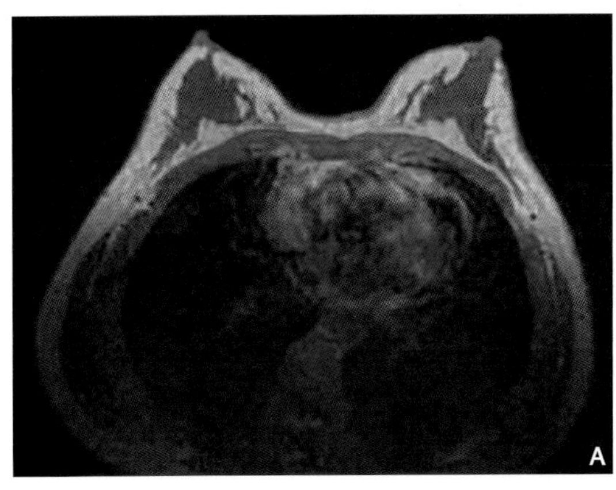

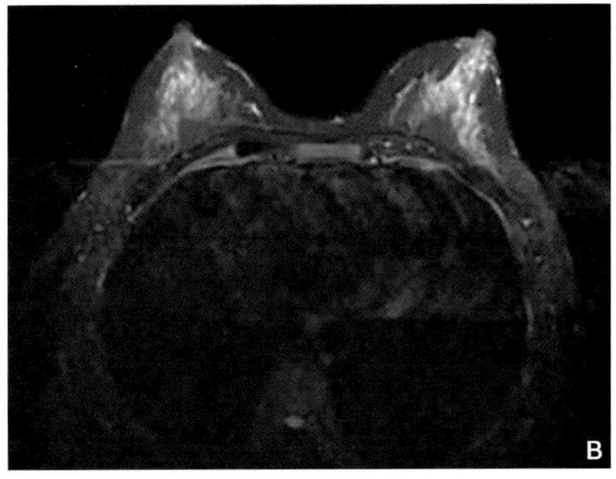

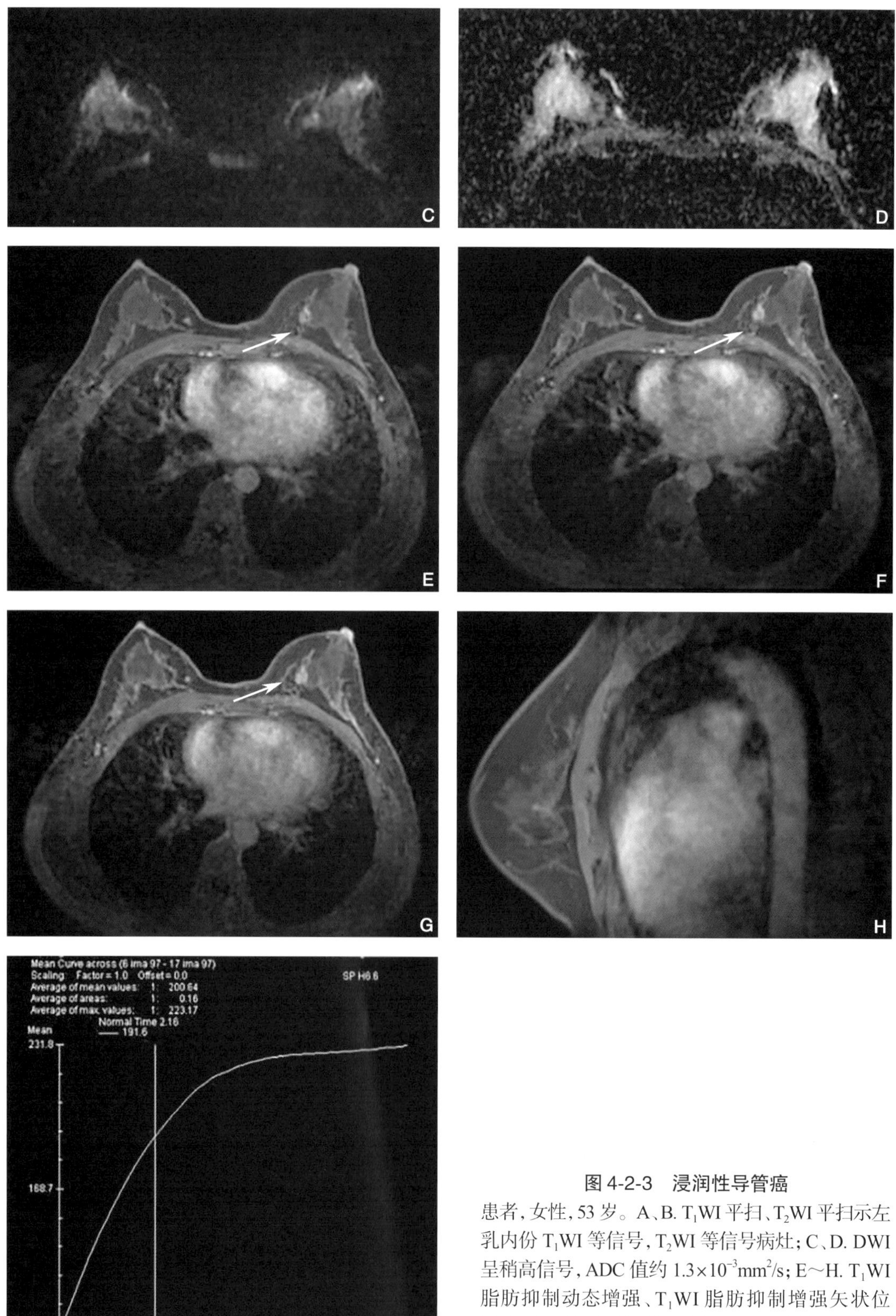

图 4-2-3　浸润性导管癌

患者，女性，53 岁。A、B. T_1WI 平扫、T_2WI 平扫示左乳内份 T_1WI 等信号，T_2WI 等信号病灶；C、D. DWI 呈稍高信号，ADC 值约 $1.3\times10^{-3}mm^2/s$；E～H. T_1WI 脂肪抑制动态增强、T_1WI 脂肪抑制增强矢状位示左乳内份见局灶强化（箭），边缘毛糙，强化不均；I. TIC 呈快速流入 - 平台型。

集的成团细胞相互组成，呈单行线状排列或细长条梭状结构，通常不会破坏解剖结构或引起实质性的结缔组织反应。因此乳腺浸润性小叶癌在早期临床症状不明显，导致发病年龄较晚、肿瘤直径更大。

乳腺浸润性小叶癌 MRI 表现以肿块强化为主，概率为 31%～95%。以非肿块强化为主时，若病灶较小，则呈局灶性分布；若病灶较大，则呈区域性甚至弥漫性分布（图 4-2-4）。段样分布较少，可能因肿瘤起源于小叶上皮，进而累及相同或不同导管系统的腺泡，很少沿导管及其分支蔓延。不管是肿块强化还是非肿块强化，乳腺浸润性小叶癌多灶性发病特征均较明显。相较于浸润性导管癌，浸润性小叶癌的 ADC 值偏高，强化达峰值时间较晚。

（四）局灶强化表现的影像诊断思路

局灶强化表现的影像诊断思路见图 4-2-5。

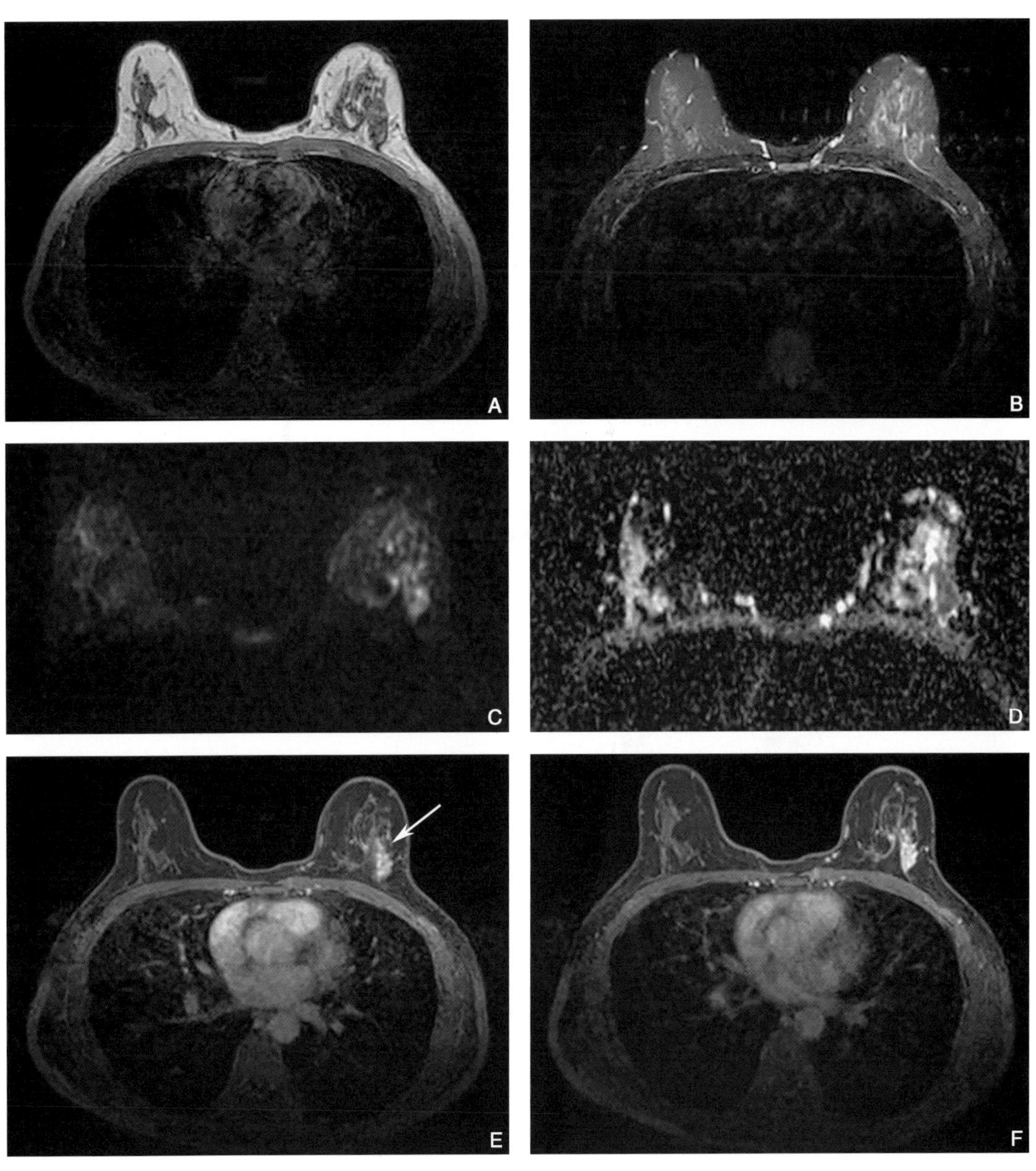

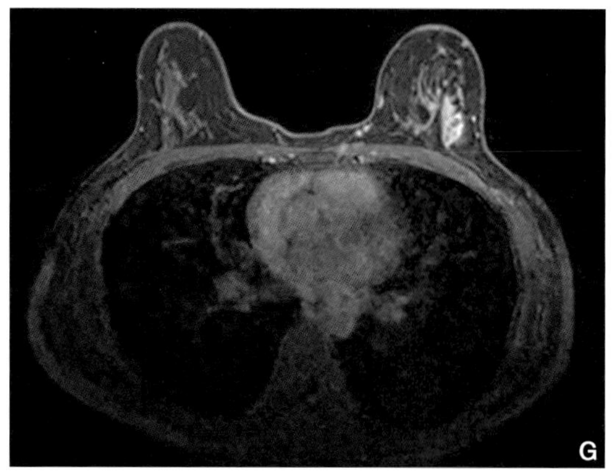

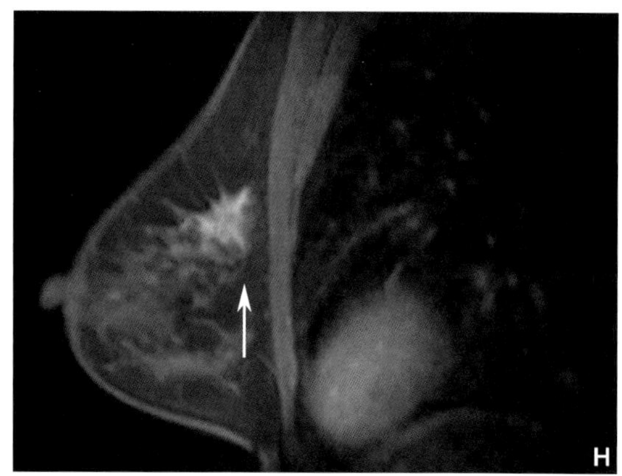

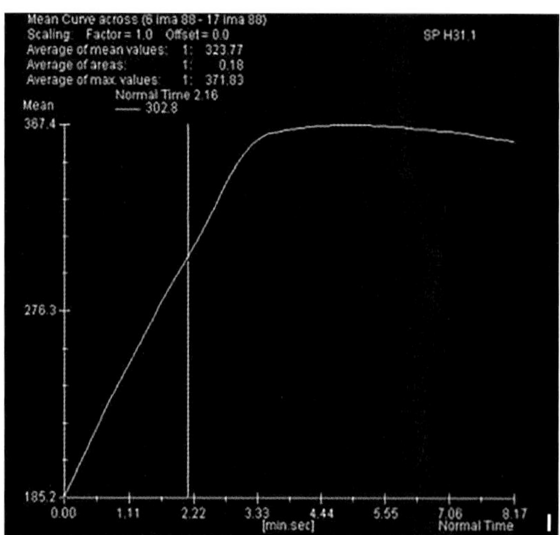

图 4-2-4　浸润性小叶癌

患者，女性，58 岁。A、B. T_1WI 平扫、T_2WI 平扫示左乳外上象限 T_1WI 等信号，T_2WI 等信号病灶，边缘不规则；C、D. DWI 呈高信号，ADC 值约 $0.903\times10^{-3}mm^2/s$；E～H. T_1WI 脂肪抑制动态增强、T_1WI 脂肪抑制强矢状位示左乳外上象限见局灶强化（箭），内部强化不均匀；I. TIC 呈快速流入 - 平台型。

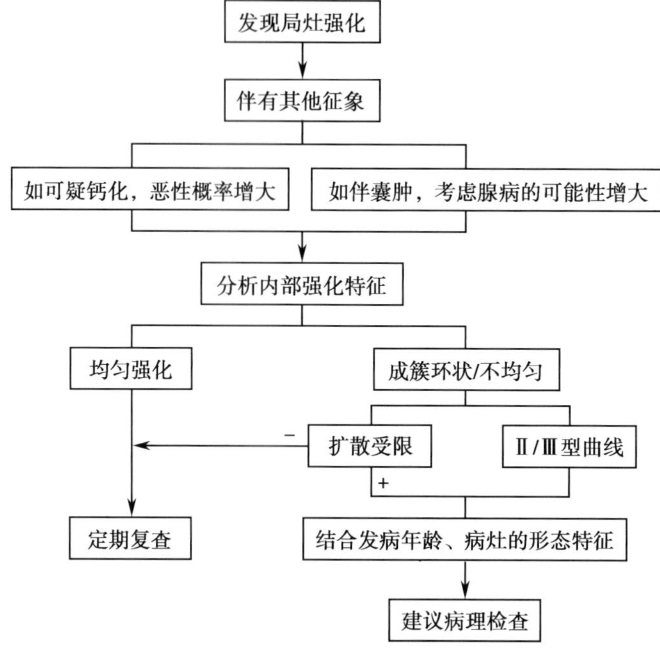

图 4-2-5　局灶强化的影像诊断思路

（五）局灶强化表现的诊断分析要点

局灶强化是乳腺MRI检查中非肿块强化的一种常见的分布方式，良、恶性病变均可表现为此种方式的分布强化。多表现为良性病变，如腺病、导管内乳头状瘤。当MRI检查发现局灶强化时，需结合MRI检查的多参数成像来进行综合分析，若发现呈集簇环状或不同程度的内部强化，应警惕恶性病变。如果多发，尤其是双侧对称分布，更倾向良性病变。

二、线样强化表现病变诊断思路

（一）术语描述

沿分支或不分支的线样强化（不一定是直线）排列，提示强化位于导管内或导管周围，恶性可疑升高。线样强化占经活检的MRI检测病变的21%，阳性预测值为26%。

（二）表现为线样强化的疾病分类

1. **良性线样强化病变**　乳腺纤维囊性改变、乳腺炎性病变、导管内乳头状瘤、高危病变等。

2. **恶性线样强化病变**　导管原位癌、浸润性导管癌。

（三）线样强化的影像分析

1. **良性病变**

（1）乳腺纤维囊性改变：乳腺纤维囊性改变（fibrocystic change of the breast）是常见的良性的疾病，以腺病、纤维化和囊肿形成为特征的乳腺病变。这些变化被认为与激素水平的波动有关，并且由于雌激素水平较高，主要发生在绝经前妇女身上。某些导致激素失衡的疾病，如多囊卵巢综合征，也与乳腺纤维囊性改变风险增加有关。乳腺纤维囊性改变可发生在绝经后接受激素替代治疗的妇女中，但在其他方面极为罕见。估计女性的终生患病率高达70%～90%。它们包括几种临床表现，包括乳房疼痛、实性肿块、多发性囊肿和弥漫性结节。乳腺纤维囊性改变通常出现在外上象限的终末导管小叶单位。其组织学特征为纤维化伴透明基质和大小不等的囊肿伴微钙化、腺病（图4-2-6）和上皮增生（图4-2-7）。它们被认为是常见的良性变化，并不意味着病理性疾病，而是代表了乳腺组织对女性一生中激素水平波动的反应。

乳腺纤维囊性改变影像学表现通常非特异性，在乳腺X射线摄影中可能与其他病变类似，如结节性增厚、微钙化或囊肿。乳腺纤维囊性改变具有与纤维腺瘤相似的特征，但通常缺乏相同的边界。由于乳房组织密度可能会降低乳腺X射线摄影的灵敏度，因此超声是检测囊性病变最准确的方法。超声通常显示突出的纤维腺组织，没有明确的肿块以及明确的囊性结构。MRI是另一种用于检测乳腺纤维囊性改变的成像模式。然而，顶泌上皮化生可能表现为非肿块增强和动力学特征。另外乳腺纤维囊性改变在组织学上可分为非增殖性、无异型性的增殖性和有异型性的增生性。增殖性乳腺纤维囊性改变与常见的导管增生有关，发现极少数的乳腺纤维囊性改变具有异型性的增殖性，这一特征与乳腺癌症的发生有关，相对风险为4.24。此外，伴有非典型导管增生的乳腺纤维囊性改变可能会增加发生导管原位癌和浸润性导管癌的风险。如果乳腺纤维囊性改变发生在靠近恶性转化部位的地方，那么在乳腺癌症活检中也可偶然发现乳腺纤维囊性改变。因此乳腺纤维囊性改变的影像学表现与其所含成分、增殖状态及是否合并化生、导管增生或非典型导管增生相关。线样强化可出现在乳腺纤维囊性改变中，且术前往往容易误诊为恶性病变。

（2）导管周围乳腺炎：导管周围乳腺炎通常发生在绝经前女性，在乳头下方的导管发炎和感染时发生。临床上，患者可能会出现轻微的浆液性或血性乳头分泌物、乳头周围导

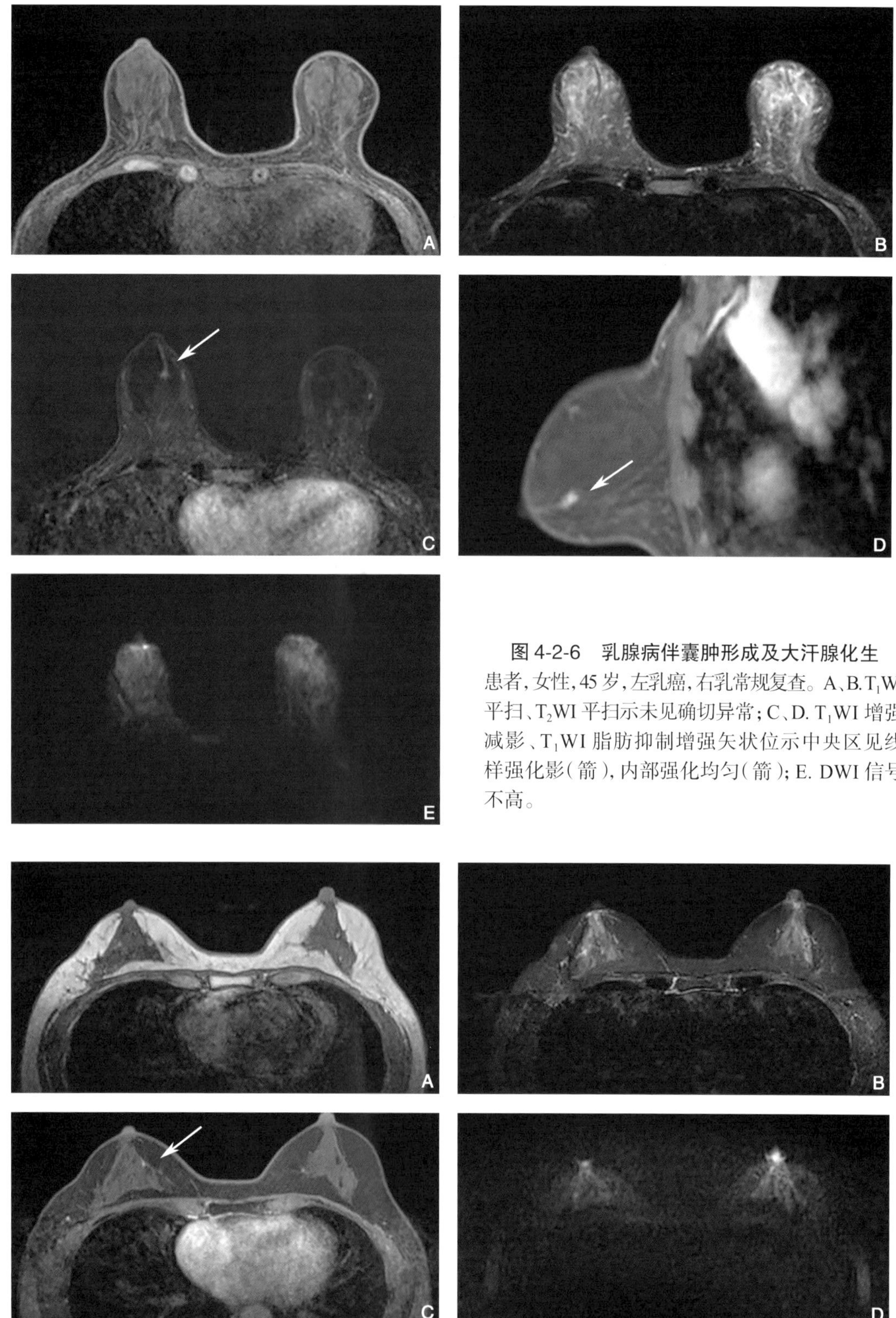

图 4-2-6　乳腺病伴囊肿形成及大汗腺化生

患者，女性，45 岁，左乳癌，右乳常规复查。A、B. T_1WI 平扫、T_2WI 平扫示未见确切异常；C、D. T_1WI 增强减影、T_1WI 脂肪抑制增强矢状位示中央区见线样强化影（箭），内部强化均匀（箭）；E. DWI 信号不高。

图 4-2-7　常规体检，多年复查病灶无变化

患者，女性，40 岁。A、B. T_1WI 平扫、T_2WI 平扫示未见确切异常；C. T_1WI 脂肪抑制增强示右乳内份线样强化（箭），内部均匀强化；D. DWI 信号不高。

管感染或乳头内陷。吸烟和乳腺内陷是发生导管周围炎的独立因素。在慢性炎症的情况下，导管壁增强并不罕见，因此也可表现为线样强化（图 4-2-8）。如果扩张导管附近有局灶强化，建议活检以排除邻近的恶性肿瘤。

（3）导管内乳头状瘤：导管内乳头状瘤（intraductal papilloma，IDP）是起源于乳腺导管系统内壁的真性良性肿瘤，是被覆于纤维血管的上皮细胞和肌上皮细胞的增生。病理类型可分为中央型和外周型乳头状瘤两种：中央型乳头状瘤起源于乳腺大导管上皮，位于乳腺中央区；外周型乳头状瘤起源于终末导管小叶单位并由此向大导管延伸。外周型较中央型更常伴发导管内上皮的增生或非典型增生、腺病和癌。临床上，他们可能是无症状的或表现为浆液性或多血的乳头分泌物。

IDP 的特征性 MRI 表现是实性结节伴不同程度和方式的导管扩张或导管段样或线样强化，内部强化不均匀（图 4-2-9），强化的病灶缺乏特征性。弥散加权成像及时间 - 信号强度

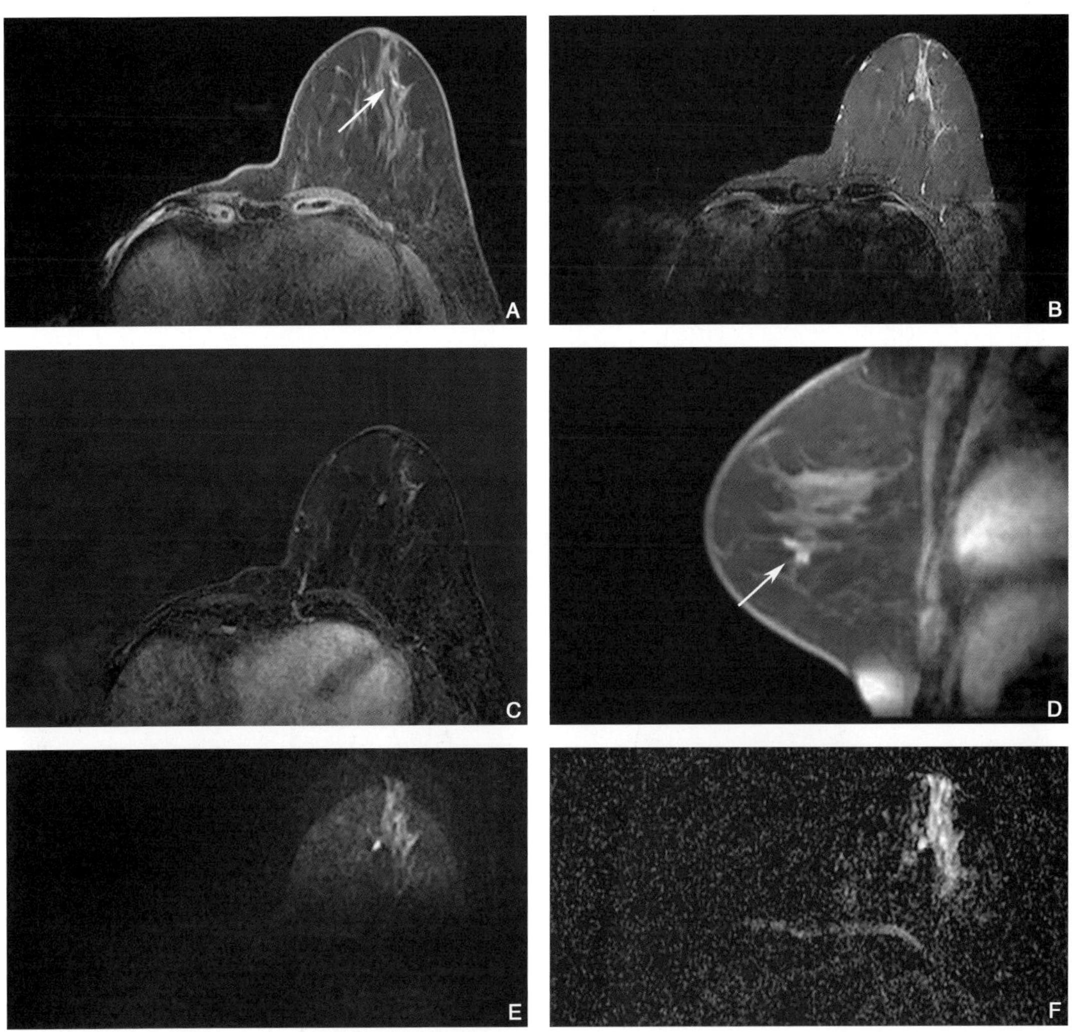

图 4-2-8　导管扩张，周围见炎性细胞浸润

患者，女性，52 岁，右乳癌，左乳头浆液性溢液 2 天。A、B. T_1WI 平扫脂肪抑制、T_2WI 平扫示左乳外下象限扩张导管，呈短 T_1 长 T_2 信号（箭）；C、D. T_1WI 增强减影、T_1WI 脂肪抑制增强矢状位示线样强化，边缘强化明显（箭）；E、F. DWI 信号不高，ADC 未见异常低信号。

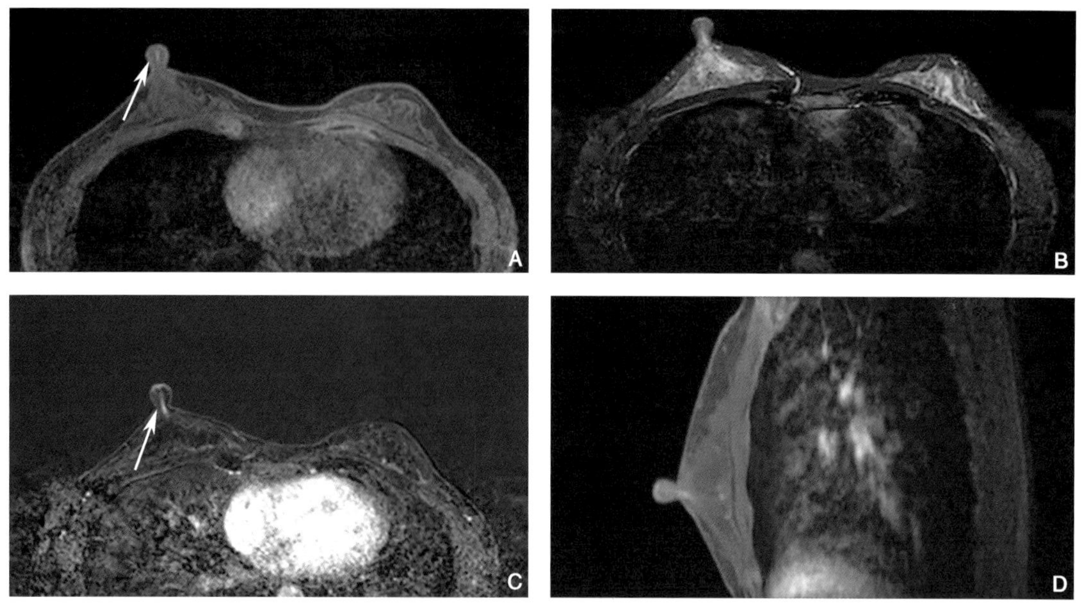

图 4-2-9　导管内乳头状瘤

患者，女性，41 岁，发现右乳头血性溢液 1 周。A、B. T_1WI 平扫脂肪抑制、T_2WI 平扫示右乳晕区扩张导管（箭），呈短 T_1 长 T_2 信号；C、D. T_1WI 增强减影、T_1WI 脂肪抑制增强矢状位示线样强化（箭），内部强化尚均。

曲线对诊断该病有重要价值，多表现为平台型或流出型曲线。

（4）高危病变：在线样强化病变中，19% 的病变表现为高风险，包括非典型导管增生（图 4-2-10）、小叶原位癌（lobular carcinoma in situ，LCIS）或两者兼有。非典型导管增生是沿导管生长的一种癌前病变，在影像上非典型导管增生的 MRI 表现与恶性肿瘤类似，二者

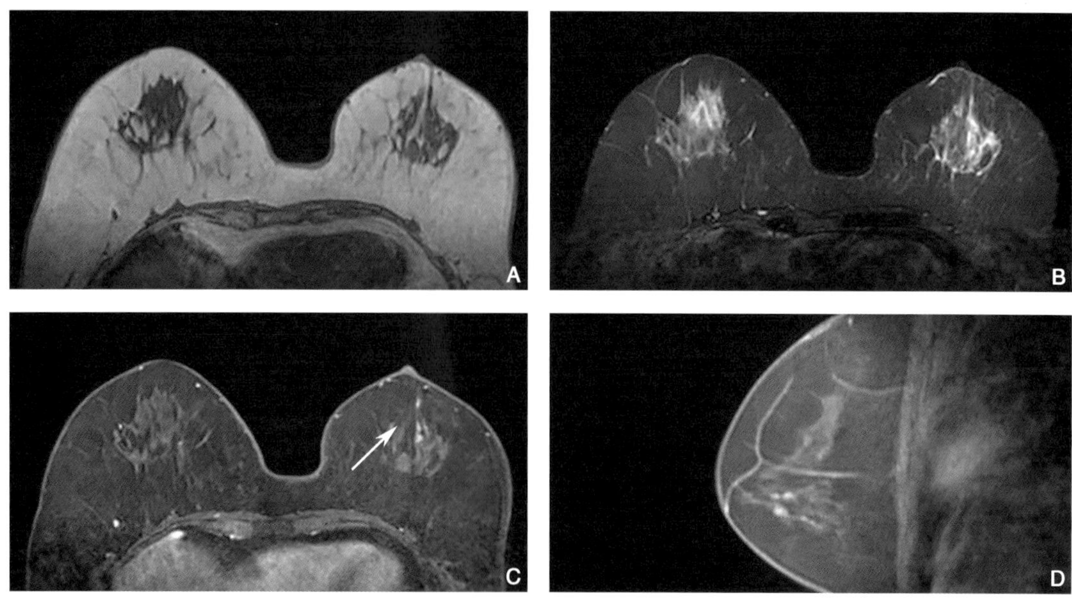

图 4-2-10　非典型导管增生

患者，女性，54 岁，超声检查发现左乳导管扩张。A、B. T_1WI 平扫、T_2WI 平扫未见确切异常；C、D. T_1WI 脂肪抑制增强、T_1WI 脂肪抑制增强矢状位示左乳外份线样强化（箭），内部强化欠均，呈集簇状。

术前难以区分，往往需要病检确诊。LCIS 是继发于任一乳腺的癌症的危险因素，其组织学特征是小叶内充满并扩张均匀的小圆细胞，LCIS 可能涉及导管，这可能是导致导管增强模式的原因。需要对患有 LCIS 的女性的 MR 成像结果和组织学进行进一步的研究。

2. **恶性病变**

（1）导管原位癌：导管原位癌（ductal carcinoma in situ，DCIS）表现为线样强化的恶性病变，大部分为导管原位癌或导管原位癌伴有浸润性癌。文献报道显示在 MRI 上表现为线样强化的病灶有 38%～60% 为导管原位癌。这种强化方式反映了 DCIS 的癌细胞局限于乳腺导管系统并沿导管蔓延生长的特征。DCIS 还有其他的影像表现方式，如段样和区域性非肿块强化，部分也可表现为肿块强化。

线样强化的导管原位癌平扫 T_1WI 等信号，T_2WI 等或稍高信号，不具特征性。内部强化呈不均匀或集簇状（图 4-2-11），DWI 及 ADC 值高于肿块型恶性病变，但低于正常腺体。

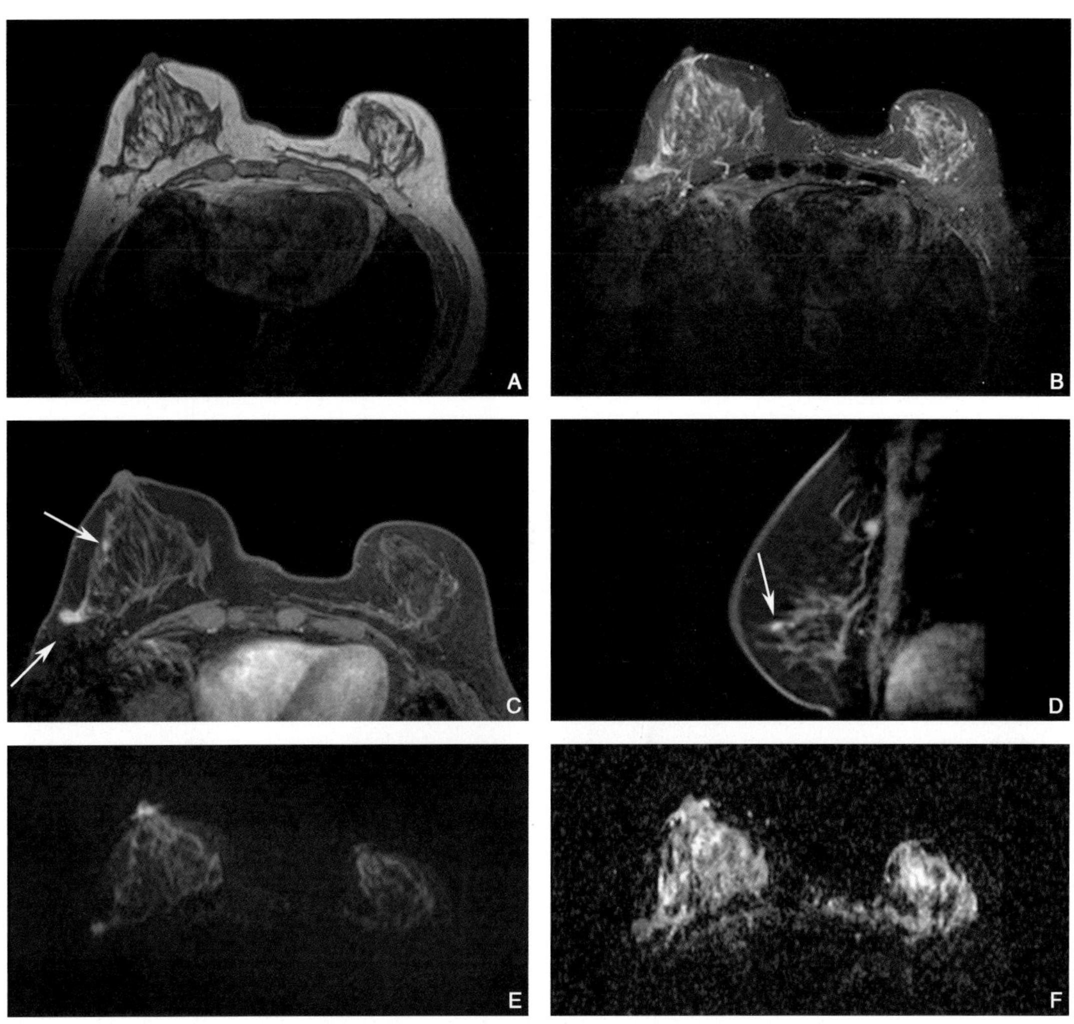

图 4-2-11　浸润性癌，前方为导管原位癌

患者，女性，44 岁，发现右乳肿块 2 年余。A、B. T_1WI 平扫、T_2WI 平扫示右乳外份不规则肿块；C、D. T_1WI 脂肪抑制增强、T_1WI 脂肪抑制增强矢状位示肿块（短箭）前方线样强化（长箭），向乳头方向延伸；E、F. DWI 呈高信号，ADC 值约 $1.1 \times 10^{-3}mm^2/s$。

时间-信号强度曲线各类型均可见，以平台型、流出型多见。

（2）浸润性导管癌：线样强化也可出现在浸润性导管癌中，阳性预测值与其内部强化有关。内部强化呈集簇状阳性预测值达35%，非集簇状阳性预测值约14%。集簇状强化可能与细胞生长不规则有关，往往提示恶性。其他的特征还包括，病灶的大小、T_2WI信号特征及血流动力学形式。同期同侧癌症患者（50%为恶性）的线样强化病变中癌症的发病率高于无此类病史的女性（22%为恶性），但在高危女性的导管强化病灶中，没有其他临床因素是癌症的显著预测因素。

（四）线样强化的影像诊断思路

线样强化表现的影像诊断思路见图4-2-12。

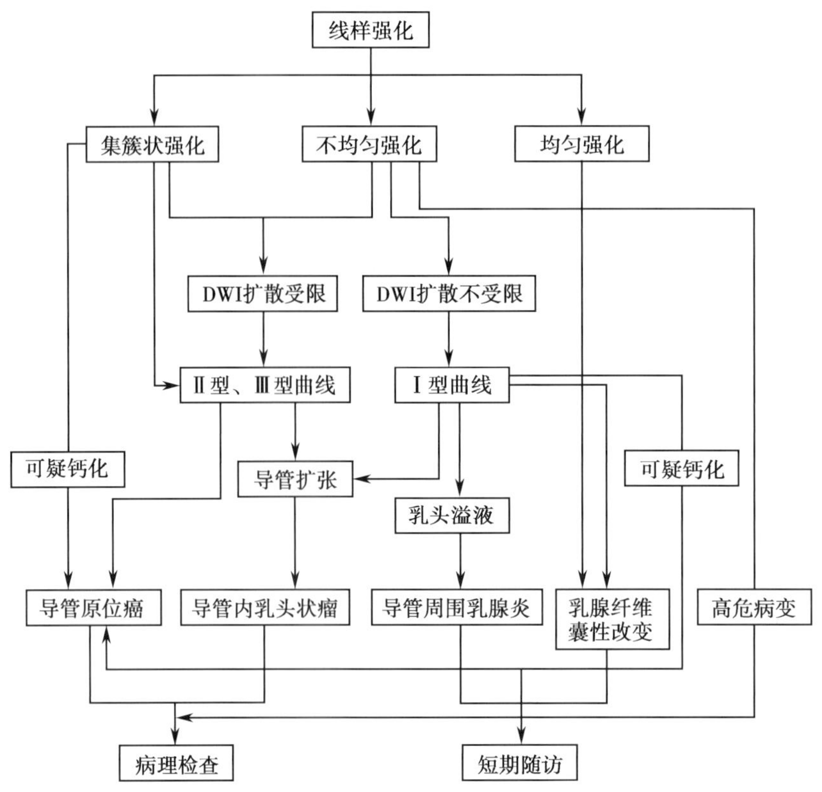

图4-2-12　线样强化的影像诊断思路

（五）线样强化的诊断分析要点

线样强化的鉴别诊断包括DCIS、浸润性癌、非典型导管增生、LCIS以及良性表现，如纤维囊性改变、导管增生和纤维化。在磁共振成像显示线样强化的病变中，癌症的概率可能低于在乳腺X射线摄影显示钙化的导管分布或超声显示导管延伸的病变。线样强化的内部特征在鉴别良恶性病变中具有重要价值，集簇状强化高度提示恶性病变。内部特征表现为不均匀强化或均匀强化时需结合DWI和TIC等多参数特征，可提高病变诊断的准确性。鉴别诊断困难时可结合其他相关影像学检查。乳腺X射线摄影提示可疑钙化，即使DWI扩散不受限或TIC为流入型/平台型曲线亦高度提示恶性或高危病变，需要活检。

三、段样强化表现病变诊断思路

（一）术语描述

以乳头为尖端的三角形或锥形分布，范围为一支导管及其分支，提示强化位于导管内或导管周围以及其分支，多见于恶性病变。

（二）表现为段样强化的疾病分类

1. 良性段样强化病变　乳腺腺病、乳腺炎性病变、导管内乳头状瘤、高危病变、乳腺纤维囊性增生。

2. 恶性段样强化病变　导管内癌、浸润性导管癌。

（三）段样强化的影像分析

1. 良性病变

（1）乳腺腺病：乳腺腺病是源于终末导管 - 小叶单位（TDLU）的乳腺上皮和纤维组织良性增生性病变。主要改变是乳腺的腺泡和小导管明显的局灶性增生，并有不同程度的结缔组织增生，小叶结构基本失去正常形态，甚者腺泡上皮细胞散居于纤维基质中。根据病变的发展可分 3 期：小叶增生、纤维腺病和硬化性腺病。

乳腺腺病的 MRI 表现多样，与其分期及各期间的转归有关，可以表现为肿块和非肿块强化。以非肿块强化为主，可表现为弥漫性、区域性、局灶、段样强化，亦可表现为点状强化。内部强化方式均匀或不均匀强化（图 4-2-13、图 4-2-14）。时间 - 信号强度曲线以流入型或平台型多见，少数为流出型。平扫 T_1WI 呈等信号，与正常腺体组织信号相仿，边界不明确；T_2WI 脂肪抑制序列呈等或稍高信号。当腺病伴导管扩张并囊液潴留或合并囊肿形成时，病变表现为不均匀强化背景下见不强化囊性区，此为腺病特征性表现（图 4-2-15）。腺病伴非典型的乳腺增生性病变时，有发展为乳腺癌的风险。乳腺腺病背景下局部发生原位癌变时，影像学诊断十分困难。

（2）乳腺炎：乳腺炎是常见的一种乳腺疾病，也是表现为段样强化的常见原因。依据病程不同可分为急性与慢性乳腺炎。急性乳腺炎因临床症状典型易诊断。慢性乳腺炎，诸如浆细胞性乳腺炎、肉芽肿性乳腺炎，临床及影像学表现易与乳腺癌混淆，术前易误诊。

乳腺炎 MRI 平扫主要表现为形状不规则、边缘不清的斑片状或大片状 T_1WI 低信号、T_2WI 高信号影，周围腺体结构紊乱。由于炎症组织血运丰富，病变增强扫描呈不规则的斑片状或弥漫性，轻至中度强化或片状明显强化，以延迟强化多见；动态增强扫描以持续上升或平台型多见，部分可表现为流出型曲线。伴脓肿形成时，脓肿在 T_1WI 上呈低信号，T_2WI 上呈中或高信号，边界清晰或部分清晰，脓肿壁较厚；DWI 呈高信号，ADC 值明显减低；脓肿壁在增强 MRI 图像上呈厚薄均匀的环形强化，部分脓肿内可见强化分隔（图 4-2-16）。乳腺脓肿是诊断乳腺炎性疾病较为可靠的依据。

肉芽肿性乳腺炎是一种慢性、非干酪样、坏死性炎症，起病多隐匿，无明确感染史及典型的炎性表现。病理特点为病变以小叶为中心，小叶内有多种炎细胞浸润，以嗜中性粒细胞为主，常可见微脓肿（图 4-2-16）。因此，发现多发微脓肿，且表现为段样非肿块强化，而临床病史不典型时应考虑肉芽肿性乳腺炎的可能。

浆细胞性乳腺炎又称为乳腺导管扩张症，是一种无菌性炎症反应性疾病。导管内分泌物潴留对导管上皮产生化学刺激，引起导管壁炎症浸润及纤维增生，刺激性物质穿破导管

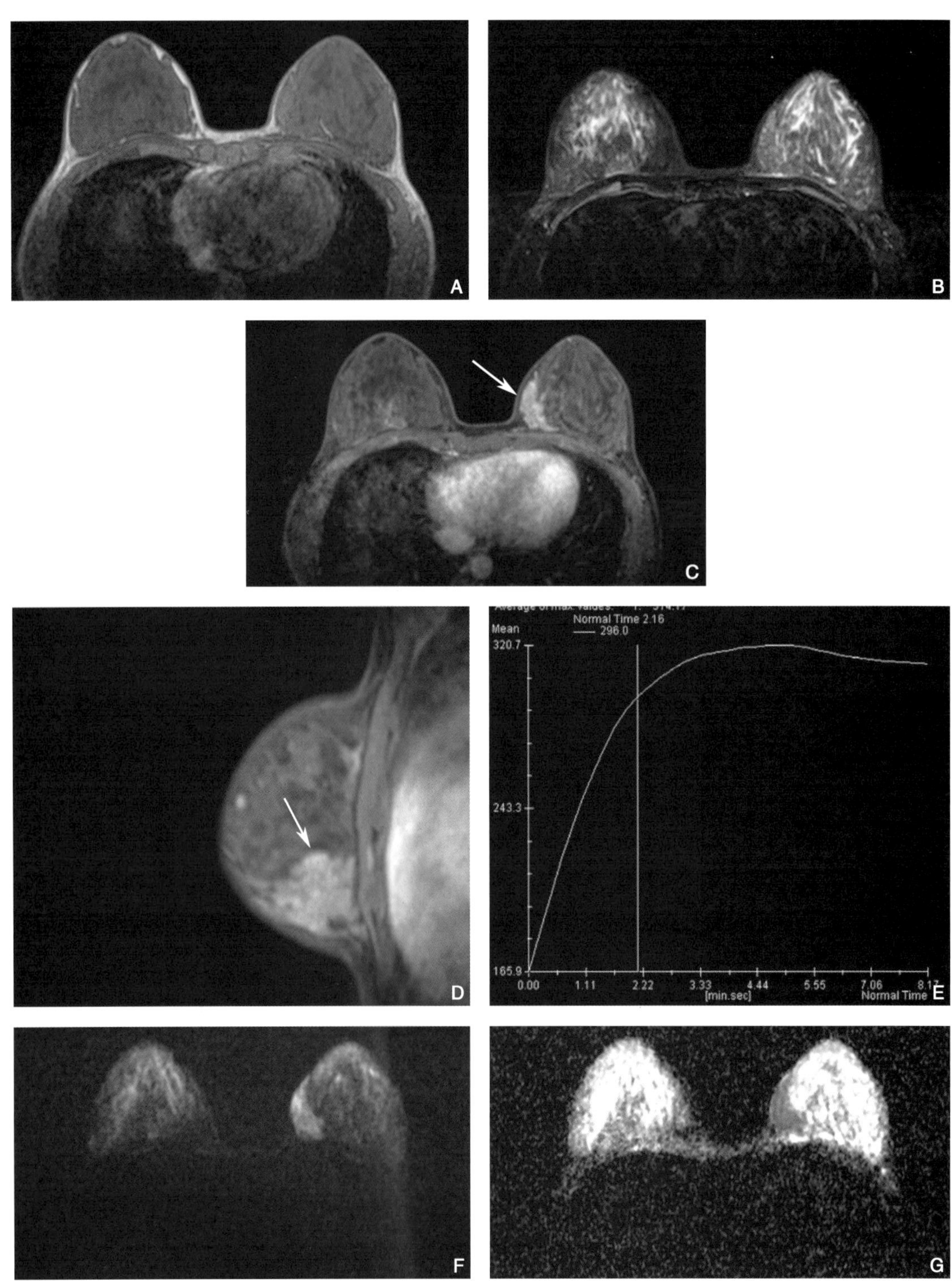

图 4-2-13　乳腺腺病

患者，女性，30 岁，发现左乳肿块 2 年余。A、B. T_1WI 平扫、T_2WI 平扫示左乳内下象限局部腺体增厚，呈等 T_1 等 T_2 信号，信号欠均；C、D. T_1WI 脂肪抑制增强、T_1WI 脂肪抑制增强矢状位示段样强化（箭），内部强化尚均；E. TIC 呈快速流入-平台型；F、G. DWI 呈高信号，ADC 值约 $1.1\times10^{-3}mm^2/s$。

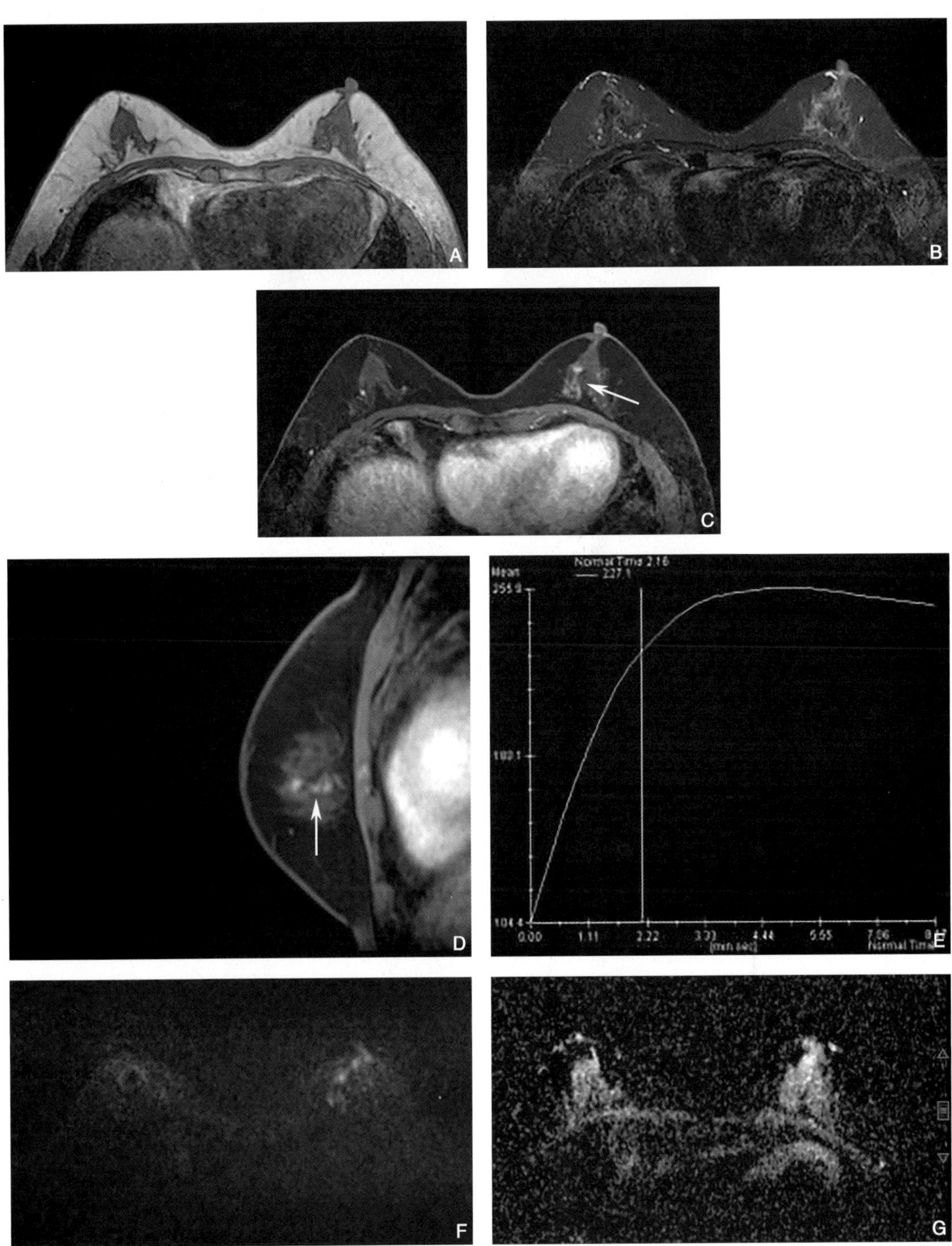

图 4-2-14　乳腺腺病

患者，女性，45 岁，发现左乳肿块 3 个月余。A、B. T_1WI 平扫、T_2WI 平扫示左乳内份局部腺体增厚，呈 T_1 等 T_2 等信号，信号欠均；C、D. T_1WI 脂肪抑制增强、T_1WI 脂肪抑制增强矢状位示段样强化（箭），内部不均匀强化；E. TIC 呈快速流入 - 平台型；F、G. DWI 呈高信号；ADC 值约 $1.3 \times 10^{-3}mm^2/s$。

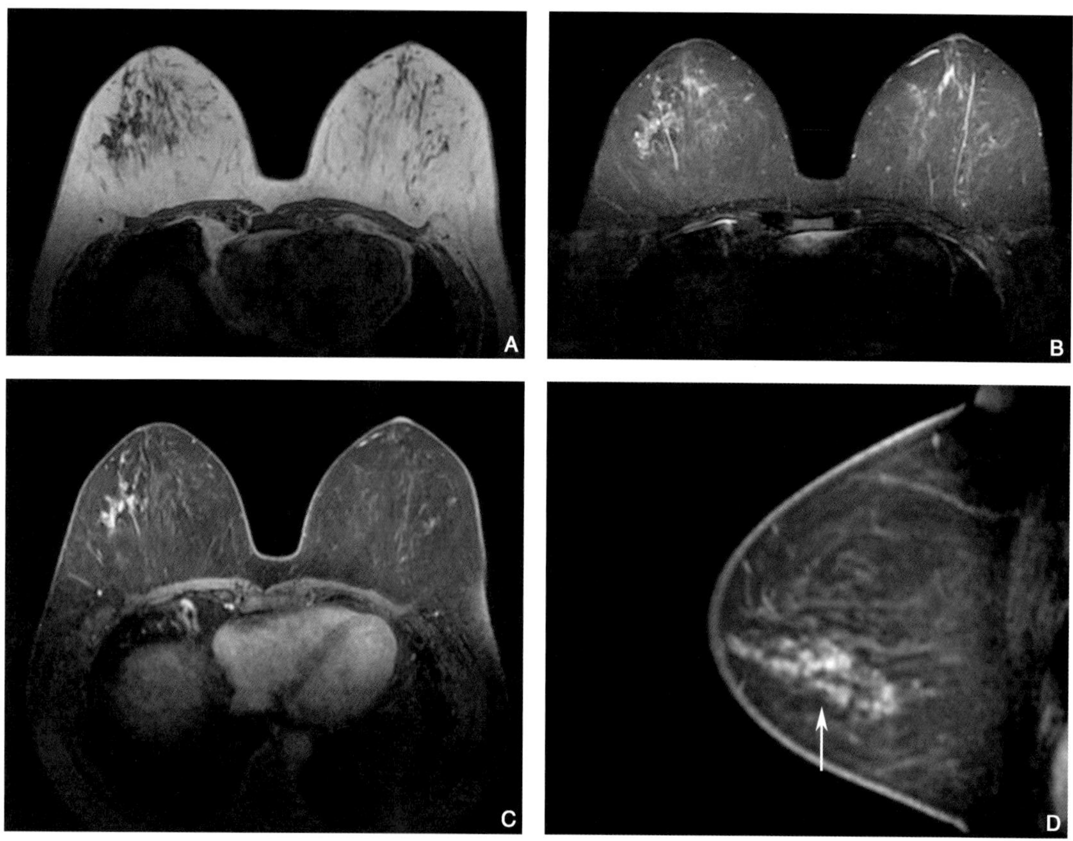

图 4-2-15　乳腺腺病

患者，女性，47 岁，发现右乳肿块 1 年余。A、B. T_1WI 平扫、T_2WI 平扫示右乳外上象限局部腺体增厚，呈等 T_1 等 T_2 信号，信号欠均；C、D. T_1WI 脂肪抑制增强、T_1WI 增强矢状示段样强化（箭），内部不均匀强化。

溢到管周和乳腺间质，引发炎症反应，以大量浆细胞浸润为特征。病变沿导管蔓延，因此影像上也可表现为段样强化，但病变内可见扩张导管，表现为长短不等的条索及乳晕后大导管增宽。

（3）导管内乳头状瘤：导管内乳头状瘤（intraductal papilloma，IDP）是起源于乳腺导管系统内壁的真性良性肿瘤，是被覆于纤维血管的上皮细胞和肌上皮细胞的增生。病理类型可分为中央型和外周型乳头状瘤两种：中央型乳头状瘤起源于乳腺大导管上皮，位于乳腺中央区；外周型乳头状瘤起源于终末导管小叶单位并由此向大导管延伸。外周型较中央型更常伴发导管内上皮的增生或非典型增生、腺病和癌。

IDP 的特征性 MRI 表现是实性结节伴不同程度和方式的导管扩张或导管段样强化（图 4-2-17），内部强化不均匀，强化的病灶缺乏特征性，导管扩张对诊断该病有重要价值。弥散加权成像及时间 - 信号强度曲线与恶性肿瘤类似，多表现为平台型或流出型曲线。

（4）高危病变：非典型导管增生是沿导管生长的一种癌前病变，在影像上非典型导管增生的 MRI 表现与恶性肿瘤类似（图 4-2-18），二者术前难以区分，往往需要病检确诊。LCIS 是继发于任一乳腺癌的危险因素，其组织学特征是小叶扩张，其内充满均匀的小圆细胞。小叶原位癌可能涉及导管，这可能是导致导管增强模式的原因。需要对患有小叶原位癌的

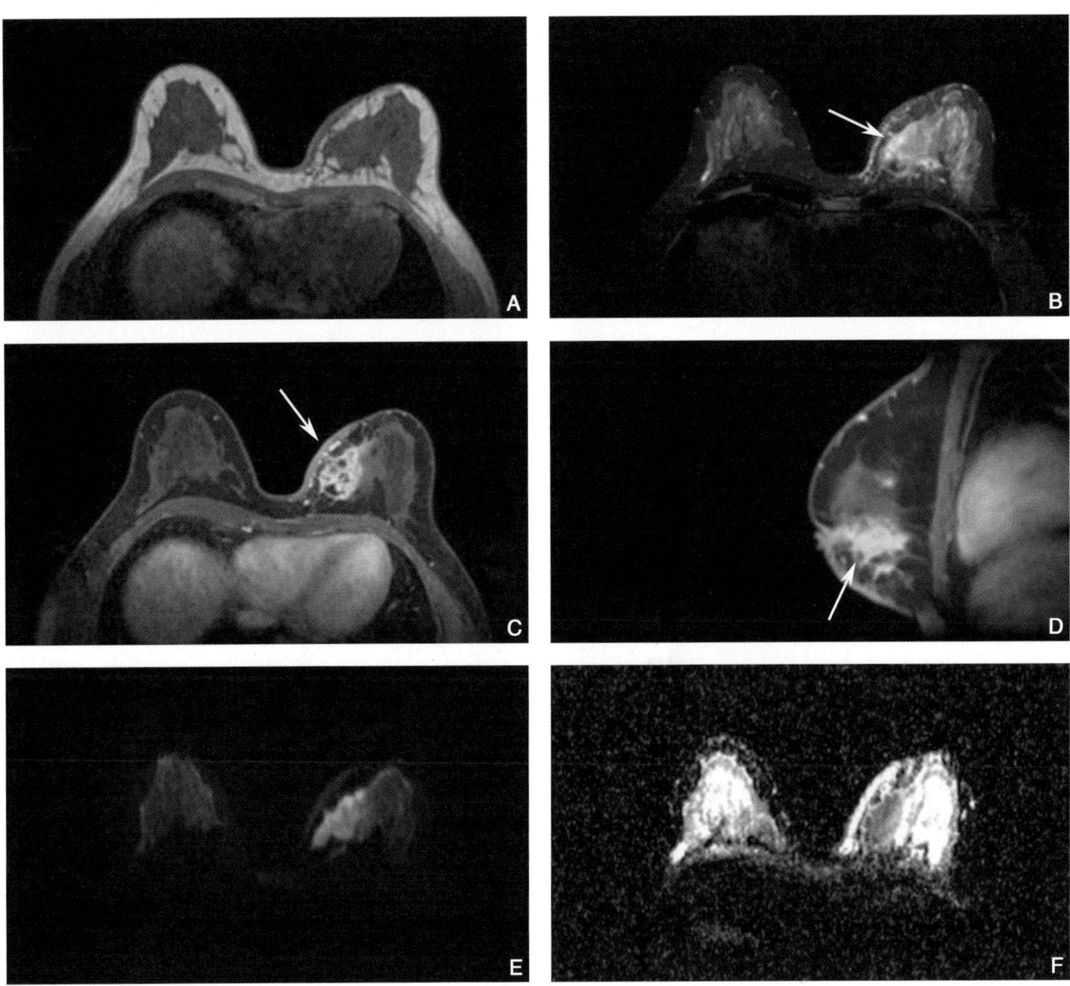

图 4-2-16　急、慢性乳腺炎

患者，女性，47 岁，发现左乳肿块 1 周，伴有疼痛。A、B. T_1WI 平扫、T_2WI 平扫示左乳内下象限局部腺体增厚（箭），平扫呈等 T_1 长 T_2 信号，信号欠均；C、D. T_1WI 脂肪抑制增强、T_1WI 脂肪抑制增强矢状位示段样强化，内部不均匀强化，见环形强化影（箭），邻近皮下脂肪层模糊，皮肤增厚，乳头内陷；E、F. DWI 呈不均匀高信号，ADC 值减低，中心减低更明显。

女性的 MRI 结果和组织学进行进一步的研究。

2. **恶性病变**

（1）导管原位癌：导管原位癌（ductal carcinoma in situ，DCIS）是指癌细胞局限于乳腺导管系统，未突破管壁基底膜的非浸润性癌。具有发展为浸润性导管癌的潜在可能。病理学上按照组织结构类型的不同，分为粉刺型、实性型、乳头 / 微乳头型和筛状型等亚型。以前由于缺乏高质量的乳腺 X 线检查技术及对微小钙化检出能力有限，DCIS 被认为是一种罕见类型的乳腺癌，而如今乳腺 X 线检查检出的乳腺癌中，DCIS 占 22%～45%。

DCIS 主要发生在终末导管小叶单位内的小导管或腺泡化的小导管，可沿导管系统扩散的播散型病变。以非肿块型表现为主，节段性或区域性（跨越一个导管系统）分布为特征，段样或线样是 DCIS 的 MRI 特征性表现形式。平扫 T_1WI 等信号、T_2WI 等或稍高信号，不具特征性。分布特征线样或段样强化、区域性强化。内部强化呈不均匀、集簇状及成簇环

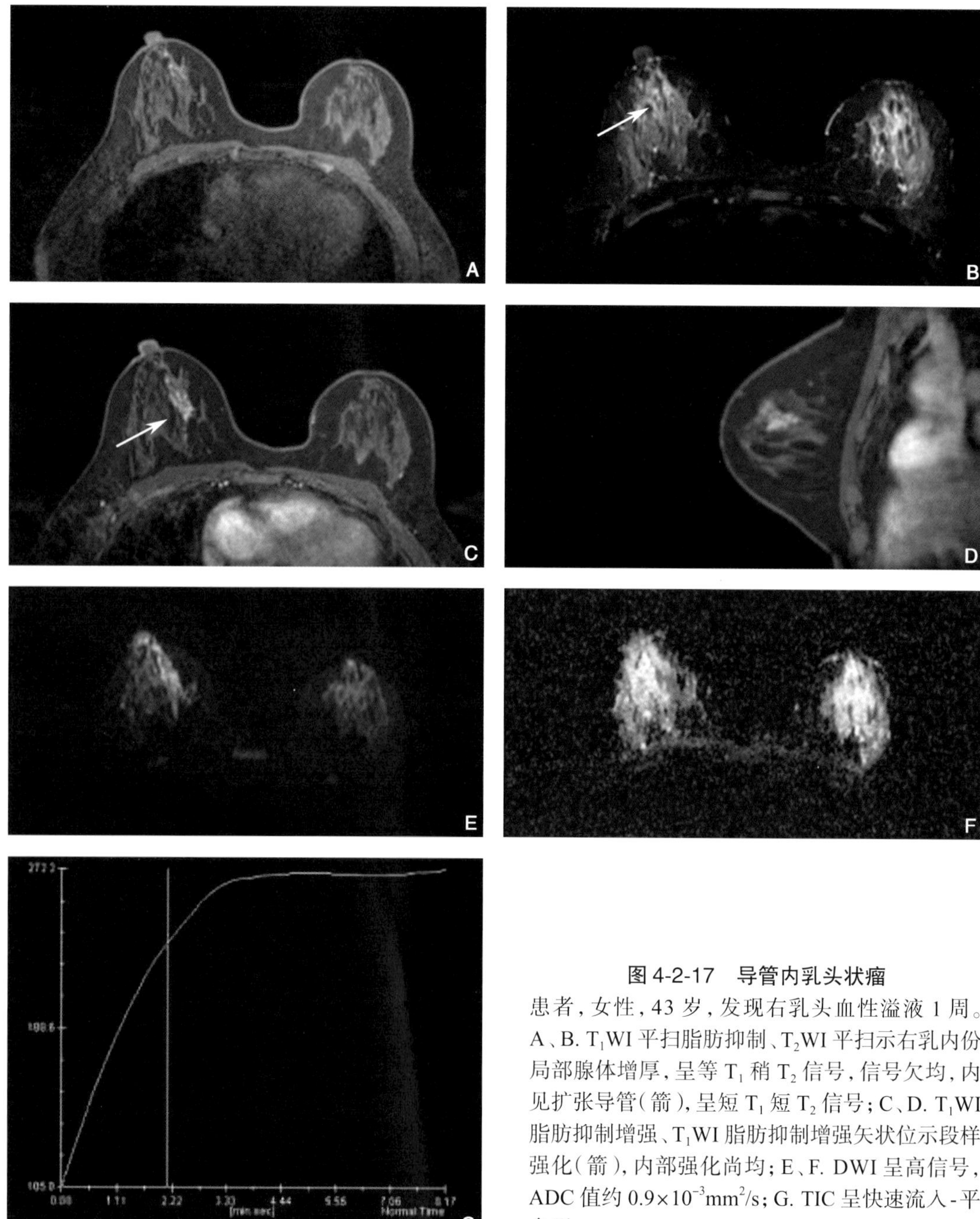

图 4-2-17　导管内乳头状瘤

患者，女性，43 岁，发现右乳头血性溢液 1 周。A、B. T_1WI 平扫脂肪抑制、T_2WI 平扫示右乳内份局部腺体增厚，呈等 T_1 稍 T_2 信号，信号欠均，内见扩张导管（箭），呈短 T_1 短 T_2 信号；C、D. T_1WI 脂肪抑制增强、T_1WI 脂肪抑制增强矢状位示段样强化（箭），内部强化尚均；E、F. DWI 呈高信号，ADC 值约 $0.9\times10^{-3}mm^2/s$；G. TIC 呈快速流入 - 平台型。

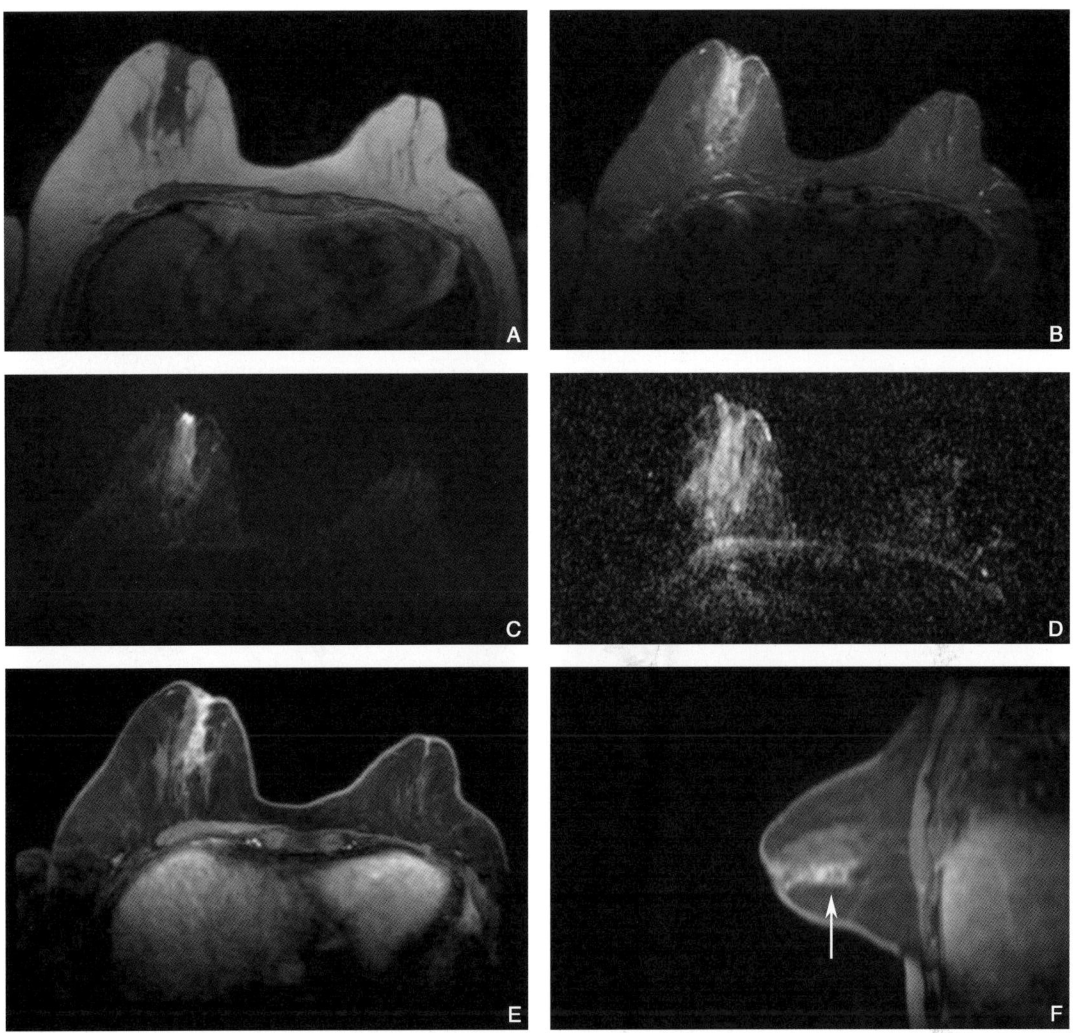

图 4-2-18　导管上皮不典型增生

患者，女性，71 岁，发现右乳头内陷半年。A、B. T_1WI 平扫、T_2WI 平扫示右乳中央区局部腺体增厚，平扫呈等 T_1 稍 T_2 信号，信号欠均；C、D. DWI 呈高信号，ADC 值约 $1.4 \times 10^{-3} mm^2/s$；E、F. T_1WI 脂肪抑制增强、T_1WI 脂肪抑制增强矢状位示段样强化（箭），内部强化尚均，乳头内陷。

状强化（图 4-2-19），后两种内部强化为其特征性表现。DWI 及 ADC 值高于肿块型恶性病变，但低于正常腺体。时间 - 信号强度曲线各类型均可见，以平台型、流出型多见。

（2）浸润性导管癌：浸润性导管常见的影像表现为肿块，伴或不伴有恶性钙化。以毛刺肿块或肿块边缘欠清为主。部分亦可表现为段样强化，但表现为段样强化的浸润性导管往往合并有导管原位癌成分，通常是沿导管蔓延生长的肿瘤突破基底膜后向周围组织的浸润，但仍以原位癌成分居多。

（四）段样强化的影像诊断思路

段样强化表现的影像诊断思路见图 4-2-20。

（五）段样强化的诊断分析要点

非肿块病变缺乏典型的影像表现，临床容易漏诊或过度诊断。对非肿块病变的分析以

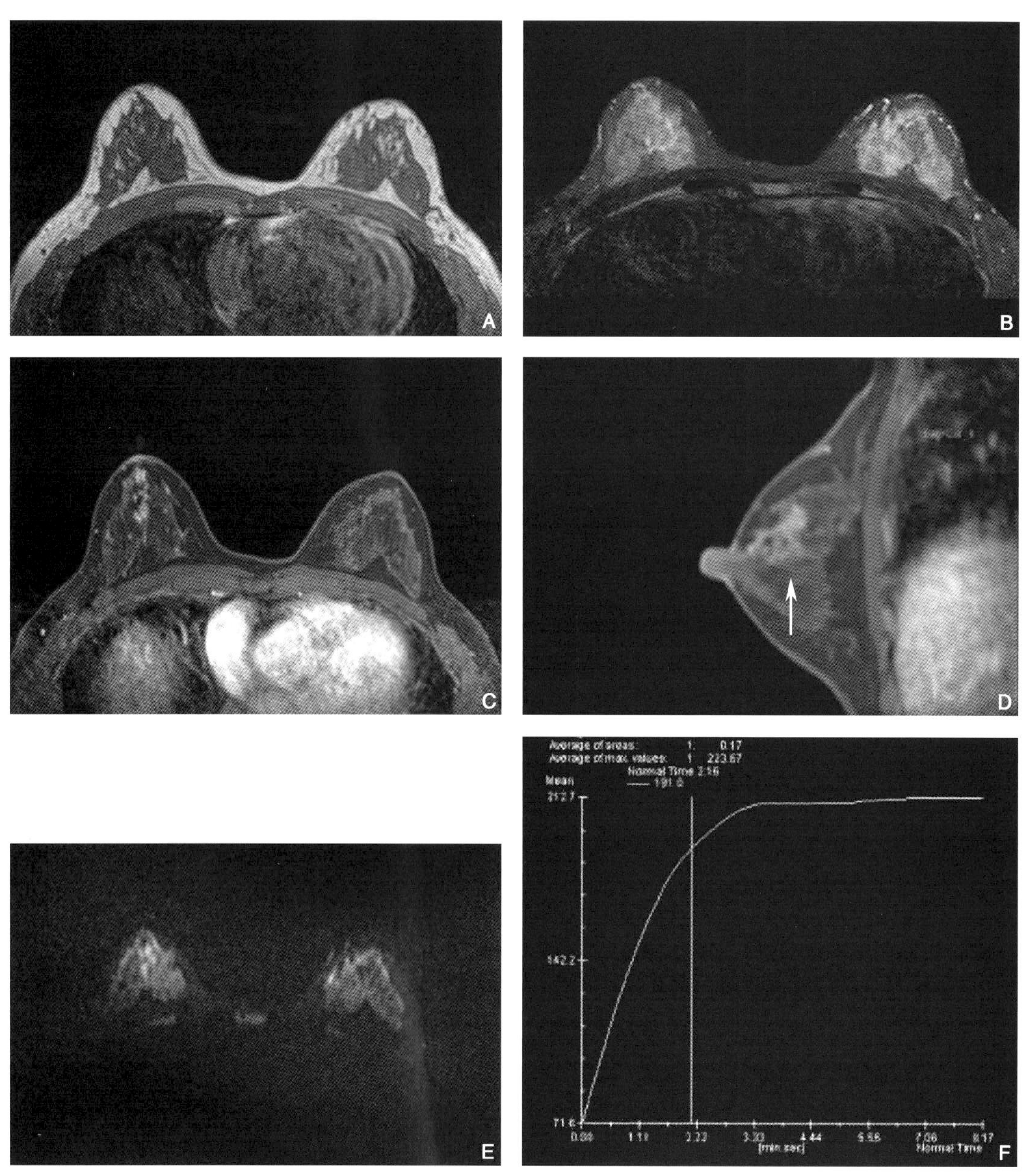

图 4-2-19 导管原位癌

患者，女性，66 岁，发现右乳肿块 3 个月。A、B. T_1WI 平扫、T_2WI 平扫示右乳上份局部腺体增厚，平扫呈等 T_1 等 T_2 信号，信号欠均；C、D. T_1WI 脂肪抑制增强、T_1WI 脂肪抑制增强矢状位示段样强化（箭），内部强化欠均，呈集簇状环形强化；E. DWI 呈高信号；F. TIC 呈快速流入 - 平台型。

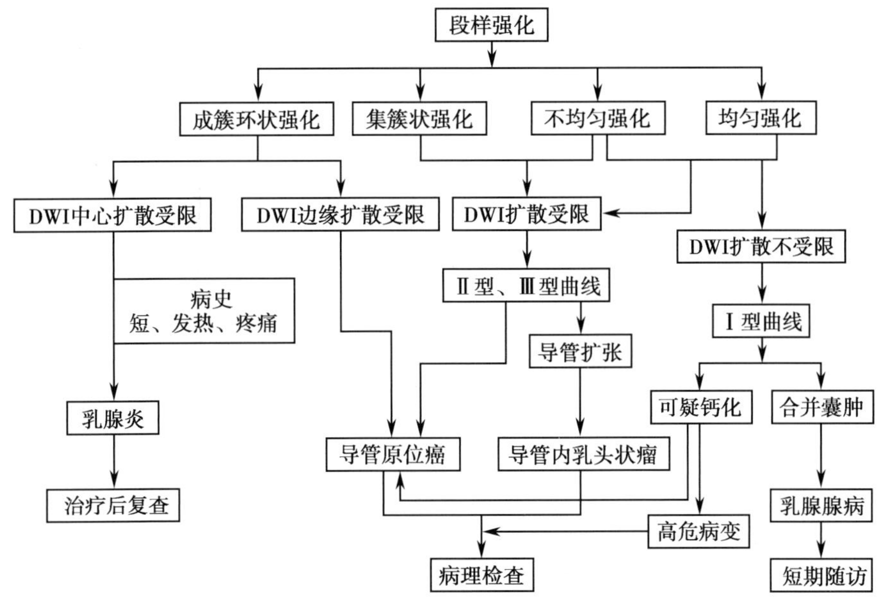

图 4-2-20　段样强化的影像诊断思路

分布方式及内部强化特征为主，将 DCE 形态学特征、TIC、DWI-ADC 值联合可提高病变诊断准确率。段样分布见于多种病变，成簇环状和集簇状强化、TIC 类型为流出型高度提示恶性病变。鉴别诊断困难时，联合其他影像学检查可提供更多鉴别诊断信息，特别是乳腺 X 线摄影，可疑钙化的存在高度提示恶性病变。

四、区域性强化表现病变诊断思路

（一）术语描述

强化占据超过 1 个导管系统，这种分布用来描述强化占据乳房较大一部分，至少一个象限。

呈现区域性分布的良恶性病变重叠较多，意义不明确，可见于良性病变如乳腺增生，也可见于恶性病变。区域性分布病灶的 PPV 为 47%，在轻度强化的区域性分布病灶中，PPV 为 8%；而在中度到明显强化的区域性分布病灶中，其 PPV 达 59%。

（二）表现为区域性强化的疾病分类

1. 良性区域性强化疾病　良性增生性改变、腺病、导管内乳头状瘤、浆细胞性乳腺炎、肉芽肿性乳腺炎。

2. 恶性区域性强化疾病　导管原位癌、小叶原位癌、浸润性导管癌、浸润性小叶癌。

（三）区域性强化的影像分析

1. 良性区域性强化

（1）乳腺增生性改变：多发生在绝经前女性（随着月经周期而表现不同）和月经后应用激素代替治疗的女性，如两侧对称性表现多提示良性增生性改变（图 4-2-21）。

（2）乳腺腺病：乳腺腺病是乳腺增生性疾病的一种常见病理类型，多与女性的内分泌失调有关。是起源于终末导管 - 小叶单位的乳腺上皮和纤维组织良性增生性病变。多见于 20～40 岁的女性，临床上症状常表现为乳房月经周期相关的乳房疼痛、乳房肿块等。

MRI 表现多样，可能与其分期及各期间的转归有关。典型腺病的 MRI 多表现为区域

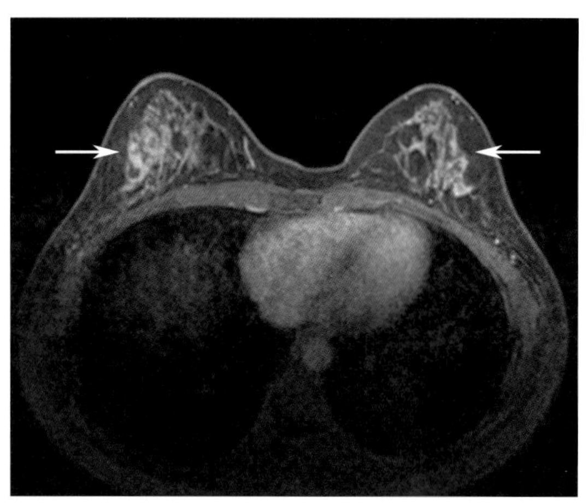

图 4-2-21 乳腺增生性改变

患者，女性，39 岁。T_1WI 脂肪抑制增强示双侧乳腺外下象限对称性的区域性强化（箭）。

性、弥漫性、对称性或局灶性的非肿块强化，强化方式可表现为均匀或不均匀强化，时间 - 信号强度曲线多呈流入型或平台型（图 4-2-22）。病灶常表现早期病灶中心显著强化，随后逐渐向周围强化。

（3）导管内乳头状瘤：导管内乳头状瘤是乳腺中小导管及末梢小导管上皮呈乳头状增生而形成的一种良性病变，其特征是多个导管腔同时发生导管上皮乳头增生。以乳头溢液、伴或不伴肿块为主要症状。尽管其病理组织学特点鲜明，但由于影像学表现较为多样化，其诊断难度较大。

乳头溢液是导管内乳头状瘤重要的临床表现。而导管内乳头状瘤又是导致病理性乳头溢液的最常见原因，约 57% 的病理性乳头溢液与之有关。当影像学表现导管内乳头状瘤典型 MRI 表现时，即为扩张导管伴导管内小结节，术前诊断并不困难。但是导管内乳头状瘤的 MRI 表现多样，除了我们熟知的扩张导管伴导管内小结节表现外，还可以表现为实性结节 / 肿块、囊实性肿块、非肿块强化、隐匿型。其中，非肿块强化是导管内乳头状瘤并不少见的一种 MRI 表现。以乳头后局灶强化为主，增强扫描早期强化迅速、以均匀 / 不均匀强化为主，它与同样表现为非肿块强化的导管原位癌难以鉴别。相对于导管内乳头状瘤，导管内原位癌以线样及段样强化为主。

（4）乳腺炎性病变：乳腺炎性病变是一种常见的良性乳腺病变，根据发生时期分为哺乳期乳腺炎和非哺乳期乳腺炎。非哺乳期乳腺炎包括慢性乳腺炎、肉芽肿性乳腺炎、浆细胞性乳腺炎等。根据炎症时间长短分为急性乳腺炎、慢性乳腺炎和乳腺脓肿。哺乳期乳腺炎常常急性起病，以炎症症状就诊，由于有明显的临床症状和体征，临床比较容易诊断和鉴别。非哺乳期乳腺炎以慢性起病为主，病因不明确，临床表现不典型，可有疼痛或无痛性包块等，其临床症状和体征与乳腺癌相似，并且单一的影像学检查表现缺乏特异性，因此临床和影像学均容易误诊为乳腺癌。

非哺乳期乳腺炎年龄在 30～40 岁多见，常发生于单侧乳腺，少数累及双侧。MRI 可表现为肿块强化和非肿块强化，有研究表明表现为肿块强化（65.1%）者高于非肿块强化（34.9%）者。表现为非肿块强化的乳腺炎性病变在 MRI 增强扫描常呈段样强化，部分呈区域性和多区域性强化。非肿块强化表现时，内部强化可以均匀或不均匀，以成簇环状强化为主，簇环直径较大，DWI 值较高，ADC 值较低。TIC 以平台型和流出型为主，也可伴同侧腋窝淋巴结肿大（图 4-2-23）。

2. **恶性区域强化** 非肿块强化的恶性病变常见于导管原位癌、浸润性导管癌、小叶原位癌、浸润性小叶癌等，其中由于导管原位癌的癌细胞局限在乳腺导管内，而未突破导管基底膜，从而未浸润周围间质，所以不易形成肿块，常常表现为非肿块病变。区域性分布在良、恶性非肿块病变之间无明显差异，在良、恶性病变中均存在。

（1）导管原位癌：导管原位癌（ductal carcinoma in situ，DCIS）又称导管内癌，是乳腺导管内皮细胞异常增生，有轻度至重度的细胞异形性，但未侵犯基底膜，属非浸润性癌。多发

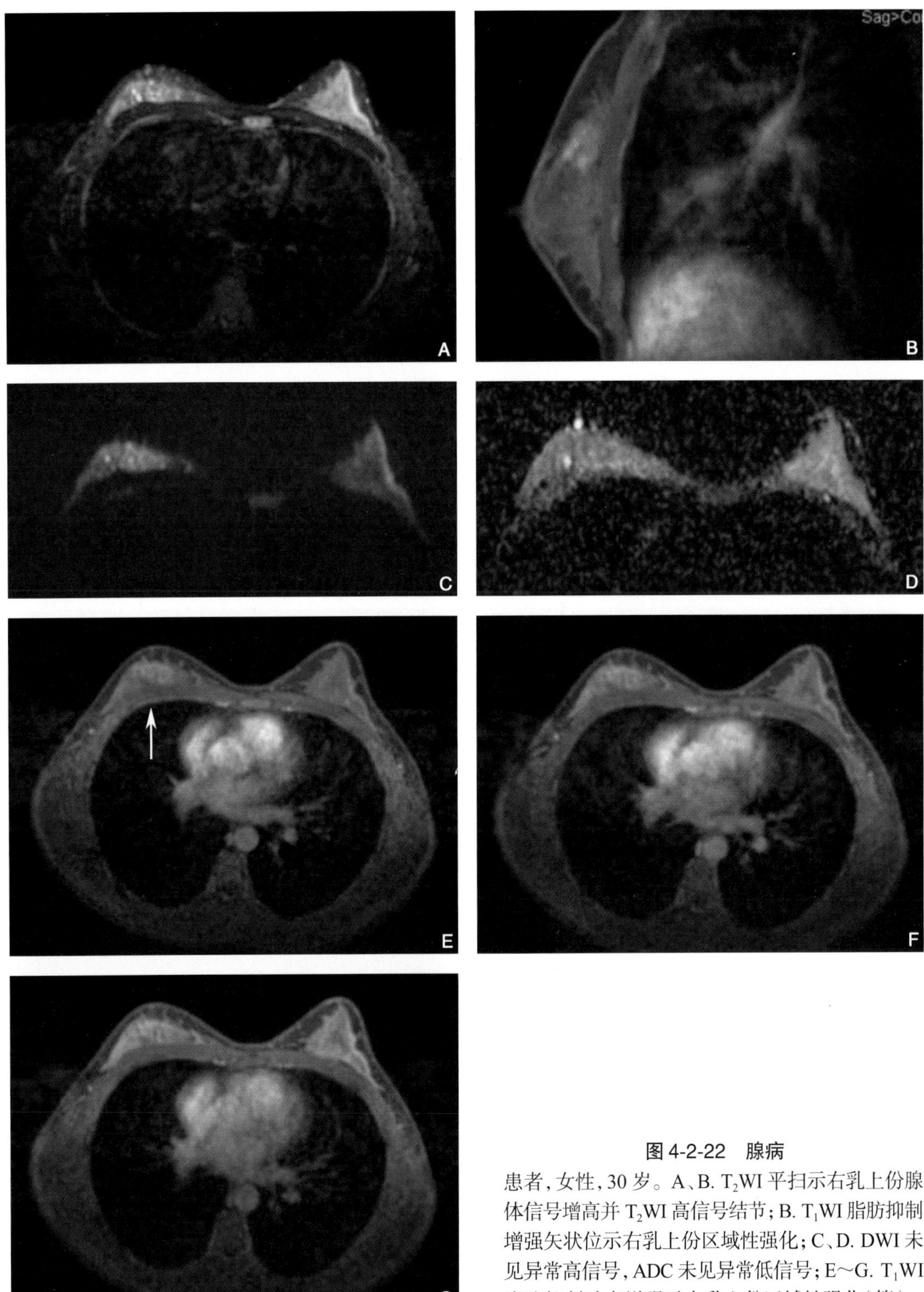

图 4-2-22　腺病

患者，女性，30 岁。A、B. T_2WI 平扫示右乳上份腺体信号增高并 T_2WI 高信号结节；B. T_1WI 脂肪抑制增强矢状位示右乳上份区域性强化；C、D. DWI 未见异常高信号，ADC 未见异常低信号；E～G. T_1WI 脂肪抑制动态增强示右乳上份区域性强化（箭）。

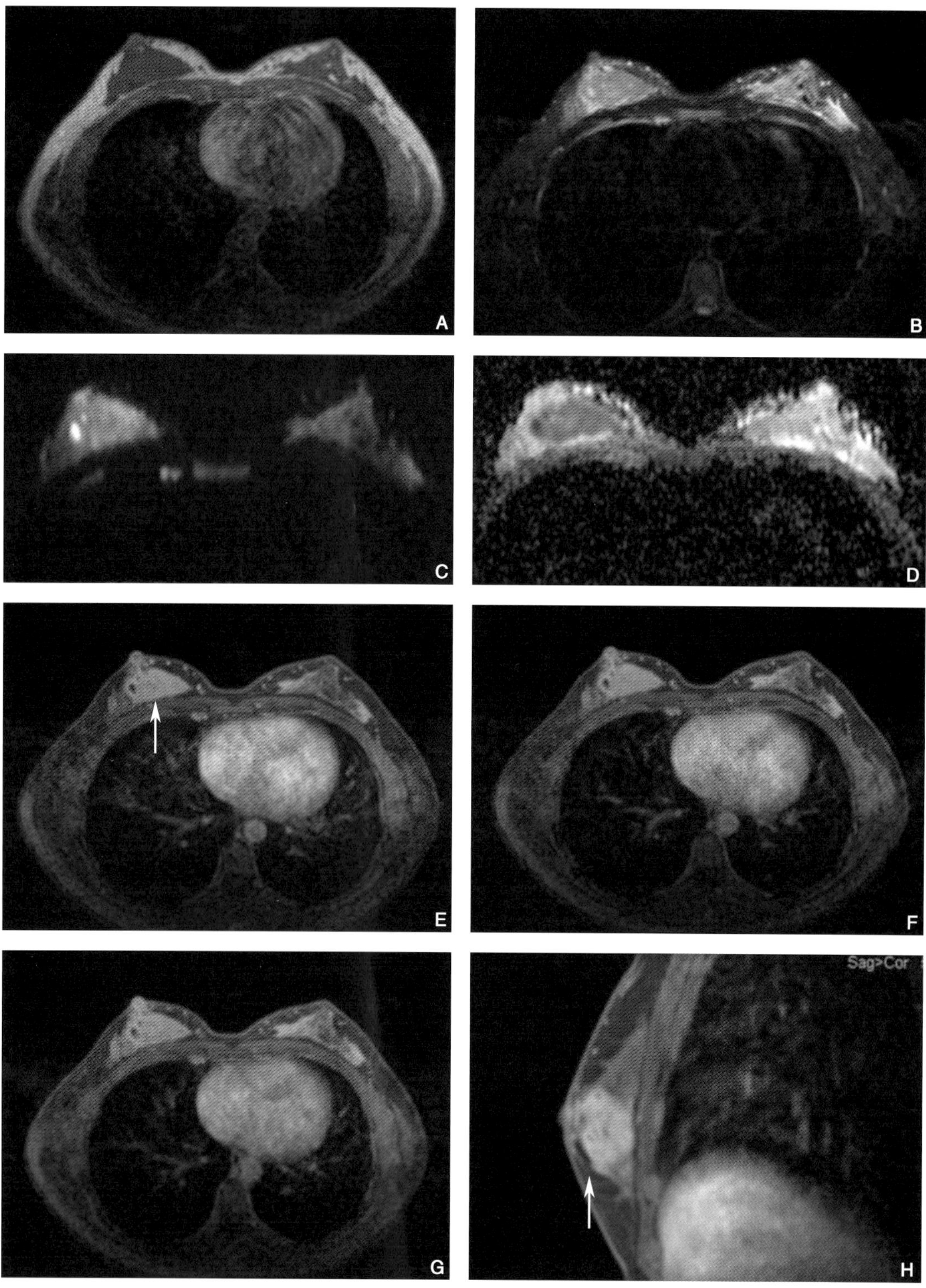
A
B
C
D
E
F
G
Sag>Cor
H

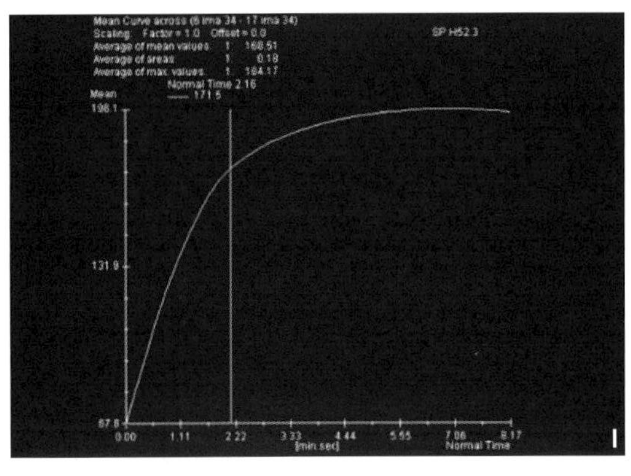

图 4-2-23　肉芽肿性小叶炎

患者，女性，31 岁。A、B. T_1WI 平扫、T_2WI 平扫示右乳中央区局部腺体增厚，呈 T_1 等信号，T_2WI 不均匀高信号；C、D. DWI 呈不均匀稍高信号，ADC 值约 0.805×10^{-3}mm²/s；E～H. T_1WI 脂肪抑制动态增强、T_1WI 脂肪抑制增强矢状位示右乳中央区区域性强化（箭），其内可见无强化脓腔；I. TIC 呈快速流入 - 平台型。

生于终末导管小叶单位，通常起源于一个导管束，既可位于近乳头的大导管内，也可位于远离乳头的小导管内，大多可沿导管播散，但很少侵犯局部脉管系统和淋巴道。

DCIS 临床表现多不典型，可表现为乳头溢液或触及肿块，临床上约有 85%DCIS 患者不能触及肿块。在动态增强 MRI 中，DCIS 比浸润性癌更易表现为非肿块强化，其中段样分布是其特征性表现。有研究结果显示，以段样强化为主的 DCIS 约为 41.6%，而表现为区域性强化的 DCIS 仅为 16.8%。因区域性分布在良、恶性非肿块病变之间表现并无明显差异，往往诊断较为困难。当表现为成簇环状强化、扩散受限、流出型曲线等恶性征象时，诊断较为容易。

（2）浸润性导管癌：浸润性导管癌是最大的一组浸润性癌，占乳腺癌的绝大多数。好发于绝经期女性，发病高峰年龄为 40～55 岁。

因浸润性导管癌与 DCIS 两者内部结构差异，故在病灶形态、病灶边缘及内部强化特征等 MRI 表现上具有显著差异。DCIS 的癌细胞局限于乳腺导管内，腺体间质在受到肿瘤刺激后会明显增多，但无癌细胞生长，故 MRI 表现多以线状、成簇环状为主。而浸润性导管癌的癌细胞广泛浸润侵袭，细胞增殖较快，且具有丰富微小血管，瘤体中心常出现出血、坏死等，故造成信号不均匀。区域性强化表现在良、恶性病变中均存在。诊断区域性表现的病变时，要根据患者的发病年龄、病灶的形态特征、内部强化特征、DWI、TIC 综合分析（图 4-2-24）。当强化表现为成簇环状强化时，与恶性病变呈显著相关。此外，平台型曲线和扩散受限也与恶性存在相关性。

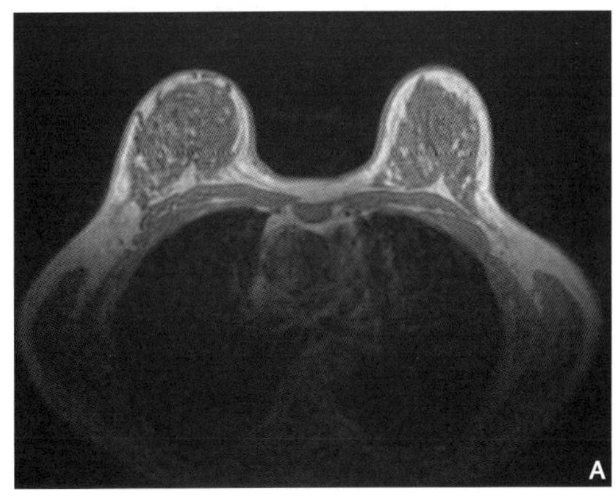

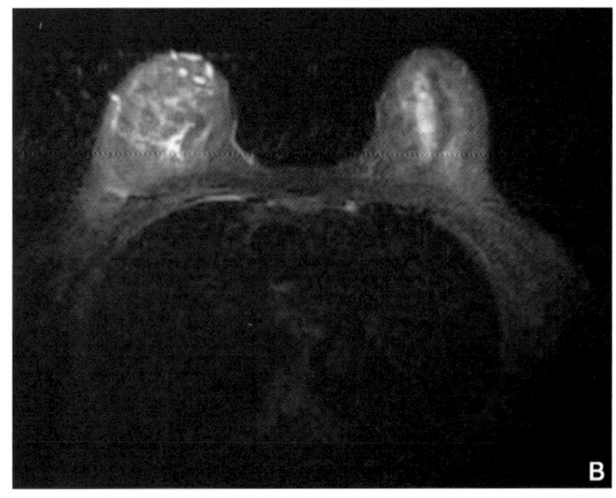

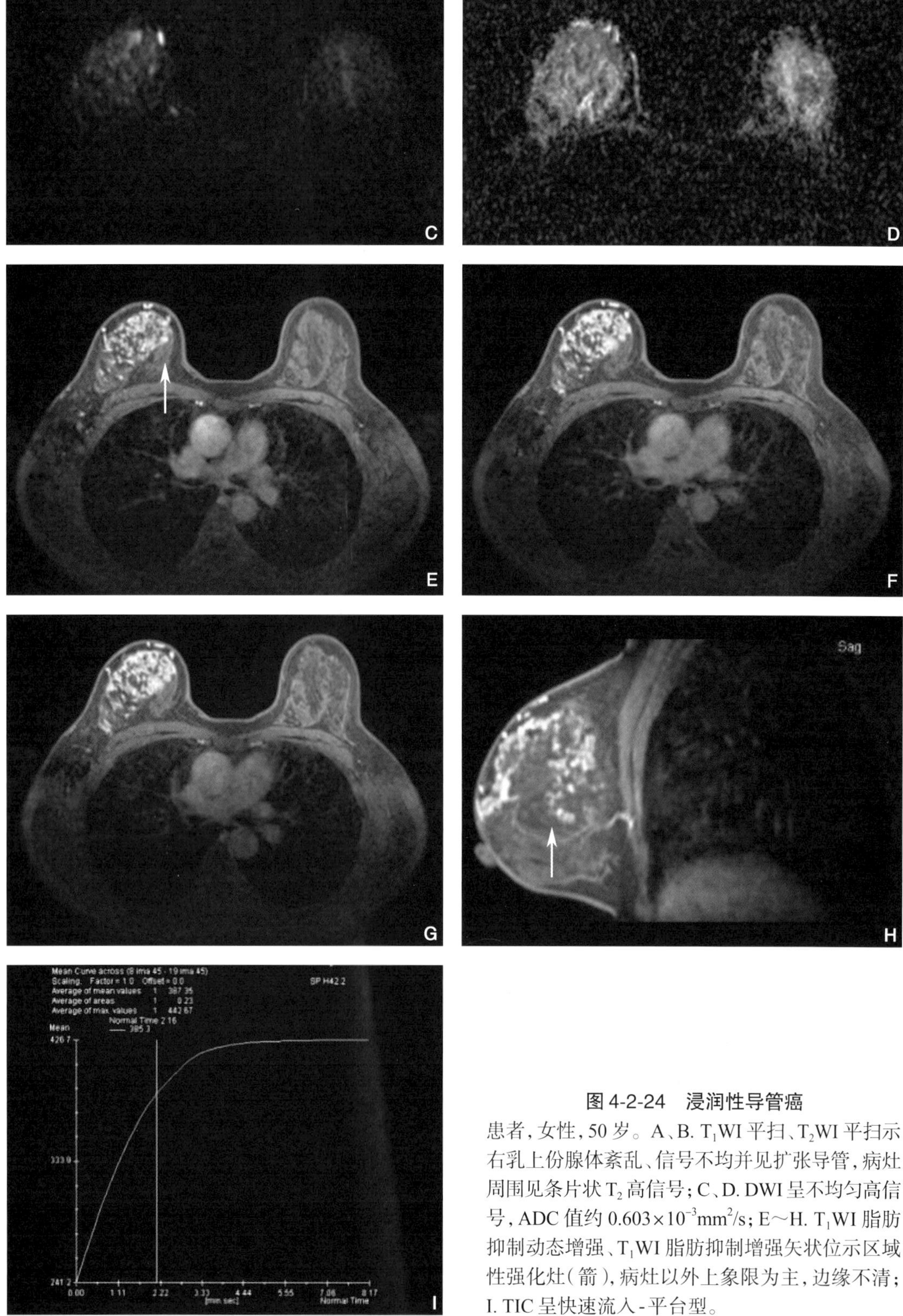

图 4-2-24　浸润性导管癌

患者，女性，50 岁。A、B. T_1WI 平扫、T_2WI 平扫示右乳上份腺体紊乱、信号不均并见扩张导管，病灶周围见条片状 T_2 高信号；C、D. DWI 呈不均匀高信号，ADC 值约 $0.603 \times 10^{-3}mm^2/s$；E～H. T_1WI 脂肪抑制动态增强、T_1WI 脂肪抑制增强矢状位示区域性强化灶（箭），病灶以外上象限为主，边缘不清；I. TIC 呈快速流入 - 平台型。

（3）浸润性小叶癌：乳腺浸润性小叶癌是乳腺癌的第二大病理类型，与占首位的浸润性导管癌相比，有其独特的病理、临床及生物学特征。乳腺浸润性小叶癌肿瘤细胞常由非聚集的成团细胞相互组成，呈单行线状排列或细长条梭状结构，通常不会破坏解剖结构或引起实质性的结缔组织反应。因此乳腺浸润性小叶癌在早期临床症状不明显，导致发病年龄较晚、肿瘤直径更大。

乳腺浸润性小叶癌 MRI 表现以肿块强化为主，概率为 31%～95%。以非肿块强化为主时，若病灶较小则呈局灶分布，若病灶较大，则呈区域性甚至弥漫性分布（图 4-2-25）。段样分布较少，可能因肿瘤起源于小叶上皮，进而累及相同或不同导管系统的腺泡，很少沿导管及其分支蔓延。不管是肿块强化还是非肿块强化，乳腺浸润性小叶癌多灶性发病特征均较明显。相较于浸润性导管癌，浸润性小叶癌的 ADC 值偏高，强化达峰值时间较晚。

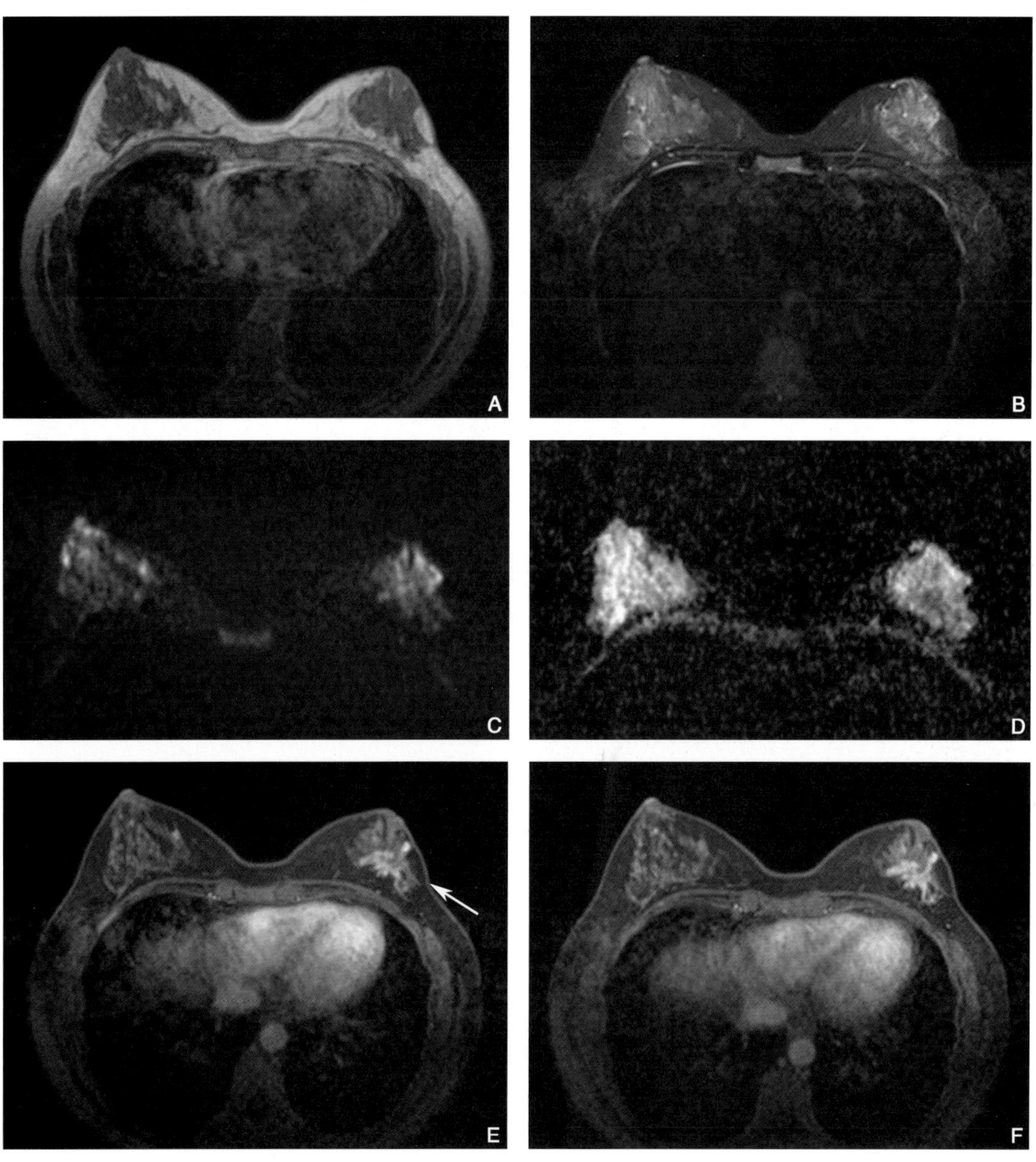

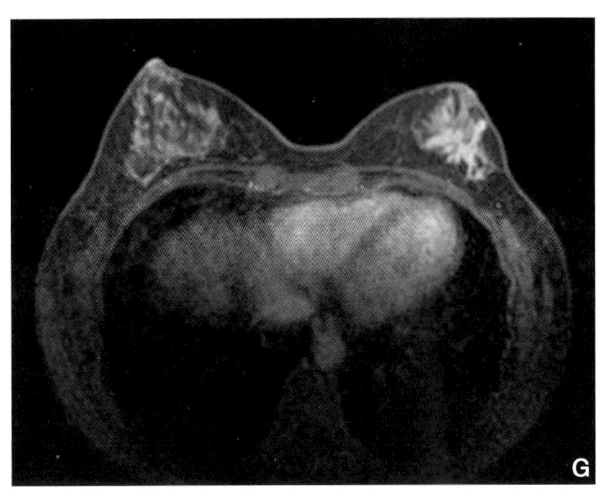

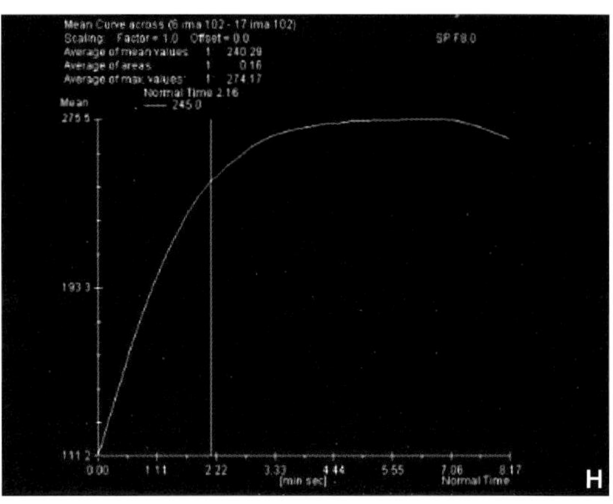

图 4-2-25　浸润性小叶癌

患者，女性，52 岁。A、B. T_1WI 平扫、T_2WI 平扫示左乳外下象限局部腺体增厚，平扫呈等 T_1 稍 T_2 信号，信号欠均；C、D. DWI 呈高信号，ADC 呈稍低信号；E～G. T_1WI 脂肪抑制动态增强示区域性强化（箭）；H. TIC 呈快速流入 - 平台型。

（四）区域强化表现的影像诊断思路

区域强化表现的影像诊断思路如图 4-2-26。

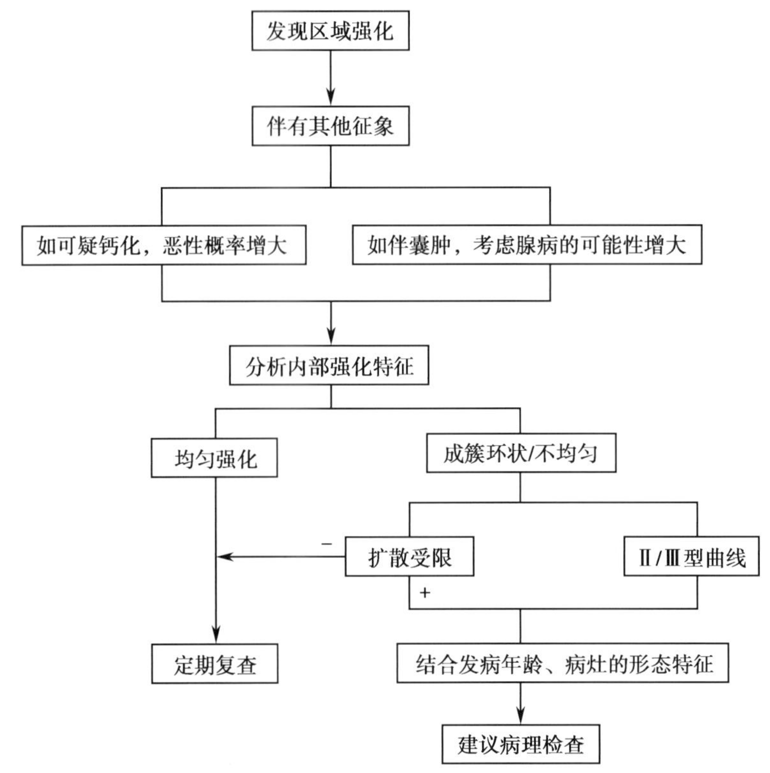

图 4-2-26　区域强化的影像诊断思路

（五）区域强化表现的诊断分析要点

表现为区域强化的良、恶性病变重叠较多，可见于良性病变如乳腺增生、绝经前或绝经后应用激素代替治疗的女性、炎性病变、腺病等，也可见于恶性病变如浸润性导管癌、导管原位癌等。如合并病变区域的囊肿、导管扩张及乳头状瘤时，可能为腺病。当表现为成簇环状强化时，恶性的概率增大。当然，诊断时还需结合临床病史、查体以及乳腺 X 线检查，当 X 线上合并可疑钙化时，则需考虑导管原位癌甚至浸润性癌可能，最终的确诊还需病理诊断。

五、多区域性强化表现病变诊断思路

（一）术语描述

多区域性分布强化指至少含有两大块强化组织，不符合一个导管分布范围，多个区域之间夹杂有正常腺体和脂肪组织。这种类型强化涉及多个区域。

（二）表现为多区域性强化的疾病分类

1. **良性多区域性强化疾病**　常见于乳腺腺病、肉芽肿性小叶性乳腺炎、乳腺纤维囊性增生、绝经前或绝经后应用激素替代治疗的女性等。其中腺病可合并囊肿、纤维腺瘤形成、乳头状瘤甚至导管上皮增生活跃。

2. **恶性多区域性强化疾病**　多见于多中心导管原位癌、浸润性小叶癌、浸润性导管癌、导管上皮增生并局部导管原位癌、实性乳头状癌、导管内乳头状瘤伴原位癌等。

（三）多区域性强化的影像分析

1. 良性多区域性强化

（1）乳腺腺病：乳腺腺病是乳腺增生性疾病的一种常见病理类型，是起源于终末导管 - 小叶单位的乳腺上皮和纤维组织良性增生性病变，其主要病理改变是乳腺小叶的腺泡和小导管的增生，呈病理性数目增加，并伴不同程度的纤维间质组织增生，小叶结构基本失去正常形态，甚至小叶结构扭曲变形。

乳腺腺病的 MRI 表现多样，可能与其所处的分期不同及各期间的转归有关。一般将乳腺腺病分为 3 期：早期为小叶增生型腺病，中期为纤维腺病型，晚期为硬化性腺病型。早期小叶内导管及腺泡增生，数量增多，但小叶内间质增生较轻，此期腺病 MRI 可表现为区域性、多区域性、弥漫性、局灶的非肿块强化。表现为多区域性强化的腺病可合并病变区域的 T_2WI 高信号无强化结节，即合并囊肿（图 4-2-27），或者是合并病变区域的导管扩张以及扩张导管走行区的强化结节，即乳头状瘤，伴随上述合并征象时可能增加其良性病变的诊断概率。

后期病变内存在明显的纤维组织增生及硬化，此时 MRI 形态学多表现为类似乳腺癌的不规则肿块样病变，其强化特点也多变，可表现为无强化、显著强化、延迟强化、快速强化等，TIC 可呈现多种类型，易造成诊断不明或误诊。腺病的病理变化可在同一病例不同的小叶内同时出现，腺病的分期及各期之间相互转归可能造成了乳腺腺病的病理及临床影像多样性，三期之间往往交叉存在，从而增加影像诊断的难度，若仅依靠单一的影像学检查，容易导致术前误诊，因此，乳腺腺病的准确诊断往往需结合临床以及多种影像学检查，确诊需依靠病理学检查。

（2）肉芽肿性乳腺炎：肉芽肿性乳腺炎属于非产褥期、无菌性、非干酪样坏死性肉芽肿性炎，为临床病因不明的慢性肉芽肿性乳腺炎性疾病，起病多隐匿，无明确感染史及典型的炎性表现。病理特点为病变以小叶为中心呈多灶性分布，小叶内有多种炎细胞浸润，以多核巨细胞为主，常可见微脓肿形成（图 4-2-28）。因此，MRI 发现多发微脓肿，而临床病史不

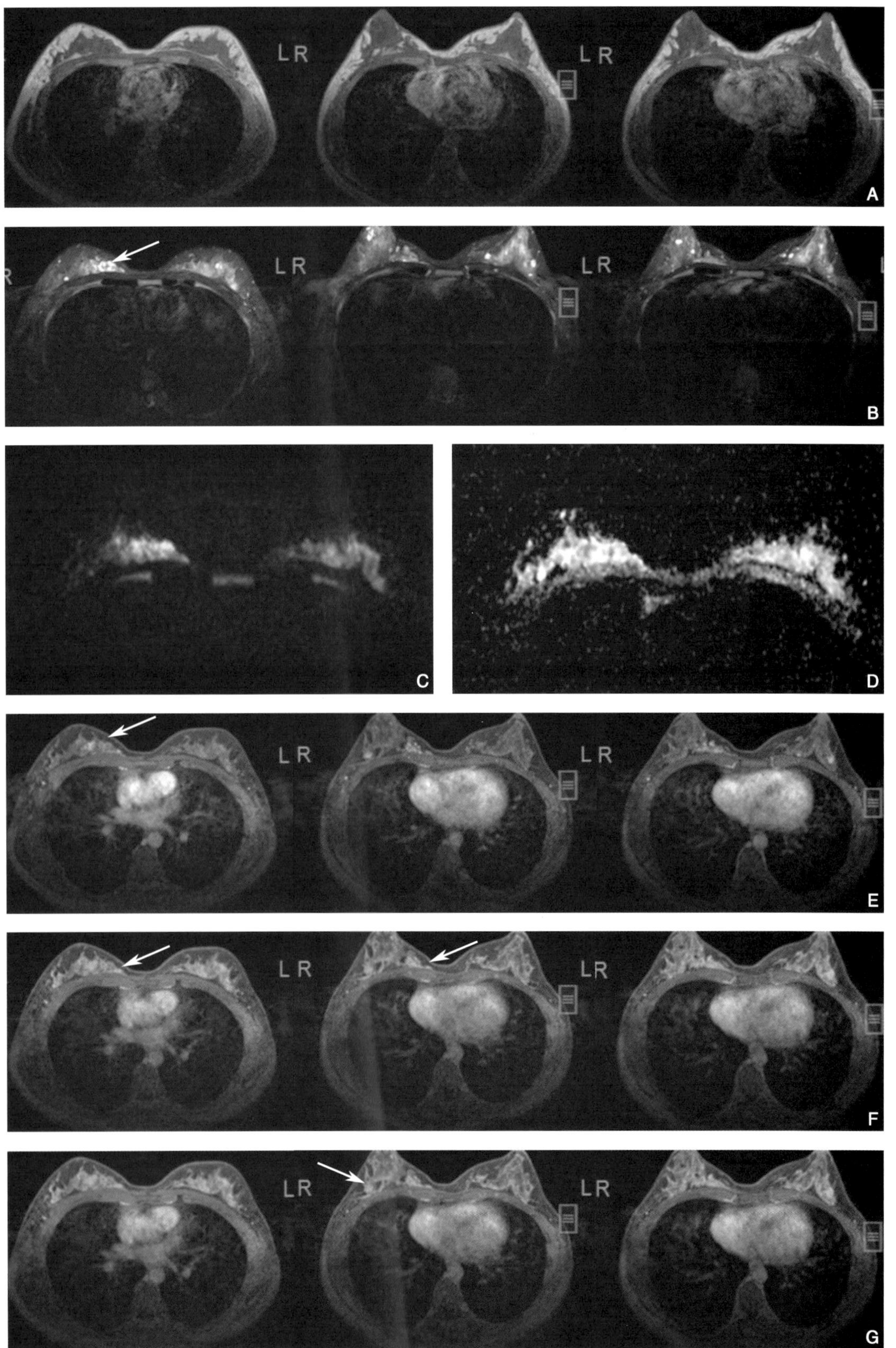
LR
LR
A
LR
LR
B
C
D
LR
LR
E
LR
LR
F
LR
LR
G

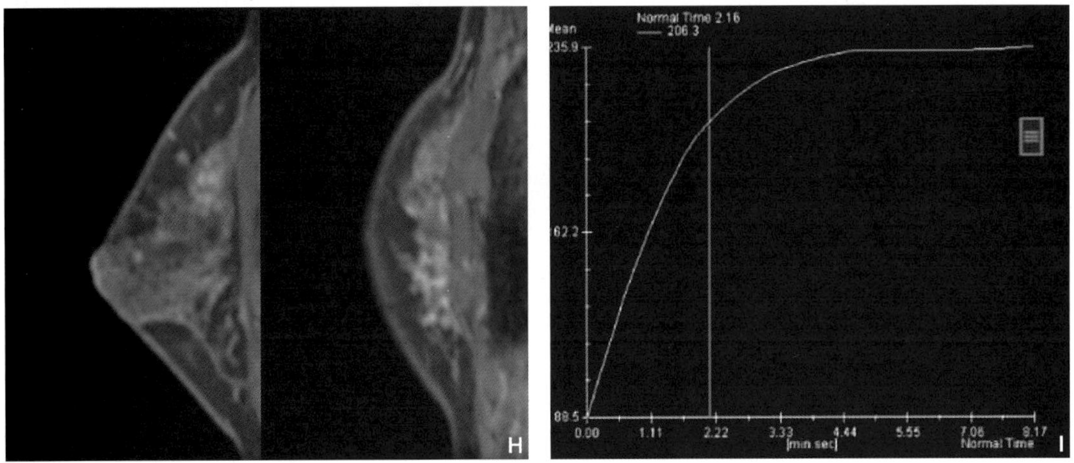

图 4-2-27　乳腺腺病伴囊肿形成，部分导管上皮增生活跃

患者，女性，34 岁。A. T_1WI 平扫；B. T_2WI 平扫示右乳内上象限簇状 T_2 高信号结节（箭）；C、D. DWI、ADC 未见异常信号；E. T_1WI 脂肪抑制动态增强第 1 期示 T_2WI 高信号结节增强未见强化（箭），为囊肿；F. T_1WI 脂肪抑制动态增强第 2 期，右乳内上、内下象限多区域性强化灶（箭）；G. T_1WI 脂肪抑制动态增强第 5 期右乳外份区域性强化灶（箭）；H. T_1WI 脂肪抑制增强矢状位示多区域性强化灶；I. TIC 呈快速流入-平台型。

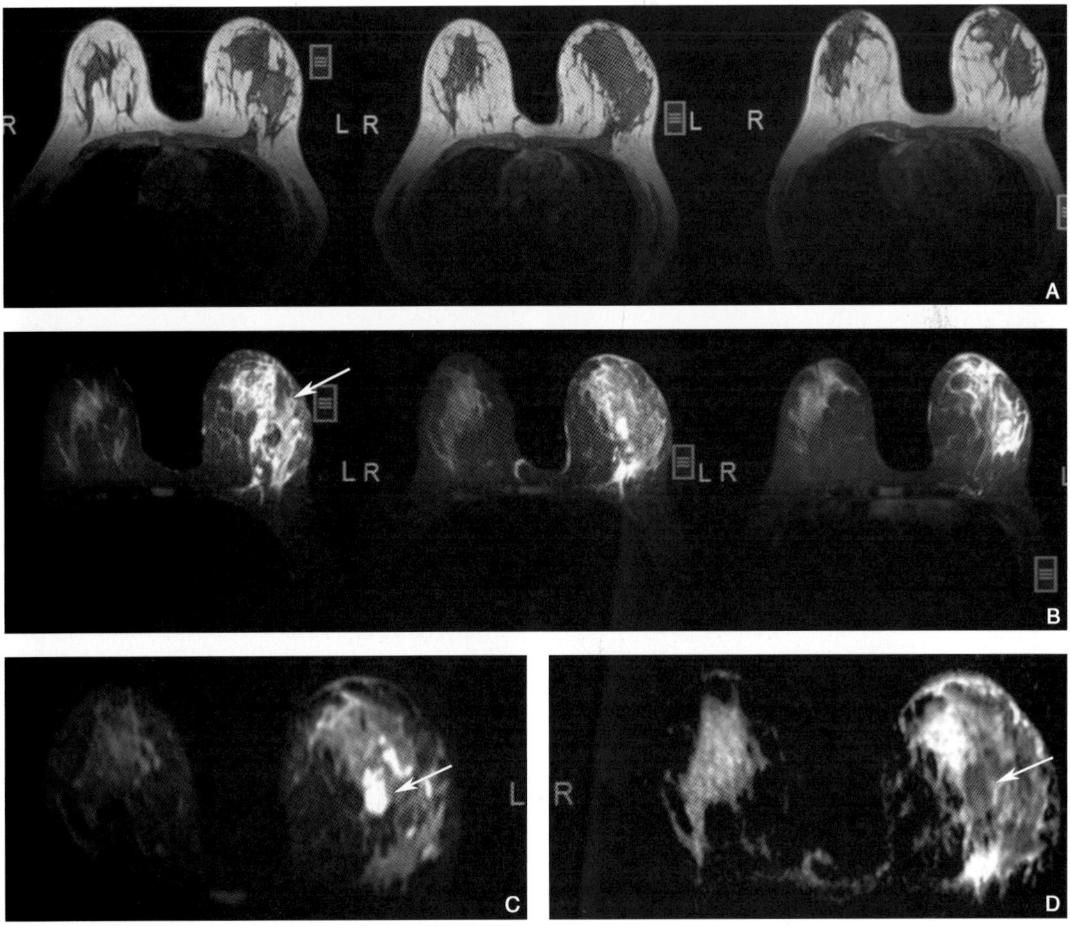

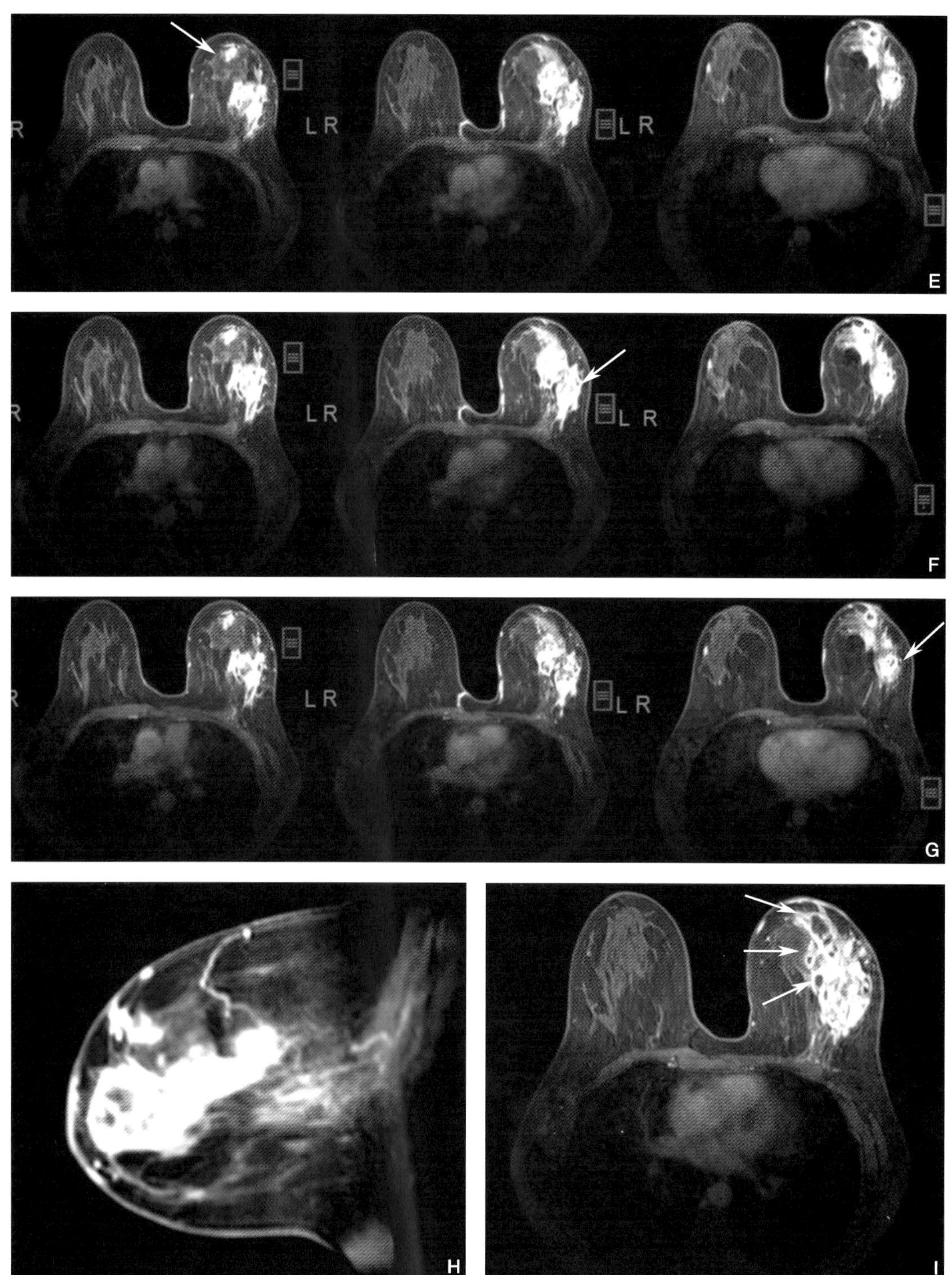

图 4-2-28　肉芽肿性小叶性乳腺炎

患者，女性，34 岁。A. 平扫 T_1WI；B. 平扫 T_2WI 示左乳外份腺体信号增高（箭）；C、D. DWI 及 ADC 示脓肿扩散受限（箭）；E～H. T_1WI 脂肪抑制动态增强、T_1WI 脂肪抑制增强矢状位示左乳内上象限及外份多发区域性强化灶（箭）；I. T_1WI 脂肪抑制增强第 1 期典型层面，见多发环形强化灶（箭）。

典型时应考虑肉芽肿性乳腺炎的可能。

非肿块强化的肉芽肿性乳腺炎的 MRI 可表现为段样强化及区域、多区域性强化，尤其是表现为段样强化时可能与乳腺癌表现类似。一般表现为不均匀强化伴多发环形强化灶，可能与炎症治疗不及时有关，引起乳腺导管周围多发微脓肿形成，进而出现中心坏死，MRI 上表现为成簇环状强化，病灶中心脓肿区出现扩散受限表现，而环壁扩散不受限，与乳腺癌形成的环形强化是环壁扩散受限相鉴别。

虽然肉芽肿性乳腺炎和非肿块强化乳腺癌在临床和影像上有较多重叠，但文献研究显示仍有一些鉴别点：①肉芽肿性乳腺炎发病年龄多低于非肿块强化乳腺癌患者；乳腺在 1 周内突然出现较大肿块者多为肉芽肿性乳腺炎；非肿块强化乳腺癌病灶局部皮肤更容易伴随橘皮和凹陷征象。②皮下出现平行于皮肤的扁环强化提示肉芽肿性乳腺炎。均匀一致的皮肤增厚强化多出现在非肿块强化乳腺癌中，增强信号不均匀的皮肤增厚强化提示肉芽肿性乳腺炎。③非肿块强化的中央在 DWI 上出现明显高信号为肉芽肿性乳腺炎，周边环壁高信号的为乳腺癌。④动态增强 TIC 提供的价值有限，但流出型曲线在乳腺癌中更常见。因此熟悉两种疾病的病理特征，详细询问病患的临床病史，掌握不同的影像征象，可以提高术前诊断正确率。但在诊断困难时多需依靠病理来进行确诊。

2. 恶性多区域性强化

（1）导管原位癌：导管原位癌（ductal carcinoma in situ，DCIS）是指局限在乳腺导管或终末小叶的上皮细胞异形性增生，未突破基底膜，属于非浸润性癌，具有发展成为浸润性导管癌的潜在可能性。

导管原位癌在增强 MRI 可表现为多种分布形式的强化，线样、段样以及区域、多区域性强化均可见（图 4-2-29），其中增强 MRI 上段样及线样强化被认为是 DCIS 的特征性表现，对 DCIS 的诊断具有很高的特异性。但也可以表现为区域以及多区域性强化，其内部强化特征集簇状、成簇环状强化是诊断 DCIS 的重要征象，结合其特征性的强化方式，可明显提高其诊断正确率。

DCIS 常见的 X 线表现是微小钙化，当原位癌伴局部早侵时可表现为钙化分布区腺体密度增高，甚至合并肿块及局灶性不对称。当 MRI 检查怀疑为 DCIS，同时结合 X 线上表现为相应区域微钙化时则较容易诊断。因此 MRI 结合乳腺 X 线摄影可提高诊断正确率。但 MRI 评估 DCIS 的病变范围较 X 线摄影检查更为准确。

（2）浸润性小叶癌：浸润性小叶癌是仅次于浸润性导管癌的原发性乳腺癌。其 MRI 表现以多灶性、多中心性及双侧性生长为特征。MRI 可表现为肿块及非肿块强化，非肿块强化可呈局灶性、区域性及多区域性强化，一般强化不均匀，TIC 曲线多表现为平台型及流出型。X 线上多表现为结构扭曲及不对称致密影，一般不伴钙化。最终确诊需依靠病理。

（3）浸润性导管癌：浸润性导管癌 MRI 多表现为肿块强化，也可表现为非肿块强化，其中非肿块强化以段样强化常见，但也可呈区域性及多发区域性强化（图 4-2-30）。以肿块为表现的浸润性导管癌一般具有典型的 MRI 影像特征，诊断并不困难。呈非肿块强化的乳腺癌如果表现为段样强化时，同时具有一定恶性特征如内部出现成簇环状强化，合并环壁扩散受限表现，TIC 曲线呈流出型时一般诊断亦不困难。但呈区域性及多区域性强化的浸润性乳腺癌可能有时会与一些良性的病变存在鉴别困难的情况，比如硬化性腺病、肉芽肿性乳腺炎等，需结合患者病史、查体并仔细分析 MRI 的征象，以及有无合并征象来进行鉴别，浸润性导管癌常可合并腺体水肿、皮肤增厚甚至局部凹陷，乳头内陷，腋窝淋巴结肿大等征

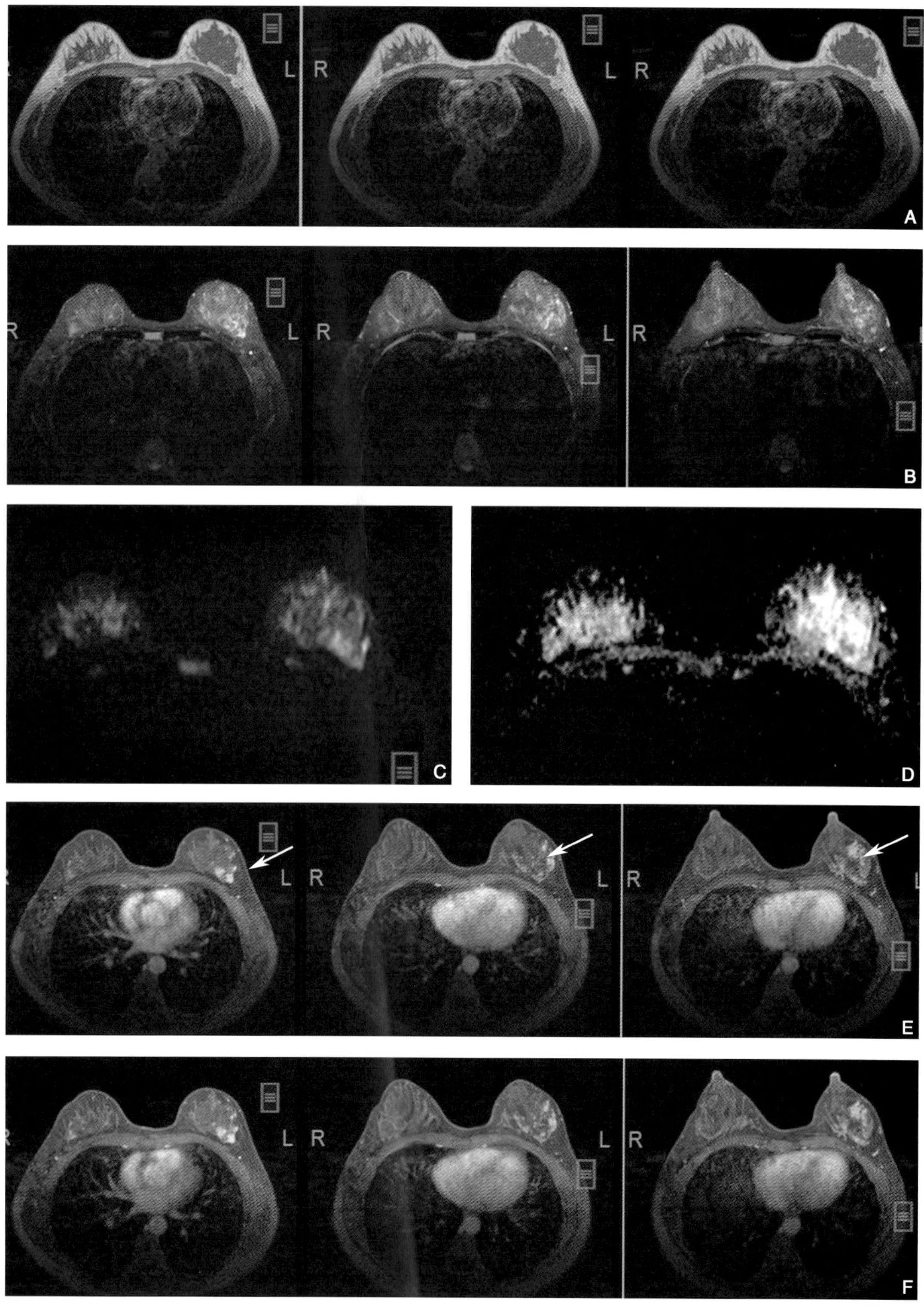
R
L
A
B
C
D
E
F

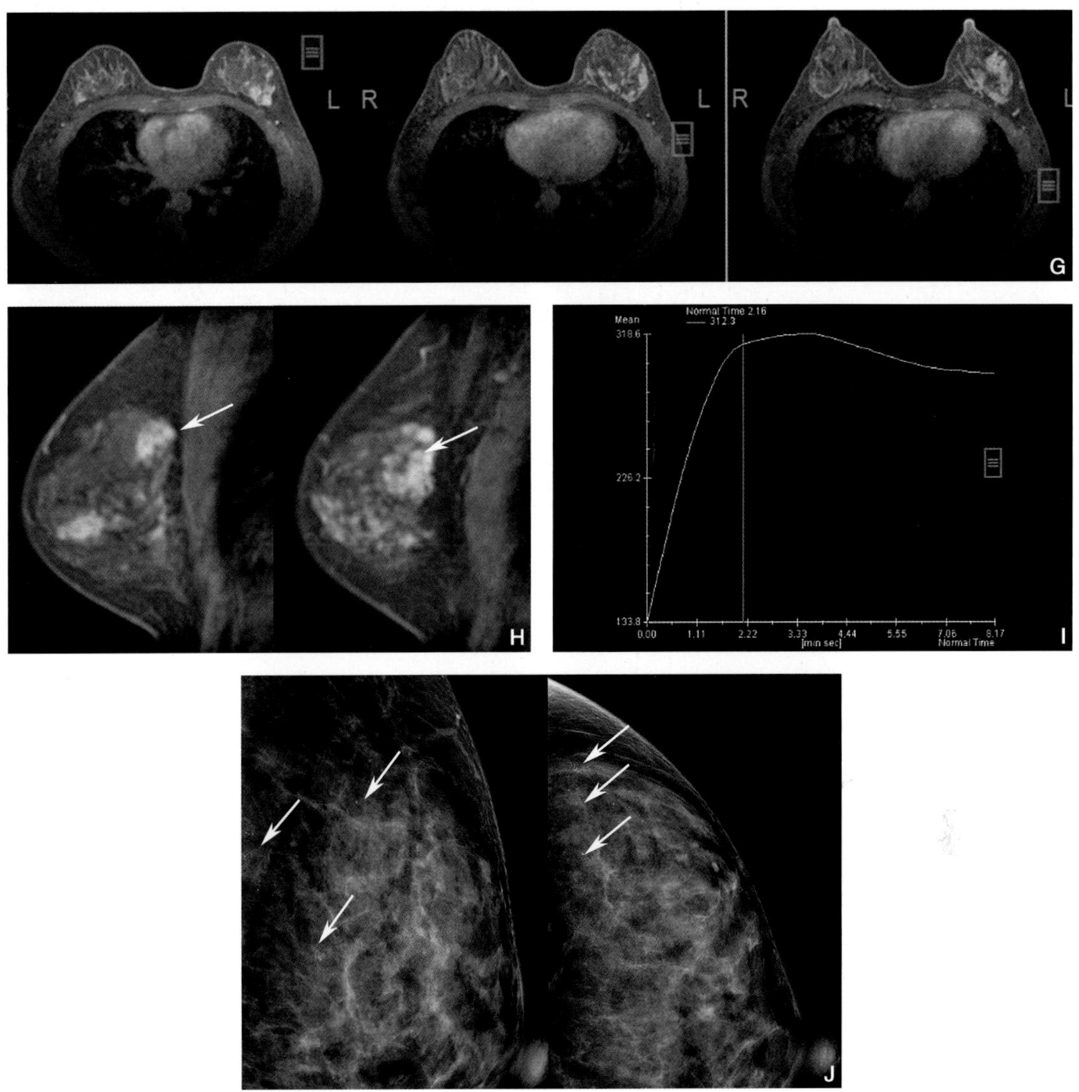

图 4-2-29　高级别导管原位癌

患者，女性，37 岁。A. 平扫 T_1WI；B. 平扫 T_2WI；C、D. DWI 及 ADC；E～H. T_1WI 脂肪抑制动态增强、T_1WI 脂肪抑制增强矢状位示左乳外上及外下象限多区域性强化灶（箭）；I. TIC 呈快速流入-流出型；J. 同一患者左侧乳腺 X 射线摄影示对应 MRI 相应强化区域见多发簇状分布细小多形性钙化（箭）。

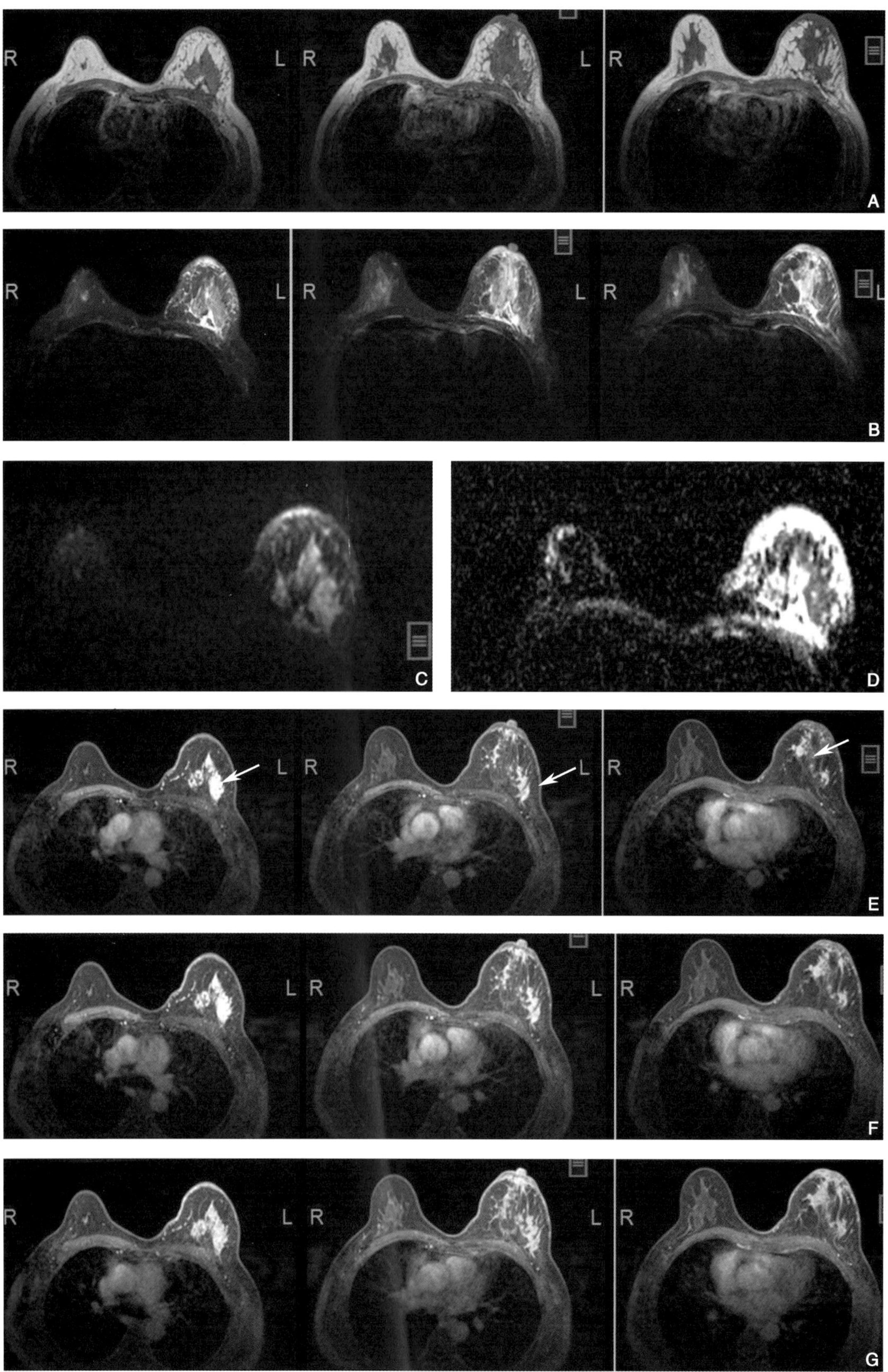
R
L
A
B
C
D
E
F
G

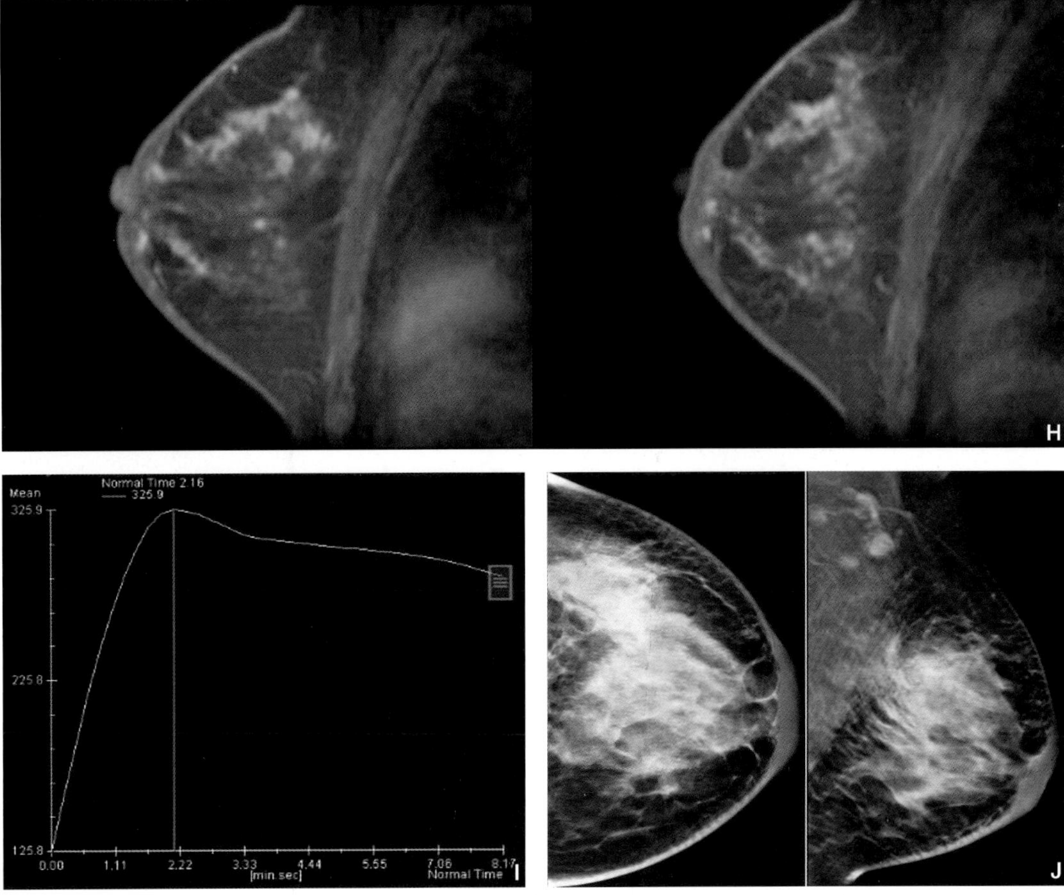

图 4-2-30　浸润性导管癌 2 级

患者，女性，48 岁。A. 平扫 T_1WI；B. 平扫 T_2WI 示左乳体积较右乳大，左乳广泛性水肿样改变，皮肤弥漫性增厚，病灶呈等 - 稍低信号；C、D. DWI 及 ADC 示病灶呈扩散受限表现；E～H. T_1WI 脂肪抑制动态增强、T_1WI 脂肪抑制增强矢状位示左乳弥漫多发区域性强化灶（箭）；I. TIC 呈快速流入 - 流出型；J. 同一患者左侧乳腺 X 射线摄影示左乳广泛性水肿改变，腺体广泛性致密模糊，乳腺小梁增粗，皮肤水肿增厚；左腋窝淋巴结增大，密度增高，边缘毛糙。

象。同时结合乳腺 X 线检查可提高诊断正确率，浸润性导管癌 X 线上常出现毛刺肿块、结构扭曲、不对称致密同时多伴有恶性钙化。

（四）多区域性强化的影像诊断思路

多区域性强化表现的影像诊断思路见图 4-2-31。

（五）多区域性强化的诊断分析要点

多区域性强化是乳腺 MRI 检查中非肿块强化的一种常见的分布方式，良、恶性病变均可表现为此种方式的分布强化，据研究显示更常出现于良性增生性病变中。当 MRI 检查发现多区域性强化时，需结合 MRI 检查的多参数成像来进行综合分析，如合并病变区域的囊肿、导管扩张及乳头状瘤时，可能为腺病。再仔细观察病变区域的内部强化特征，如表现为集簇状或簇环状强化并扩散受限时，需认真分析扩散受限的是囊内容物还是囊壁成分，若为囊内容物可能合并小脓肿，需考虑肉芽肿性乳腺炎，如为环壁成分，则可能为乳腺癌。当

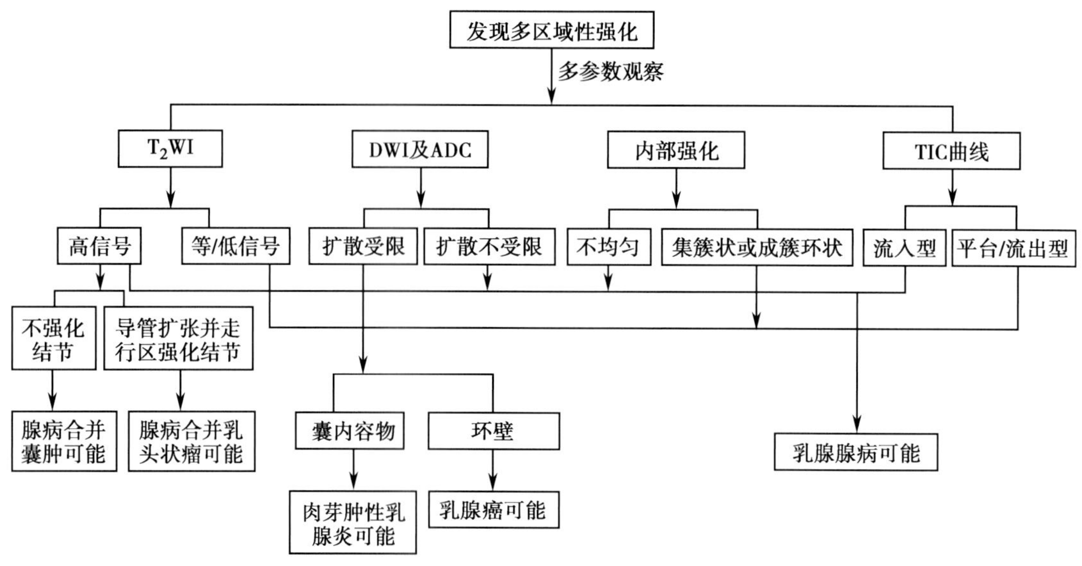

图 4-2-31　多区域性强化的影像诊断思路

然，诊断时还需结合临床病史、查体以及乳腺 X 线检查，当 X 线上合并可疑钙化时，则需考虑导管原位癌甚至浸润性癌可能，最终的确诊还需病理诊断。

参考文献

[1] 李芳芳，侯玉薇，刘佩芳，等. 乳腺黏液癌与纤维腺瘤黏液变性的 MRI 特征[J]. 中华放射学杂志，2018，52(7)：518-522.

[2] 郭宁，李静，张仁知，等. MRI 在乳腺黏液癌与 T_2WI 高信号纤维腺瘤中的诊断价值[J]. 放射学实践，2019，34(6)：629-634.

[3] 潘志远，张春红，姚晓军，等. 乳腺叶状肿瘤的 MRI 表现及病理学分析[J]. 中国肿瘤外科杂志，2021，13(3)：246-250.

[4] 汪晓红，彭卫军，杨文涛，等. 乳腺纤维腺瘤的 MRI 表现及与病理对照[J]. 中华放射学杂志，2007，41(5)：467-471.

[5] 赵建秀，盛复庚，周娟，等. 乳腺黏液腺癌与纤维腺瘤的 MRI 鉴别诊断分析[J]. 磁共振成像，2019，10(2)：136-139.

[6] 周卫平，昝星有，张盛箭，等. 原发性乳腺血管肉瘤的影像表现[J]. 中华放射学杂志，2015，49(10)：783-784.

[7] 孙琨，陈克敏，柴维敏，等. 乳腺化生性癌的多模态影像诊断[J]. 实用放射学杂志，2013，29(8)：1221-1224.

[8] 陈园园，陈文静，汪小丽，等. 乳腺化生性癌的 MRI 表现及临床病理特点[J]. 放射学实践，2018，33(8)：852-856.

[9] 张盛箭，何慕真，郑璐琳，等. 原发性乳腺淋巴瘤的影像学及临床病理学特征[J]. 中华肿瘤杂志，2016，38(7)：521-525.

[10] 刘维肖，刘春玲，刘再毅，等. 乳腺包被性乳头状癌的磁共振成像特征及与囊实性乳腺导管内乳头状瘤的鉴别诊断[J]. 肿瘤影像学，2020，29(02)：114-120.

[11] 高红，席佳佳，瞿献莉. 乳腺良恶性实性乳头状肿瘤的诊断与鉴别诊断[J]. 中国 CT 和 MRI 杂志，2022，20(07)：84-87.

[12] 吴杰，张一丹，黄丹青，等. 不同病理类型乳腺化生性癌超声及 MRI 表现[J]. 中国医学影像技术，2022，38(12)：1828-1832.

[13] 谷红玉，罗松，邓小毅，等.不同病理级别的乳腺叶状肿瘤MRI成像分析[J].临床放射学杂志，2019，38(07)：1194-1197.

[14] 李潇潇，姜兴岳.乳腺DCE-MRI环形强化病变的研究现状及展望[J].磁共振成像，2022，13(2)：148-151.

[15] 廖海，赵阳，丁茜琳，等.液、实性区表观扩散系数及其比值在乳腺环形强化病变中的应用价值[J].实用放射学杂志，2021，37(8)：1281-1285.

[16] 路红，付丽.乳腺导管内癌的影像学与病理学对照研究进展[J].中华乳腺病杂志(电子版)，2010，4(6)：5-8.

[17] 陈忠年.实用外科病理学[M].上海：上海医科大学出版社，1997.

[18] 郭宁，李静，张仁知，等.非哺乳期乳腺炎性病变的MRI诊断价值[J].磁共振成像，2019，10(01)：31-36.

[19] 崔晓琳.乳腺非肿块强化病变的影像学与病理对照研究[D].北京：北京协和医学院，2015.

[20] 马微妹，李姣，何妮，等.基于乳腺MRI及腋窝超声的列线图预测早期乳腺癌前哨淋巴结转移风险的价值[J].中华放射学杂志，2020，54(7)：694-701.

[21] 姜婷婷，顾雅佳，彭卫军，等.乳腺导管原位癌的影像学表现及与病理分级的关系[J].肿瘤影像学，2013，22(2)：162-165.

[22] 贺春燕，张啸飞，高岩峰，等.乳腺非肿块强化病变的DCE-MRI特征及其与恶性肿瘤的关系[J].临床放射学杂志，2022，41(10)：1858-1862.

[23] 崔晓琳，杨正汉，张洁，等.乳腺簇状环形强化非肿块病变的MRI表现与病理学对照研究[J].医学影像学杂志，2019，29(11)：1900-1904.

[24] 臧慧，朱丽钰，王晓，等.乳腺非肿块强化病变MRI影像特征分析及诊断模型构建[J].临床放射学杂志，2021，40(03)：436-441.

[25] 彭卫军，顾雅佳.乳腺影像诊断学[M].北京：人民卫生出版社，2018.

[26] 美国放射学院.乳腺影像报告与数据系统图谱[M].王殊，洪楠，主译.北京：北京大学医学出版社，2016.

[27] 刘本波，张燕，王剑.DCE-MRI联合MIP及乳腺钼靶X线摄影对乳腺非肿块强化病变的诊断价值[J].中国中西医结合影像学杂志，2022，20(5)：449-453.

[28] 张贝，杨迪，聂品，等. MRI对乳腺非肿块样强化良恶性病变的鉴别诊断[J].中国医学影像技术，2019，35(10)：1495-1498.

[29] 方舒，章伟，蒋政焱，等.MRI诊断乳腺非肿块样强化良恶性病变的Logistic分析[J].实用放射学杂志，2021，37(8)：1290-1293，1301.

[30] 温栋梁，张向阳，向强.动态增强磁共振成像联合扩散加权成像对乳腺X线摄影表现为单纯微小钙化病变的临床诊断价值[J].实用医学影像杂志，2023，24(1)：50-53.

[31] 刘靓，朱丹，沈晶，等.多模态MRI技术在乳腺非肿块性强化病变良恶性鉴别中的临床研究[J].中国临床医学影像杂志，2020，31(1)：15-19.

[32] 郭睿，邓奎品，肖运平.非特异性肉芽肿性乳腺炎与非肿块样强化乳腺癌的MRI征象及临床分析[J].实用放射学杂志，2017，33(5)：691-694，704.

[33] 李晶英，赵殿江.乳腺MRI非肿块强化病变的影像学诊断进展[J].中国医学影像学杂志，2018(7)：547-551.

[34] 朱丹，钱海珊，韩洪秀，等.乳腺腺病与乳腺导管癌的MRI鉴别诊断及病理对照研究[J].磁共振成像，2017，8(10)：753-759.

[35] 陈林丽，陈婷，刘佳.MRI动态增强检查在非肿块样强化乳腺癌诊断中的价值研究[J].影像研究与医学应用，2021，5(16)：24-26.

[36] 李娜，罗娅红，于韬. MRI对乳腺成簇环状非肿块强化良恶性病变的鉴别诊断价值[J].放射学实践，2019，34(11)：1242-1245.

[37] WANG S LOU J JOU Q G, et al etaplastic carcinoma of the breastRI features with clinical and histopathologic correlation[J]. Academic Radiolgy, 2023, 30(9): 1786-1793.

[38] TUGBA İLKEM KURTOGLU ÖZÇAGLAYANELTEM ÖZNURigital mammography, ultrasound and

magnetic resonance imaging characteristics in differential diagnosis of papillary carcinoma subtypes of the breast and diagnostic challenges[J].Eur J Breast Health, 2022, 18(2): 172-181.

[39] JINGUJI M, KAJIYA Y, KAMIMURA K, et al. Rim enhancement of breast cancers on contrast-enhanced MR imaging: relationship with prognostic factors[J]. Breast Cancer, 2006, 13(1): 64-73.

[40] CHOI B B, SHU K S. Metaplastic carcinoma of the breastultimodality imaging and histopathologic assessment[J]. Acta Radiol, 2012, 53(1): 5-11.

[41] AMERICAN COLLEGE OF RADIOLOGY. Breast imaging reporting and datasystem: BI-RADS atlas-BREAST MRI[M]. 5th ed.Reston, VA: American college of Radiology, 2013.

[42] REYNOLDS C. Pathology of the breast-human pathology[J]. Human Pathology, 2000, 31(5): 624-625.

[43] LEWIS J T, HARTMANN L C, VIERKANT R A, et al. An analysis of breast cancer risk in women with single, multiple, and atypical papilloma[J]. Am J Surg Pathol, 2006, 30(6): 665-672.

[44] PATEL B K, FALCON S, DRUKTEINIS J. Management of nipple discharge and the associated imaging findings[J]. Am J Med, 2015, 128(4): 353-360.

[45] BRENNAN M E, MORGAN M, HEILAT G B, et al. Granulomatous lobular mastitis: Clinical update and case study[J]. Aust J Gen Pract, 2020, 49(1/2): 44-47.

[46] FREEMAN C M, XIA B T, WILSON G C, et al. Idiopathic granulomatous mastitis: A diagnostic and therapeutic challenge[J]. Am J Surg, 2017, 214(4): 701-706.

[47] LI J Q. Diagnosis and treatment of 75 patients with idio-pathic lobular granulomatous mastitis[J]. J Invest Surg, 2019, 32(5): 414-420.

[48] LIU Y Y, LUO H B, WANG C H, et al. Diagnostic performance of T_2-weighted imaging and intravoxel incoherent motion diffusion-weighted MRI for predicting metastatic axillary lymph nodes in T_1 and T_2 stage breast cancer[J]. Acta Radiol, 2022, 63(4): 447-457.

[49] CHRISTGEN M, STEINEMANN D, KÜHNLE, et al. Lobular breast cancer: Clinical, molecular and morphological characteristics[J]. Pathology-Research and Practice, 2016, 212(7): 583-597.

[50] FERRIS-JAMES D M, IUANOW E, MEHTA T S, et al. Imaging approaches to diagnosis and management of common ductal abnormalities[J]. Radiographics, 2012, 32(4): 1009-1030.

[51] LIBERMAN L, MORRIS E A, DERSHAW D D, et al. Ductal enhancement on MR imaging of the breast [J].AM J ROENTGENOL, 2003, 181(2): 519-525.

[52] LIBERMAN L, MORRIS EA, LEE M J, et al. Breast lesions detected on MR imaging: features and positive predictive value[J]. Am J Roentgenol, 2002, 179(1): 171-178.

[53] DANG B Q, MILES B, YOUNG P, et al. An interesting imaging presentation of a common benign entity: fibrocystic changes in a postmenopausal patient[J]. Cureus, 2023, 15(3): e36292.

[54] DION L, RACIN A, BROUSSE S, et al. Atypical epithelial hyperplasia of the breast: state of the art[J]. Expert Rev Anticanc, 2016, 16(9): 943-953.

[55] LEE S J, SOBEL L D, SHAMIS M, et al. Asymmetric ductal ectasia: an often overlooked sign of malignancy[J]. Am J Roentgenol, 2019, 213(2): 473-481.

[56] PANZIRONI G, PEDICONI F, SARDANELLI F. Nipple discharge: The state of the art[J]. BJR Open, 2018, 1(1): 20180016.

[57] THOMASSIN-NAGGARA I, TROP I, CHOPIER J, et al. Nonmasslike enhancement at breast MR imaging: the added value of mammography and US for lesion categorization[J]. Radiology, 2011, 261(1): 69-79.

[58] CHIKARMANE S A, MICHAELS A Y, GIESS C S. Revisiting nonmass enhancement in breast MRI: Analysis of outcomes and follow-up using the updated BI-RADS atlas[J]. AM J ROENTGENOL, 2017, 209(5): 178-1184.

[59] AYDIN H. The MRI characteristics of non-mass enhancement lesions of the breast: associations with malignancy[J]. Brit J Radiol, 2019, 92(1096): 20180464.

[60] KARAVAS E, ECE B, AYDIN S. Type 2 dynamic curves: A diagnostic dilemma[J]. World J Radiol, 2022, 14(7): 229-237.

[61] TOROUS V F, RESTEGHINI N A, PHILLIPS J, et al. Histopathologic correlates of nonmass enhancement detected by breast magnetic resonance imaging[J]. Arch Pathol Lab Med, 2021, 145(10): 1264-1269.

[62] YIN Q. The diagnostic value of MRI multi-parameter combination for breast lesions with ring enhancement [J]. J Buon, 2019, 24(2): 509-515.

[63] NEWELL D, NIE K, CHEN J H, et al. Selection of diagnostic features on breast MRI to differentiate between malignant and benign lesions using computer-aided diagnosis: differences in lesions presenting as mass and non-mass-like enhancement[J]. European Radiology, 2010, 20(4): 771-781.

登录中华临床影像库步骤

公众号登录 >>

扫描二维码

关注“临床影像及病理库”公众号

点击“影像库”菜单

进入中华临床影像库首页

中华临床影像库 登录 注册

集 173 家顶级三甲医院全部病种资源

聚 619 位权威影像专家实战精彩解读

请输入您要搜索的关键词 搜索 高级检索

中华临床影像征象库 中华临床影像疾病库

网站登录 >>

输入网址 medbooks.ipmph.com/yx

进入中华临床影像库首页

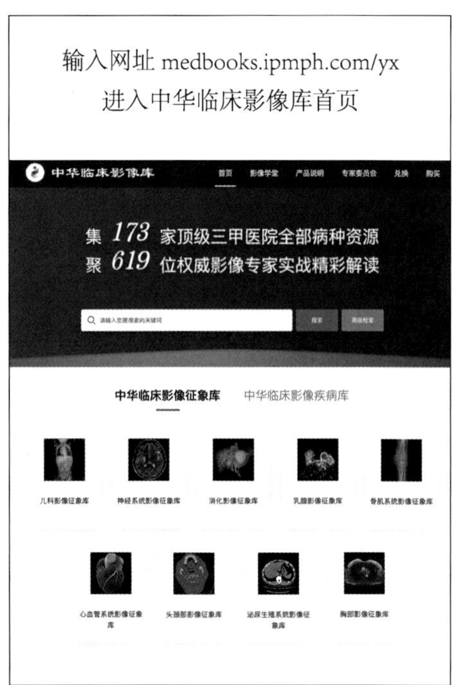

进入中华临床影像库首页

注册或登录

PC 端点击首页“兑换”按钮

移动端在首页菜单中选择“兑换”按钮

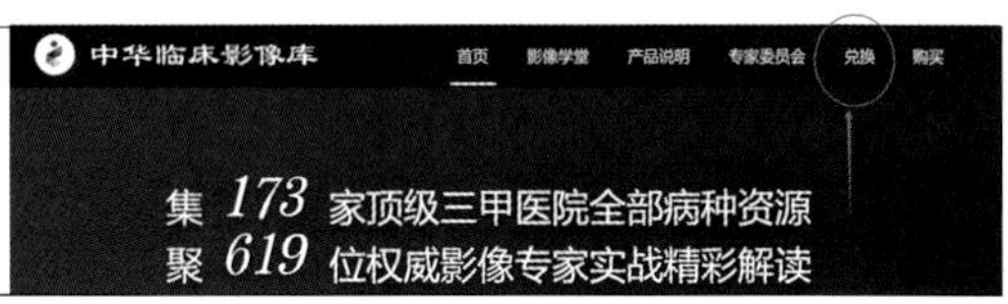

输入兑换码，点击“激活”按钮

开通中华临床影像库的使用权限

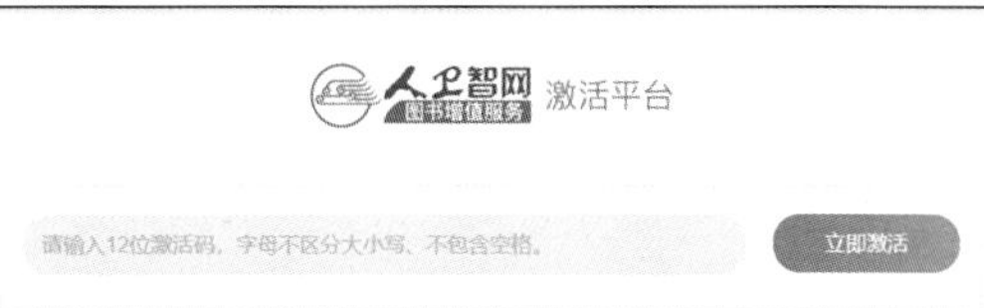